Monographien aus dem Gesamtgebiete der Neurologie
und Psychiatrie

Heft 131

Herausgegeben von

M. Müller-Rüfenacht (Bern) · H. Spatz †-Frankfurt
P. Vogel-Heidelberg

Wolfgang Schlote

Nervus opticus und experimentelles Trauma

Beitrag zur Cytologie und Cytopathologie eines zentralnervösen Markfasersystems

Mit 61 Abbildungen

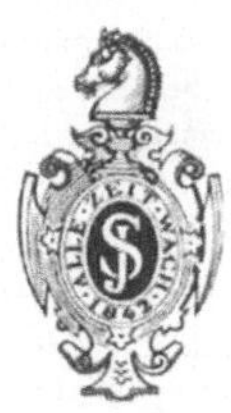

Springer-Verlag Berlin Heidelberg GmbH 1970

Doz. Dr. Wolfgang Schlote
Institut für Hirnforschung, Fachbereich Theoretische Medizin
Universität Tübingen

ISBN 978-3-540-04975-3   ISBN 978-3-642-87582-3 (eBook)
DOI 10.1007/978-3-642-87582-3

Vorwort

> "L'expérimentateur doit douter, fuir les
> idées fixes, et garder toujours sa liberté
> d'esprit." CLAUDE BERNARD, 1865

Die vielgestaltigen pathologischen Veränderungen an markhaltigen Nervenfasern
im Zentralnervensystem haben den Neurohistopathologen zahlreiche Rätsel aufge-
geben. Die Deutung lichtmikroskopischer Beobachtungen an Fasern ist schwierig, im
Unterschied zu den Gestalt- und Strukturveränderungen an den Perikarya der Nervenzellen, die augenfälliger und leichter einzuordnen sind. Auch bietet sich bei den
Vorgängen an den Perikarya oft der Vergleich mit entsprechenden Veränderungen
funktionstragender Zellen anderer Organe an, während bei den Faserveränderungen
solche Vergleiche nicht möglich sind. Einen Eindruck von dieser Situation der Faser-
pathologie im ZNS hatte ich während meiner Tätigkeit im Max-Planck-Institut für
Psychiatrie in München gewonnen. In den letzten Jahren häufen sich experimentelle
Arbeiten vor allem zum Thema der Axonveränderungen, aber auch zur Markschei-
denpathologie. Die eigenen Untersuchungen am N. opticus der Ratte wurden im Institut für Hirnforschung der Universität Tübingen durchgeführt. Herr Prof. Dr.
J. PEIFFER hat die Arbeit in großzügiger Weise unterstützt und ihre Fortführung auf
breiterer Basis gefördert. Die zunächst überwiegend elektronenmikroskopischen Be-
obachtungen konnten ergänzt werden durch eine Reihe von Befunden, welche in
Zusammenarbeit mit Doktoranden am gleichen experimentellen Modell entstanden.
Morphometrische Untersuchungen am normalen Opticus führte Herr cand. med.
E. MEYER-KÖNIG durch, enzymhistochemische Untersuchungen an den Reaktions-
zonen der Faserstümpfe Herr Dr. E. METZ, baustoffhistochemische und polarisationsoptische Untersuchungen bei sekundärer Faserdegeneration Herr cand. med. E. MAYER-
ROSA. Sie wurden insoweit hier aufgenommen, als unmittelbare Beziehungen zu den
elektronenmikroskopischen Befunden vorliegen. Die statistische Auswertung der
morphometrischen Daten wurde dankenswerterweise von Herrn Dr. W. M. TREFF,
Institut für Hirnforschung, und von Herrn Dr. R. RIETSCH, Institut für Medizinische
Biometrie der Universität Tübingen, überwacht. Die Kombination verschiedener, sich
ergänzender Methoden am gleichen Objekt gewährte Einblick in manche Zusammen-
hänge, die bei eingleisigem Vorgehen nicht erkannt worden wären. An die Bespre-
chung der eigenen Befunde schließen sich einige grundsätzliche Bemerkungen zur
Physiologie und Pathologie zentralnervöser Fasersysteme an, wobei Probleme des
Stoffwechsels von Axon und Markscheide erörtert werden, die für das Verständnis

morphologischer Befunde von Bedeutung sind. Anregungen zur Interpretation axonaler Veränderungen aus allgemein-biologischer Sicht erhielt ich in Gesprächen mit Herrn Prof. Dr. Dr. H. SPATZ in den vergangenen Jahren.

Die elektronenmikroskopischen Untersuchungen wurden mit apparativer Unterstützung der Deutschen Forschungsgemeinschaft durchgeführt. Für sorgfältige präparativ-technische und fotografische Mitarbeit danke ich Frau HILDEGARD MOOSMANN, für die Herstellung des Manuskripts Fräulein BRIGITTE BORETZKI. Dem Springer-Verlag gilt für sein Entgegenkommen und seine Sorgfalt bei der Ausgestaltung und Drucklegung des Buches mein besonderer Dank.

Tübingen, März 1970   WOLFGANG SCHLOTE

Inhaltsverzeichnis

Einleitung

Die markhaltige Nervenfaser ist jahrzehntelang ein bevorzugtes Untersuchungsobjekt einerseits der Neuroanatomie, andererseits der Elektrophysiologie gewesen. Die *faseranatomische Forschung* gehört zu den ältesten Arbeitsrichtungen der Neuroanatomie. Neben die makroskopische Methode der Zergliederung von Fasersystemen ist die Verfolgung von Faserverläufen nach experimenteller Durchtrennung getreten, die heute (Alksne et al., 1966) wie vor 80 Jahren (v. Monakow, 1889) eine der wesentlichen Untersuchungsmethoden der feineren Neuroanatomie ist. Irreversible Schädigung markhaltiger Fasersysteme ist Vorbedingung dieser Methode, die sich auf den Nachweis der degenerierenden Faserstrecken mit ihren präsynaptischen Endigungen stützt. Von der *Neurophysiologie* dagegen wird die markhaltige Nervenfaser als leitendes Element untersucht, ihre strukturelle Integrität in vivo und in vitro ist eine der Voraussetzungen für die Eignung von Fasersystemen für elektrophysiologische Studien. In den letzten beiden Jahrzehnten ist die *markhaltige Nervenfaser* mehr und mehr auch *als Zellteil* Objekt der Forschung geworden; ihre Struktur und ihr Stoffwechsel unter normalen und pathologischen Bedingungen und die besonders aufschlußreichen Vorgänge an Nervenfasern im Grenzbezirk zwischen Physiologie und Pathologie werden mit den Methoden der modernen Cytologie studiert. Zunächst hatte sich das Hauptinteresse der cytologischen Forschung auf den kerntragenden Teil, auf das Perikaryon der Nervenzelle gerichtet.

Die *zentrale markhaltige Faser* als strukturelle und funktionelle Einheit ist aus den Zellfortsätzen zweier ganz verschiedenartiger Zelltypen, Nervenzellen und Oligodendrocyten, aufgebaut. Die Fortsätze beider Zelltypen entfernen sich im Laufe der Ontogenese weit von den Perikarya der zugehörigen Zellen und gewinnen eine relative metabolische und funktionelle Eigenständigkeit, die in ihrem Verhalten unter pathologischen Bedingungen zum Ausdruck kommt.

Der neuronale Anteil, der *Neurit* der Nervenzelle oder das *Axon*, gehört zu den längsten Zellausläufern, die in der Biologie bekannt sind. Die ausgeprägte gestaltliche und funktionelle Polarität der Nervenzelle führt zur Bildung von Gewebsbezirken, die jeweils nur Teile der Nervenzellen enthalten. Während die Perikarya mit den Dendriten und Axonendabschnitten, zusammen mit Glia und Gefäßmesenchym die *grauen Substanzen* bilden, fügen sich die markhaltigen Fasern als Zellteile, die der Überbrückung größerer Entfernungen dienen, zu den *weißen Substanzen* zusammen. Im Gegensatz zu den Dendriten, die während der Ontogenese als Ausstülpungen aus den Perikarya entstehen, gehen die Neuriten durch kontinuierliches Längenwachstum aus den Zellkörpern hervor, ihre Bildung während der Ontogenese und die Aufrechterhaltung ihrer strukturellen Integrität im ausgereiften Gewebsverband stellt eine bedeutende Leistung des Neurons als Zellindividuum dar. Indirekte Hinweise auf diese Leistung ergeben sich unter pathologischen Bedingungen, insbesondere nach Verlust von Teilen des Neuriten. Unter physiologischen Bedingungen ist diese Zellfunktion nur unter experimentellem Aufwand sichtbar zu machen, beispielsweise durch Verabfolgung radioaktiv markierter Proteinbausteine, deren Einbau und Verteilung innerhalb der Zelle und ihrer Fortsätze verfolgt wird.

Die Neuriten, die innerhalb der grauen Substanz aus den Perikarya der Zellen entspringen, als bemarkte Fasern die weiße Substanz durchziehen und mit ihren marklosen, präsynaptischen Endabschnitten wieder in die graue Substanz eintreten (Abb. 52), *durchlaufen Gebiete mit ganz unterschiedlichen architektonischen und mechanischen Eigenschaften und mit verschiedenen Stofftransport- und Stoffaustauschverhältnissen.* Das kommt am augenfälligsten in pathomorphologischen Syndromen mit dissoziierter Schädigung der verschiedenen Neuronteilabschnitte zum Ausdruck. Für das Syndrom *„pathologische Veränderung des Perikaryons bei intaktem Neuriten"* sei das Beispiel der kurzzeitigen Hypoxie angeführt, die zu irreversibler ischämischer Schädigung der Perikarya und der Dendriten aufgrund ihres hohen Energiestoffwechsels führt, die Neuriten aber unbetroffen läßt; diese gehen erst später auf dem Wege der sekundären Faserdegeneration zugrunde. Für das Syndrom *„pathologische Veränderung des Neuriten bei intaktem Perikaryon"* sei das Hirnödem genannt, das sich vorwiegend in der Marksubstanz manifestiert und hier zur Gewebsnekrose (Ödemnekrose) führt, ohne die Perikarya der zugehörigen Fasern zu schädigen. Aus dem Kreis der Stoffwechselkrankheiten lassen sich zahlreiche weitere Beispiele nennen, so die Gangliosidosen für Veränderungen der Perikarya der Nervenzellen bei primär unbetroffenen Neuriten, die neuro-axonalen Dystrophien für Veränderungen der Neuriten bei primär nicht betroffenen Perikarya der Zellen. Neuere Beobachtungen haben gezeigt, daß auch die präsynaptischen Axonendstrecken isoliert erkranken können (Gonatas und Goldensohn). Nach diesen Darlegungen wird verständlich, daß die Fragen nach den normalen Stoffwechselbedingungen im Neuriten, nach der physiologischen Spielbreite der metabolischen und energetischen Vorgänge in diesem Zellfortsatz und nach Gesetzmäßigkeiten seiner Reaktion unter pathologischen Bedingungen immer dringender werden.

Ähnliche Fragen gelten für die *Beziehungen zwischen den Oligodendrocyten und den Markscheiden zentraler Nervenfasern* als lamellär organisierten Ausläufern dieser Zellen. Auch hier ist die räumliche Dissoziation zwischen den Perikarya der Zellen und ihren funktionell wirksamen Fortsätzen beträchtlich (Abb. 53), im ausgereiften Markgewebe liegt nicht nur eine räumliche, sondern auch eine relative metabolische Emanzipation der markmantelbildenden Zellausläufer von den kerntragenden Zellteilen vor. Das zeigt sich in den pathologischen Reaktionen des Zellsystems in verschiedener Weise. Bei akuter Schwellung der Oligodendrocyten (Penfield u. Cone) liegt beispielsweise eine Schädigung der Perikarya ohne Veränderungen an den Markmänteln vor. Umgekehrt tritt bei subakuter KCN-Intoxikation eine selektive Schädigung der markmantelbildenden Zellausläufer mit Markscheidenzerfall ohne wesentliche Veränderungen an den Perikarya der Zellen ein (Hirner, 1969). Wieder andere Störungen, wie bei den metabolisch bedingten Markzerfallsprozessen (Leukodystrophien), wirken wahrscheinlich über den Stoffwechsel der Gesamtzelle auf die Markmäntel ein.

Schließlich ist auf die komplizierten *gegenseitigen* Beziehungen der beiden miteinander verbundenen Zellfortsätze hinzuweisen, die unter verschiedenen Bedingungen im unreifen und reifen Gewebsverband, während De- und Regenerationsprozessen, sichtbar werden. Schädigung und Zerfall der Markmäntel führt nicht zwangsläufig zum Untergang der Axone, während Degeneration der Axone stets zum Markscheidenzerfall führt.

Aus dem Bereich des peripheren Nervensystems, das experimentell leichter zugänglich ist, liegen zahlreiche Beobachtungen zum Verhalten markhaltiger Fasern unter kontrollierten Bedingungen vor. Die erhaltenen Daten können aber nicht ohne weiteres auf Fasern des zentralen Nervensystems übertragen werden. *Der Begriff des „zentralen Neurons"* sei an dieser Stelle genauer umschrieben. Die Grenze zwischen peripherem und zentralem Nervensystem ist nicht mit dem Ausbreitungsbezirk bestimmter Neuren gegeben, sondern durch unterschiedliche strukturelle Organisation der Hüllzellen und Hüllschichten sowie des interfasciculären Gewebes. Am Übergang vom zentralnervösen Gewebe auf die Wurzelfasern der peripheren Nerven wird die von der Oligodendroglia aufgebaute zentrale Markscheide durch die periphere Markscheide der Schwannschen Zelle ersetzt. Die räumlichen Beziehungen zwischen Hüllzellen und Hülle (= Markscheide) sind im peripheren Nervensystem wesentlich enger als im ZNS. Dagegen sind die Beziehungen zwischen den einzelnen Nervenfasern, die durch faseriges Bindegewebe (Endoneurium) voneinander getrennt sind, hier wesentlich lockerer. Im ZNS grenzen die Markmäntel oft unmittelbar aneinander, wobei an den Kontaktflächen Zwischenlinien auftreten, wie innerhalb der Markmäntel selbst. Es hat sich gezeigt, daß trotz des *prinzipiell gleichartigen Aufbaues von Neurit und Markscheide im peripheren und zentralen Nervensystem* (Sulzmann, 1962) zahlreiche *Unterschiede,* vor allem im *Aufbau der Markscheiden,* vorliegen. So ist die Periode der Markscheidenlamellen im peripheren Nervensystem um etwa 10% größer als im ZNS (Karlsson, 1966), chemische Untersuchungen ergaben einen höheren Anteil der Sphingomyeline und einen geringeren Anteil der Cerebroside und Cerebrosidsulfatide in der peripheren Markscheide (Evans u. Finean, 1965). Der *Durchmesser der Neuriten* nimmt beim Übertritt vom zentralen in das periphere Nervensystem zu, strukturell erfahren die Neuriten keine Veränderung. Jedoch weist das Verhalten unter pathologischen Bedingungen auf Unterschiede des Metabolismus hin; die bei zahlreichen Stoffwechselstörungen sowie im Alter auftretenden organellenreichen Axonauftreibungen (neuro-axonale Dystrophie, Seitelberger) finden sich nur in den zentralnervösen Abschnitten der Neuriten. Der *unterschiedliche Erfolg von Regenerationsbestrebungen der Neuriten* im peripheren und zentralen Nervensystem ist auf den Bau des Hüllgewebes zurückzuführen. Dieses bietet im peripheren System sehr günstige Vorbedingungen für ein gerichtetes Wachstum der aussprossenden Neuriten, im ZNS dagegen finden die Axonsprossen ein nahezu undurchdringliches Filzwerk faserhaltiger gliöser Zellfortsätze vor, das sie nicht zu durchsetzen vermögen. Sprossungsphänomene sind aber an unterbrochenen zentralen Nervenfasern so reichlich nachweisbar, daß nicht auf eine Regenerationsunfähigkeit der Nervenfasern im ZNS schlechthin geschlossen werden kann. Auch Bemarkung regenerierter Neuriten erfolgt im ZNS, wie ältere und neuere Untersuchungen (Lampert, 1965; Hirano, Levine und Zimmermann, 1968) übereinstimmend zeigen. Eine Synapsenbildung und Funktionsaufnahme regenerierter Axone konnte im ZNS der Säugetiere bisher jedoch nie nachgewiesen werden.

Nach *Unterbrechung der Kontinuität der markhaltigen Faser* zwischen Perikaryon und präsynaptischem Endabschnitt des Neuriten ist eine Situation gegeben, die *wesentliche Einblicke in das Verhalten* der einzelnen Teile *des Neurons unter exogen gestörten Bedingungen* gewährt. Art der Schädigung, Entfernung der Läsion vom Perikaryon und Typ des Fasersystems beeinflussen Art und Verlauf der dann einsetzenden Vorgänge. Dabei sind die Markmäntel und auch die begleitenden markscheidenbildenden und interstitiellen Gliazellen in charakteristischer Weise beteiligt. Die chromatolytische Reaktion des Perikaryons ist seit den Untersuchungen von Nissl (1892) eingehend studiert worden. Die Art des auslösenden Signals für diese Reaktion in oft weiter Entfernung vom Läsionsort *(reaction à distance, Marinesco)* ist heute noch ungeklärt. Die posttraumatischen Vorgänge an der Nervenzelle haben nicht zuletzt deshalb immer wieder die Aufmerksamkeit auf sich gelenkt, weil ihre Kenntnis eine der Voraussetzungen für eine gezielte Einflußnahme auf die Regeneration von Nervenfasern bildet. Im ZNS ist die Untersuchung durch das enge Nebeneinander verschiedener Fasersysteme und durch die Organisation des zentralnervösen Gewebes erschwert. Die im Perikaryon und an der präsynaptischen Faserendstrecke ablaufenden Vorgänge standen im Vordergrund des Interesses. Die Veränderungen zwischen diesen beiden funktionellen Brennpunkten, also die *Vorgänge an den Fasern „auf freier Strecke" haben nach den wegweisenden Untersuchungen von Spatz (1921) erst in den letzten Jahren wieder Beachtung gefunden.*

Angesichts der sich häufenden Mitteilungen über pathologische Veränderungen an Markfasersystemen des ZNS in Fällen metabolisch bedingter Erkrankungen, meist Enzymopathien, stellt sich immer wieder die Frage, inwieweit die dort vorkommenden Veränderungen an Axonen, Markscheiden und begleitenden Gliazellen als spezifisch für die betreffende Stoffwechselstörung gelten können und inwieweit sie Ausdruck einer unspezifischen Reaktion auf die Störung sind, die Frage also, *ob gleiche oder ähnliche Vorgänge auch durch exogene Schädigung am strukturell und metabolisch intakten Fasersystem ausgelöst werden können.*

Ziel unserer Untersuchung war es, die nach umschriebenen traumatischen Schädigungen verschiedener Art an markhaltigen Nervenfasern und interfasciculärer Glia ablaufenden Veränderungen in verschiedenen Abschnitten eines zentralnervösen Fasersystems zu verfolgen. Die Ergebnisse sind nur für das untersuchte Fasersystem relevant, das hier als ein Modell dient. Ausmaß und Typus pathologischer Reaktionen sind von Fasersystem zu Fasersystem — nicht selten sogar innerhalb eines und desselben Fasersystems — Schwankungen unterworfen. Diese Variabilität ist Ausdruck metabolischer, zuweilen auch morphologisch erkennbarer Eigentümlichkeiten der einzelnen zentralnervösen Faserbahnen. Die Erforschung der Chemoarchitektonik und der Ultraarchitektonik der zentralnervösen Markfasersysteme steht noch in den Anfängen.

Wahl des Untersuchungsobjektes

Als Untersuchungsobjekt kam nur eine Markfaserbahn mit einheitlichem Faserverlauf in Betracht, denn die *Zuordnung der Faserveränderungen zu nucleoproximalen und nucleodistalen Abschnitten* des Systems nach der Läsion sollte möglich sein. Im ZNS trifft man vorwiegend auf Systeme, deren Fasern aus verschiedenen Richtungen stammen. Im Rückenmark sind die Fasern zwar in auf- und absteigenden Systemen zusammengefaßt; da die Strangsysteme aber auf sehr engem Raum beieinanderliegen, läßt sich schwer überblicken, ob bei einem Eingriff außer der ausgewählten weitere Faserbahnen lädiert worden sind.

Die Wahl fiel daher auf den N. opticus.

Der N. opticus der Ratte bietet den Vorteil eines einheitlichen, von einer bindegewebigen Hülle eingefaßten Markfasersystems, dessen Fasern vollständig innerhalb des ZNS liegen. Auf sie trifft die Bezeichnung „zentrale Neurone" ohne Einschränkung zu.

Der N. opticus der Ratte ist nicht von bindegewebigen Septen durchzogen, das Interstitium wird von der Astroglia gebildet, nur perivasculär kommt spärliches Bindegewebe vor. Zwischen Bulbus oculi und Chiasma opticum werden weder Nervenfasern abgegeben noch gehen Anteile anderer Fasersysteme in den N. opticus über. Nach einer Unterbrechung des N. opticus zwischen Bulbus und Chiasma resultiert ein *„orbitaler Abschnitt"*, der — bezogen auf die Lage des Neurons — *proximale Faserabschnitte* enthält und ein *„cerebraler Abschnitt"*, der — bezogen auf das Neuron — die *distalen Abschnitte der Fasern* enthält. Gegenläufige — *zentrifugale, efferente* — Fasern, deren Perikarya in Kerngebieten des Gehirns liegen und deren Neuriten zur Retina ziehen, sind bei Wirbellosen (Bethe, 1897), Amphibien (Polyak, 1957), Vögeln (Dogiel, 1895), Fischen (Polyak, 1957) und neuerdings auch beim Kaninchen (Cragg, 1962) nachgewiesen, die Existenz solcher Fasern auch bei den Primaten wird vermutet (v. Monakow, 1889; Pfeifer, 1930; Granit, 1955; Pfister u. Wolter, 1963). Bei der Katze konnten Altman u. Carpenter (1961) nach experimentellen Läsionen der Colliculi superiores allerdings keine sekundäre Faserdegeneration im N. opticus nachweisen. Über die Verhältnisse bei der Ratte fehlen entsprechende Untersuchungen; falls zentrifugale Fasern vorkommen, dürfte ihr Anteil an der Gesamtzahl der Opticusfasern sehr gering sein.

Überblick über die anatomischen Verhältnisse

Die folgende Darstellung stützt sich auf die von Polyak (1957) zusammengestellten Daten, auf die Angaben von Zeman u. Innes (1963) und auf die eigenen Untersuchungen.

1. Verlauf der Opticusfasern bei der Ratte

Die Fasern erstrecken sich über Chiasma opticum und Tractus opticus zu den primären optischen Zentren im Zwischen- und Mittelhirn: a) Corpus geniculatum laterale, Pars dorsalis und Pars ventralis (aus der Pars dorsalis entwickelt sich das geschichtete Corpus geniculatum laterale der Primaten); b) Nucleus lateralis thalami, Pars posterior; c) Area praetectalis, zwischen Mittel- und Zwischenhirn gelegen; d) Nucleus magnocellularis tractus optici, über der Commissura posterior gelegen; e) Colliculi superiores des Mittelhirnes; f) mittleres hypothalamisches Opticusbündel, das zu Kerngebieten am Boden des 3. Ventrikels verläuft und laterales hypothalamisches Opticusbündel, das zu Kerngebieten in der Nachbarschaft der Hirnschenkel verläuft.

Mit der Endigung der Opticusfasern im Corpus geniculatum laterale und im Thalamus zeichnet sich die Entwicklung zu den Primaten ab; bei ihnen nehmen die Verbindungen zum Corpus geniculatum laterale und damit die Weitergabe der Erregung über das 2. optische Neuron zur Sehrinde weiter zu („Corticalisation" des Sehapparates, Polyak) auf Kosten der *Verbindungen mit den Colliculi superiores, die bei der Ratte immerhin noch die Hauptmasse der Opticusfasern aufnehmen.* Die *längsten Opticusfasern* sind also die von der Retina zu den Colliculi superiores verlaufenden, ihre Länge beträgt etwa 20 mm.

Im Chiasma opticum kreuzen bei der Ratte 90—95% (Polyak, 1957) der Opticusfasern, davon die zu den Vierhügeln verlaufenden Fasern zu 100% — ein Hinweis auf die geringe Bedeutung des stereoskopischen Sehens im Unterschied zu den Primaten, in deren Chiasma etwa je 50% der Fasern kreuzen und eine etwa gleichgewichtige Repräsentanz der Retinae in den beiden Hirnhälften erreichen.

2. Gefäßversorgung des N. opticus der Ratte

Chiasma und anschließender intracranieller Teil des N. opticus werden durch kleine Äste der A. ophthalmica versorgt. Diese verläuft *an der Basalfläche des N. opticus* durch den Canalis opticus und teilt sich dann auf in eine obere und untere Ciliararterie und die *A. nervi optici,* die den N. opticus weiter begleitet, immer an seiner Basalfläche verlaufend. Zwischen Canalis opticus und Bulbus oculi wird ein *größerer Ast* abgegeben, der *in den N. opticus* eintritt (Abb. 53). Erst unmittelbar vor Erreichen der Lamina cribrosa tritt die A. nervi optici vollständig in den N. opticus ein und gibt dort einen Ast ab, der sich rückwärts, also cerebralwärts wendet und den orbitalen Abschnitt des N. opticus versorgt (*A. recurrens oder postcentralis nervi optici*). Weitere

feine Zweige gehen an dieser Stelle aus der A. nervi optici hervor und bilden ein Gefäßnetz im Bereich der Lamina cribrosa. Der Stamm der A. nervi optici tritt in die
Retina ein *(A. centralis retinae)* und teilt sich in eine Anzahl Äste auf, die die inneren
Retinaschichten versorgen. Die oberen und unteren Ciliararterien ziehen nach ihrem
Abgang von der A. ophthalmica frei durch die Augenhöhle, feine Äste versorgen Fett-
und Bindegewebe der Augenhöhle, die Augenmuskeln und die beiden großen Tränen-
drüsen. Stärkere Äste verlaufen als Aa. episclerales an der Außenfläche der Sklera,
treten in sie ein und geben Zweige in die gefäßreiche Choreoidea ab, von der die
äußeren Schichten der Retina versorgt werden. Ob Anastomosen zwischen den Gefäß-
territorien der A. nervi optici und der Ciliararterien bei der Ratte bestehen, ist nicht
geklärt. Bei den Primaten sind solche Anastomosen in der Lamina cribrosa nachgewiesen *(Circulus arteriosus* Zinn, Haller u. Leber) und gewährleisten dort eine Versorgung
der Retina durch zwei voneinander unabhängige Teilkreisläufe der A. ophthalmica.

Der *Abfluß des Blutes vom N. opticus und der Retina* erfolgt über superfizielle
Venen des N. opticus und über die Vena centralis retinae; der Abfluß von Chorioidea
und Sklera erfolgt über die Vortex-Venen und die Venae episclerales. Alle diese Venen
münden in die Venae ophthalmicae superiores et inferiores, die das Blut in den Sinus
cavernosus abführen.

3. Topographie des extrakraniellen Abschnittes des N. opticus der Ratte

Die Augäpfel liegen in schalenförmigen Einbuchtungen der seitlichen Schädelwand,
die sich an der Stelle befinden, wo der Schädel sich rostralwärts verengt und auf den
langgestreckten knöchernen Teil der Nase fortsetzt. Die Augäpfel sind unmittelbar

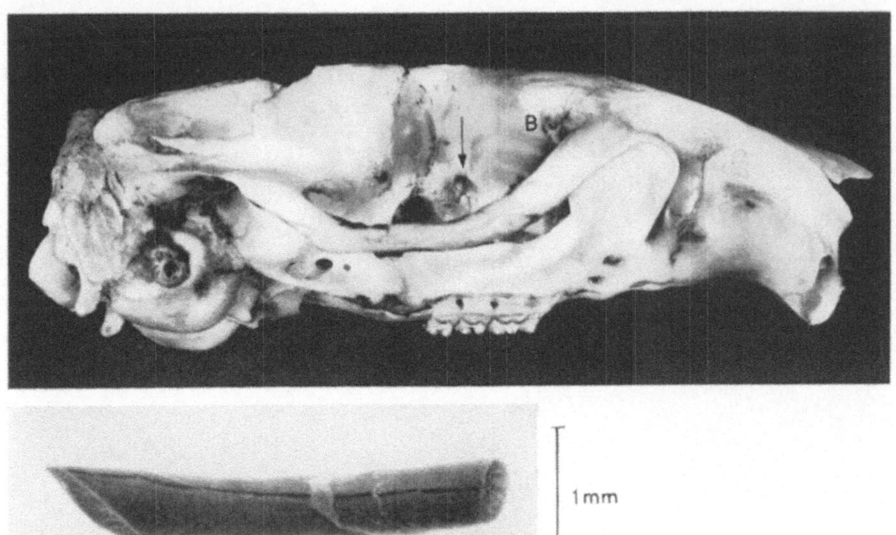

Abb. 1. a *Seitenansicht des Rattenschädels. B* Lage des Bulbus oculi. Pfeil: Canalis opticus.
Zwischen diesen beiden Punkten ist der N. opticus von außen operativ zugänglich. 3 : 1.
b *N. opticus der Ratte,* extrakranieller Teil, nach OsO₄-Fixierung. Blick auf die Basalfläche des
Nerven mit Rinne für die Vasa n. optici. Die Pia mater ist teilweise (links) entfernt. 20 : 1.
Strichmarkierung: Abstand 1 mm

unterhalb der nahezu rectangulären Umschlagstelle des Schädeldaches auf die seitliche Schädelwand gelegen (Abb. 1 a). Basal werden die Augäpfel von voluminösen Muskelpolstern umgeben, die den Raum zwischen den weitausladenden Jochbögen und der Maxilla ausfüllen. Die rostrale Begrenzung wird durch den vorderen Ansatzpunkt des Jochbogens an der Maxilla und am Stirnbein gebildet. Von oben und zum Teil auch von hinten sind die Augäpfel frei von knöcherner und muskulärer Bedeckung. *Die Nn. optici verlaufen nach dem Austritt aus den Augäpfeln etwa 7 mm weit an der äußeren Schädelwand* schräg von dorsal nach basal, *bevor sie medio-basal in die Canales optici eintreten.* Auf dieser Strecke sind die Nn. optici *operativ ohne Eröffnung des Schädels zugänglich.* Sie sind hier von einer derben bindegewebigen Hülle umgeben, die am Canalis opticus inseriert und sich dort in die Dura mater fortsetzt. In dieser Hülle ist der N. opticus der Ratte frei verschiebbar, seine Oberfläche ist nicht durch Bindegewebszüge mit der duralen Hülle verbunden. Nach extrakranieller Durchtrennung des N. opticus einschließlich der Hüllen läßt sich daher von der Schädelhöhle aus der abgetrennte Abschnitt leicht durch den Canalis opticus in die Schädelhöhle hineinziehen. Die *Gesamtlänge des N. opticus der erwachsenen Ratte* zwischen Bulbus und Chiasma beträgt *etwa 10 mm,* der *Durchmesser etwa 0,45 mm* (Abb. 1 b).

Methodik

1. Zugang und Präparation

Die Untersuchungen erfolgten an erwachsenen weiblichen Ratten des Wistarstammes, Körpergewicht 150—200 g. Herkunft: Pharmakologisches Institut der Universität Tübingen. Fütterung mit Altromin-Fertignahrung (Firma Altrogge, Lage/Lippe) und Wasser ad libitum. Die operativen Eingriffe wurden in Äthernarkose durchgeführt. Anlage eines bogenförmigen Hautschnittes 0,5 cm hinter dem rechten Auge. Freilegung des oberen Teiles der hinteren Bulbushemisphäre. Die vorderen Augenabschnitte sowie die Sklera bleiben unberührt. Der bei der Freilegung entstehende kammartige Schnittrand entlang der Sklera wird mit einer scharfen Klemme gefaßt, der Bulbus nach vorn gezogen. Dabei spannen sich auf der Oberfläche der hinteren Bulbushemisphäre Augenmuskeln an, die der Reihe nach durchtrennt werden. Der Bulbus wird weiter nach vorn gezogen und leicht nach unten gerollt im Sinne einer Senkung der Blickrichtung. Die Papilla nervi optici hebt sich dabei, der N. opticus wird sichtbar. Durchtrennen der Verbindungszüge zwischen seitlichem Sklerarand und seitlichen Teilen der Periorbita erhöht die Beweglichkeit des Bulbus oculi weiter. Die medial hinter dem Bulbus gelegene voluminöse Tränendrüse wird entfernt, die lateral gelegene Tränendrüse verbleibt in situ. Weiteres Vorgehen unter einem Operationsmikroskop Typ U 7 (Firma Carl Zeiss, Oberkochen). Bei 10—16facher Vergrößerung können Ausmaß und Erfolg von experimentellen Eingriffen verfolgt werden. Nach leichtem Anheben mit einem feinen Haken und stumpfem Abdrängen von Fettgewebe und lockerem Bindegewebe im hinteren Teil der Augenhöhle kann der N. opticus bis nahe an den Eintritt in den Canalis opticus, also über eine Strecke von etwa 5 mm übersehen werden.

2. Experimentelle Eingriffe am N. opticus

a) *Durchtrennung* des N. opticus einschließlich seiner Hüllen und der begleitenden A. nervi optici mit einer Irisschere 1—2 mm entfernt vom Bulbus occuli (bulbusnahe Läsion), Abb. 55 b.

b) *Heftige Quetschung* mit Unterbrechung der A. nervi optici mittels einer gebogenen Pinzette TANIC Nr. 7 an der gleichen Stelle (bulbusnahe Läsion), Abb. 55 b.

c) *Teildurchtrennung* des N. opticus durch Einschnitt an der dorsalen Oberfläche mit einer Pinzettenschere Nr. 69 unter *Verschonung der A. nervi optici*. Durchtrennung in 1—2 mm (bulbusnahe Läsion) oder 2—5 mm Abstand (bulbusfernere Läsion) vom Bulbus oculi, Abb. 55 c und d.

d) *Leichte Quetschung* des N. opticus, die zur Faserunterbrechung führt, die Blutversorgung jedoch nicht stört, Abb. 55 e.

e) *Sehr leichte,* nicht zur Faserunterbrechung führende *Druckausübung* auf den N. opticus *(Contusio nervi optici),* Abb. 55 f.

f) *Durchtrennung* des N. opticus *an 2 Stellen,* 2 mm entfernt voneinander. Entnahme des isolierten Abschnittes nach 15 und 30 min, Untersuchung der an beiden Schnittenden auftretenden Quellkegel.

g) *Untersuchung* des N. opticus *in vitro.* Entnahme 5 mm langer Abschnitte, Inkubation bei 37° C in Veronalacetatpuffer (Michaelispuffer), pH 7,4 mit 0,067 M Saccharosezusatz (Caulfield, 1957) oder in Cacodylatpuffer pH 7,2 mit 0,067 M Saccharosezusatz (Sabatini, Bensch u. Barrnett, 1963). Untersuchung der mittleren Abschnitte und der Stümpfe nach 2 und 6 Std.

3. Untersuchungsmethoden

Nach den operativen Eingriffen Applikation von Antibiotica-Puder im Wundgebiet (Nebacetin-Puder BYK-Gulden), Hautnaht. Die Einhaltung aseptischer Bedingungen erwies sich nicht als notwendig. Wundinfektionen wurden in keinem Falle beobachtet. Gewebsentnahme in Äthernarkose. Hautschnitt parallel zu dem ursprünglichen Schnitt. Entfernung des vernarbten Bezirkes. Freipräparieren der oberen Zirkumferenz des Bulbus oculi. Freilegen des N. opticus. Nach bulbusnaher Durchtrennung und nach heftiger, zur Kontinuitätstrennung führender Quetschung wurde der orbitale Abschnitt zusammen mit dem Bulbus entnommen. In allen anderen Fällen wurde der N. opticus am tiefsten erreichbaren Punkt vor den Canales optici mit einer gebogenen Irisschere durchtrennt. Entnahme des extrakraniellen Teilstückes mit dem Läsionsbezirk einschließlich des Bulbus. In fortgesetzter Äthernarkose Eröffnung des Schädeldaches, Abtrennung der Riechlappen vom Großhirn, Abdrängen der Großhirnhemisphären in Richtung nach dorsal und caudal, Anheben des gesamten Großhirns, Darstellung des Chiasma. Hineinziehen des abgetrennten Opticusabschnittes in die Schädelhöhle, Abtrennung am Chiasma opticum und Entnahme.

a) Lichtmikroskopische Untersuchung des N. opticus, in einigen Fällen auch des Gehirns, *12 Std bis 4 Monate nach der Läsion.* Formalinfixierung, Paraffineinbettung. Färbungen mit Kresylviolett, HE, Markscheidenfärbung nach Schröder, Darstellung der Axone durch Silberimprägnation nach Bodian, Fettfärbung mit Sudan III, polarisationsoptische Untersuchung an ungefärbten und mit Kresylviolett gefärbten Schnitten.

b) Elektronenmikroskopische Untersuchung 12 Std bis 4 Monate nach den Läsionen. Immersion der Gewebsteile in gepufferter 1%iger OsO_4-Lösung (Veronalacetatpuffer nach Michaelis, pH 7,4; Saccharose-Zusatz nach Caulfield), in einigen Fällen 2,5%ige Glutaraldehydlösung, Cacodylatpuffer, pH 7,4.

Das vom Chiasma abgetrennte Ende des N. opticus wurde durch einen schrägen Abschlußschnitt gekennzeichnet. Der dem Bulbus zugewandte Endabschnitt ist an seiner zwiebelförmigen Gestalt nachträglich stets zu erkennen. Entwässerung über aufsteigende Alkoholreihe, Einbettung horizontal auf Leerblöcken in Vestopal W. Polymerisation in Gelatinekapseln im Brutschrank bei 60° C (48 Std). Die Blöcke wurden dort, wo sich die bulbuswärts gerichteten Enden der Opticusabschnitte befanden, mit einer Kerbe markiert, so daß die Orientierung der Fasern auch hier erkennbar blieb. Die Blöcke wurden pyramidenförmig so zugerichtet, daß Oberflächen von 2×1 mm Flächengröße entstanden. Herstellen von Semidünnschnitten 0,5 μ mit einem Ultramikrotom Porter Blum MT 2, Übertragen der Schnitte mit der Präpariernadel auf Objektträger in einem Tropfen Aqua dest., Trocknung bei 110° C im Wärmeschrank. Färbung mit konzentrierter Giemsa-Lösung nach Thoenes (1960). Feintrimmen der Blöcke und Herstellung von Ultradünnschnitten in einem Ultrotome I LKB. Es wurden Flächengrößen der Ultradünnschnitte von 0,5×0,7 mm erreicht. Auffangen auf Kupfernetzen VECO, Typ 150, mit Formvarfolien. Nachkontrastierung in gesättigter Uranylacetatlösung, in einigen Fällen kombiniert mit Bleicitratkontrastierung. Elektronenmikroskopische Aufnahmen: EM 9, Carl Zeiss, Oberkochen. Aperturblende 25 μ Durchmesser. Insgesamt wurden Semi- und Ultradünnschnitte von 210 Gewebsblöcken hergestellt; die wiedergegebenen elektronenmikroskopischen Aufnahmen wurden aus insgesamt 1850 Aufnahmen ausgewählt.

Zur *submikroskopischen Darstellung von Opticusfasern im nativen Zustand* unter Verzicht auf Schwermetallfixierung, Entwässerung und Einbettung wurden *ultradünne Kryostatschnitte* des N. opticus nach der Methode von Bernhard u. Leduc (1967) hergestellt. 1 mm lange Opticusabschnitte wurden 2 Std in 2,5%iger gepufferter Glutaraldehydlösung fixiert, über Nacht in Pufferlösung gewaschen und bei +37° C in eine 20%ige flüssige Gelatinelösung gebracht. Aus der erkalteten Gelatine wurden die Gewebsstücke ausgeschnitten, 20 min in einer Lösung von Glycerin und Aqua dest. 1:1 imprägniert und in flüssigem Stickstoff auf einem Kupferstab tiefgefroren. Der Kupferstab wurde in ein Ultramikrotom (Porter Blum MT 1) eingespannt, das sich in einer handelsüblichen Gefriertruhe befand. Die Temperatur innerhalb der Gefriertruhe betrug −30° C. Zum Schneiden wurden Glasmesser verwendet, die Schnitte wurden in Trögen auf einer 20%igen wäßrigen DMSO-Lösung aufgefangen, anschließend mit Marinozzi-Ringen auf einer Wasseroberfläche außerhalb der Gefriertruhe kurz aufgetaut und ausgebreitet und auf Kupfernetzen mit Formvarfolie aufgefangen. Negativkontrastierung mit 2%iger Phosphormolybdänsäure pH 6; 15 sec.

c) **Enzymhistochemische Untersuchung** *der peritraumatischen Reaktionen 6 Std bis 5 Tage nach leichter Quetschung* mit Kontinuitätstrennung der Axone ohne Gewebsunterbrechung (Metz). Nachweis der sauren Phosphatase mit der Methode von Gomori (1950) an unfixierten Kryostatschnitten 10 μ. Substrat: Natrium-β-Glycerophosphat. Kontrolle nach spezifischer Hemmung mit 0,01 M Natriumfluorid. Nachweis der Bernsteinsäuredehydrogenase mit der Methode von Goebel u. Puchtler (1955) an unfixierten Kryostatschnitten, 10 μ. Substrat: Natriumsuccinat. Kontrolle nach spezifischer Hemmung mit 0,01 M Jodessigsäure. Nachweis der Acetylcholinesterase und der unspezifischen Cholinesterasen mit der Methode von Karnovsky u. Roots (1964) nach Fixierung in gepufferter 4%iger Paraformaldehyd-Lösung. Substrat: Acetylthiocholinjodid. Hemmung der unspezifischen Aktivität mit 10^{-6} M Diisopropylfluorphosphat (DFP).

d) **Baustoffhistochemische und polarisationsoptische Untersuchung** der Markscheidenveränderungen während der *sekundären Wallerschen Degeneration 24 Std bis 3 Monate nach Durchtrennung* des N. opticus (Mayer-Rosa). Fixierung in Formol-Calcium. Gefrierschnitte 10 μ. Nachweis der Phospholipide mit Kupferphthalocyanin (luxol fast blue). Nachweis der Cerebroside mit essigsaurem Kresylviolett (v. Hirsch u. Peiffer, 1955) und mit der PAS-Reaktion, Kontrolle nach Einwirkung von Chloroform-Methanol 2:1, 4 Std bei 60° C. Nachweis der Triglyceride und nichtkristalliner Cholesterinester mit Sudan III, der kristallinen Cholesterinester polarisationsoptisch am ungefärbten Schnitt. Messung der optischen Anisotropie (Stärke der Doppelbrechung) der Markscheiden mit einem $\lambda/10$ Glimmerkompensator nach Brace-Köhler an ungefärbten, in Glycerin eingeschlossenen Schnitten (Photomikroskop POL, Carl Zeiss, Oberkochen).

e) Morphometrische Untersuchungen am normalen N. opticus in verschiedenen Abständen vom Bulbus oculi (Meyer-König). Immersionsfixierung des N. opticus in gepufferter $1^0/o$iger OsO_4-Lösung, Unterteilung in 4 Abschnitte mit folgenden Schnittflächen I—IV (Abb. 49):

I = prälaminärer Abschnitt (maximaler Durchmesser).

II = 1 mm cerebralwärts von diesem Punkt.

III = Mitte zwischen prälaminärem Abschnitt (maximaler Durchmesser) und Beginn des Chiasma opticum.

IV = 1 mm orbitalwärts vom Beginn des Chiasma opticum.

Einbettung in Vestopal W, vertikale Orientierung der Nerventeilstücke in den Blöcken. An *Semidünnschnitten* (0,5 μ) lichtmikroskopische Ausmessung der Flächenausdehnung der Opticusquerschnitte. Meßverfahren: Fotografieren der Opticusquerschnitte bei 150facher Vergrößerung. Durchpausen der Umfänge auf Papier, Ausschneiden, Wiegen. Bestimmung der Querschnittsflächen durch Vergleich der Wiegeergebnisse mit dem Gewicht einer Fläche bekannter Größe. Die Mittelwertsunterschiede erwiesen sich in einer Varianzanalyse als signifikant.

Bestimmung des Volumenverhältnisses zwischen markhaltigen Fasern und gliösem Interstitium *an elektronenmikroskopischen Aufnahmen* von den 4 Schnittflächen bei 5000facher Vergößerung mit der Treffer-Methode. Durchführung dieser Untersuchung an 6 Nn. optici. Weitere 6 Nn. optici wurden in gleicher Weise in 4 Abschnitte aufgeteilt, in Paraffin eingebettet; *an 7 μ dicken Schnitten* erfolgte lichtmikroskopisch Auszählung der Gliazellkerne und der Capillaren in den angegebenen Entfernungen vom Bulbus oculi.

Ergebnisse

I. Feinbau des normalen N. opticus der Ratte

1. Architektonik

Der N. opticus der Ratte enthält ausschließlich markhaltige Fasern (Abb. 2 a, b). Unter ihnen kommen markarme Fasern vor, deren Markmäntel aus nur 3—5 Lamellen bestehen und die lichtmikroskopisch marklos erscheinen. Die Fasern sind gruppenweise angeordnet, die Fasergruppen durch Gliazellen (Astrocyten und Oligodendrocyten) und deren Fortsätze voneinander getrennt. *Die Perikarya der Gliazellen bilden Reihen zwischen den Faserbündeln (interfasciculäre Glia, Abb. 7).* Einzeln gelegene Gliazellen sind selten. Den weitaus überwiegenden Teil der Zellfortsätze stellen die filamentreichen Fortsätze der Astrocyten dar (Abb. 2 c), die quer oder schräg zur Längsachse des N. opticus angeordnet sind und sich bis an die superfizielle Basalmembran erstrecken. Dort sind sie radiär fächerartig nach Art von Stützpfeilern angeordnet, wie Querschnitte zeigen, und bilden einen *lückenlosen gliösen Abschluß.* Superfizielle Gliaschicht *(Grenzflächenglia)* und Hüllmesenchym sind durch eine ununterbrochene *Basalmembran* voneinander getrennt. Die Grenzlinie verläuft, wie auf Längsschnitten erkennbar ist, unregelmäßig wellenförmig, mit tiefen Invaginationen. Die gliösen und bindegewebigen Strukturen sind also eng miteinander verwoben, stehen jedoch nirgends im direkten Kontakt. Diese Oberflächenorganisation entspricht derjenigen an der Hirnoberfläche. An manchen Stellen senkt sich gefäßführendes Hüllmesenchym in das Gewebe ein, die Gefäße verlieren in geringer Entfernung von der Oberfläche das begleitende Bindegewebe. *Capillaren und Präcapillaren* sind unregelmäßig *zwischen den Bündeln markhaltiger Fasern verteilt.* Den Basalmembranen der Capillaren sind Pericyten angefügt, die gewebewärts von einer weiteren Basalmembran umkleidet sind. An diese sind lückenlos Astrocytenfortsätze angefügt; Präcapillaren besitzen schmale perivasculäre Räume, die Bündel kollagener Fasern enthalten. Auszählung der Capillaren an Opticusquerschnitten (Paraffinschnitte, 7 μ, PAS-Hämatoxylin) in verschiedenen Abständen vom Bulbus oculi (Abb. 51) ergibt eine *graduelle Zunahme der Capillardichte* vom Chiasma *zum Bulbus oculi.* Eine weitere, *sprunghafte Zunahme* der Capillardichte erfolgt *an der Grenze zur Austrittszone* des N. opticus (Area prälaminaris). *Nervenfasern, Gliazellen und Gefäße sind dicht gefügt.* Zwischen ihnen befinden sich schmale Fugen von 150—200 Å Breite. An den Grenzflächen zwischen Astrocytenfortsätzen sind meist Zwischenlinien ausgebildet (Zonulae occludentes). Auch die Außenflächen benachbarter Markmäntel — als Oligodendrocytenfortsätze — sind auf diese Weise miteinander verbunden. Die Zwischenlinien verschwinden dort, wo 3 Zellteile aneinandergrenzen. Hier sind die Intercellularfugen zwickelartig erweitert.

Die Verteilung der gliösen Septen im N. opticus ändert sich von orbital nach cerebral. Im orbitalen Abschnitt sind die Septen breiter und weniger verzweigt, die Unter-

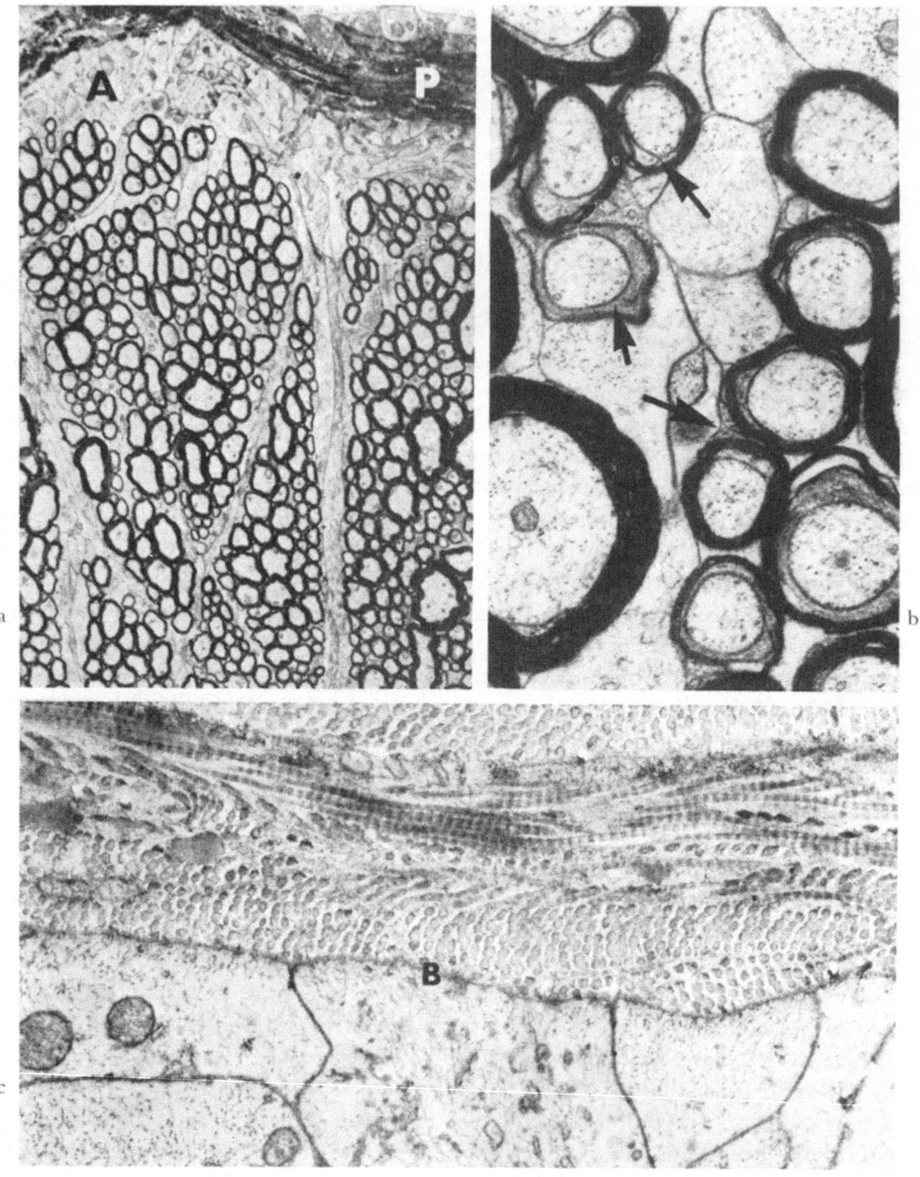

Abb. 2 a—c. *Normaler N. opticus der Ratte.* Ausschnitte aus einem *Querschnitt* durch den Nerven. a Übersicht. Bündelförmige Anordnung der markhaltigen Nervenfasern. Unterteilung der Bündel durch Astrocytenfortsätze. Keine bindegewebigen Septen. *A* Subpiale Schicht von Astrocytenfortsätzen; *P* Pia mater. Neg. Nr. 5925. 3200 : 1. b Markhaltige Nervenfasern im Querschnitt. Pfeil oben: Inneres Mesaxon. Pfeil mitte: inneres oligodendrocytäres Hüllplasma. Pfeil unten: äußere oligodendrocytäre Plasmazungen. Neg. Nr. 5229. 31 500 : 1. c *Randzone.* Oben kollagene Fasern der Pia mater, längs- und querverlaufend. Unten filamentreiche Astrocytenfortsätze. *B* Basalmembran der subpialen Astroglia. Neg. Nr. 5234. 35 000 : 1

teilung der Opticusfasern in Gruppen ist sehr deutlich ausgeprägt. Cerebralwärts werden die Septen zunehmend dünner, verzweigen sich reicher und sind immer feiner zwischen den markhaltigen Fasern aufgegliedert, die jetzt keine deutlichen Gruppen mehr bilden. Auf Besonderheiten der unmittelbar an den Bulbus oculi anschließenden prälaminären Zone wird unten eingegangen. Die *Querschnittsfläche des N. opticus* beträgt nach Messungen von Meyer-König an 6 verschiedenen Nn. optici im Mittelabschnitt durchschnittlich 0,123 mm², sie *nimmt* von dort *orbital- und cerebralwärts um 12—13⁰/₀ zu* (Abb. 49). Eine weitere, sprunghafte Umfangszunahme erfolgt an der Grenze zu dem anschließenden prälaminären Abschnitt, der zwiebelförmige Gestalt hat (Abb. 7). Das Hüllmesenchym des N.opticus (Abb. 2) besteht aus einer Schicht lockeren Bindegewebes *(Vagina interna n. optici),* die der Pia mater homolog ist. Sie enthält Fibrocyten mit langen, schmalen Fortsätzen in mehreren Lagen, zwischen denen sich Bündes kollagener Fasern und kleine Gefäße befinden. Der größte Teil der Fasern verläuft in der Längsrichtung, kleinere Faserbündel sind zirkulär orientiert. Den Abschluß nach außen bilden flach gebreitete Fibrocyten, die nach Art eines Epithels dicht gefügt sind. Die Endothelzellen der pialen Gefäße heben sich durch ihr dichtes, organellenreiches Plasma von den Pericyten und Adventitialzellen ab. An das piale Bindegewebe folgt ein schmaler freier Raum, der nicht von Zellteilen überbrückt ist *(Subarachnoidealraum).* Er wird nach außen begrenzt von dem schmalen, aus mehreren Schichten bestehenden *Arachnothel,* dessen Zellelemente ebenfalls epithelartig gefügt sind. Sie ähneln in ihrer Plasmaorganisation Fibrocyten, enthalten aber zusätzlich Tonofilamente. Nach außen folgt ein breiter, aus derbem kollagenen Bindegewebe bestehender Mantel *(Vagina externa n. optici),* der durch einen *feinen Spaltraum* Arachnothel getrennt ist. Dieser Mantel entspricht der Dura mater, inseriert am Canalis opticus und kommuniziert mit der Sklera (Abb. 7), er bildet ein an beiden Enden fixiertes Rohr, in welchem der N. opticus frei verschiebbar ist.

2. Markhaltige Nervenfasern

Die *Axone* der markhaltigen Fasern haben einen *Durchmesser von 0,6—6 μ.* Sie enthalten in lockerer Anordnung langgestreckte, unverzweigte Filamente, 95 Å breit, mit knopfartigen Verdickungen, Periode 250—260 Å *(Axonfilamente),* die annähernd parallel in der Längsrichtung der Faseren orientiert sind (Abb. 3).

Abb. 3. *Axonfilamente* aus einem Längsschnitt durch eine markhaltige Nervenfaser des N. opticus. Die Filamente sind 85 Å breit und bis zu 8850 Å lang. Sie besitzen knopfartige Verdickungen in unregelmäßigen Abständen, stellenweise periodisch (Periode 250—260 Å). OsO₄-Fixierung. Uranylacetat-Nachkontrastierung. Neg. Nr. 8213. 80 000 : 1

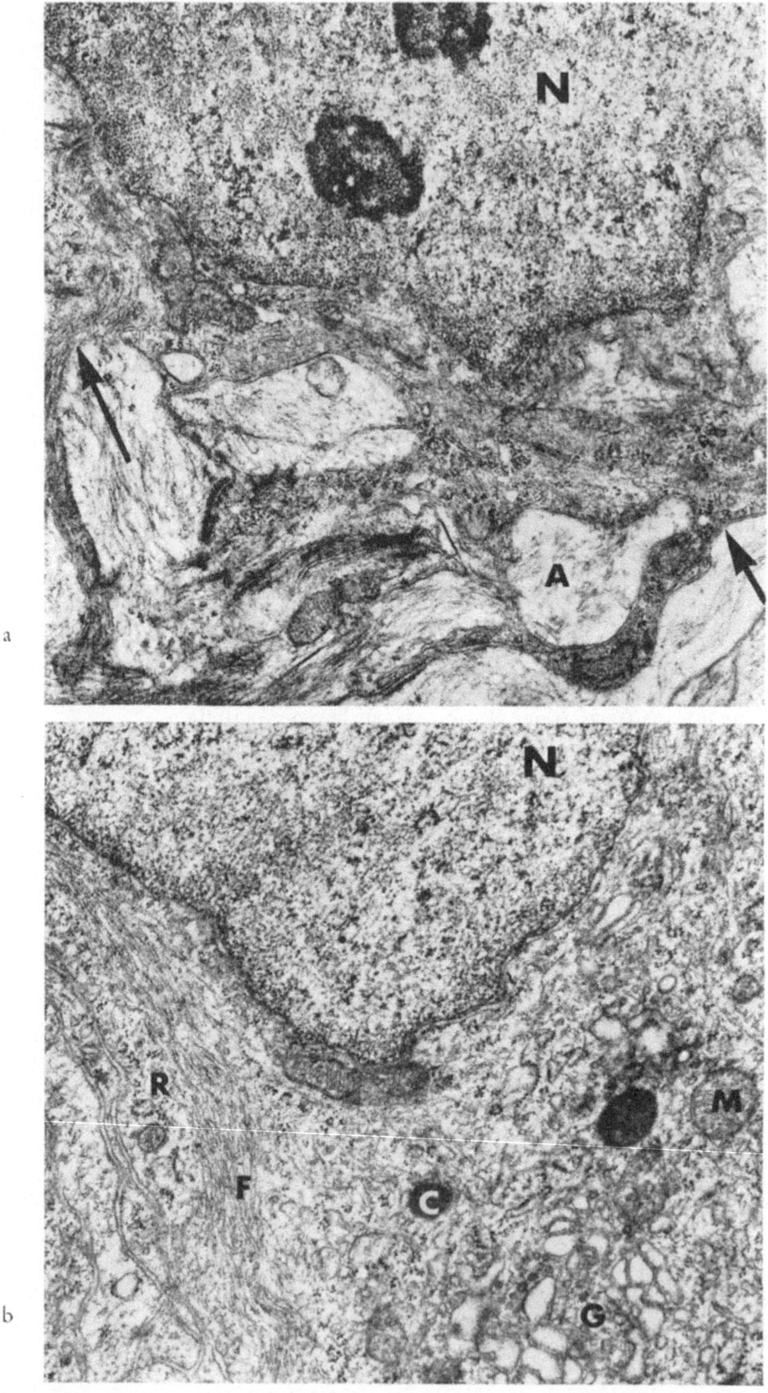

Abb. 4. a *Oligodendrocyt* aus einem Querschnitt durch den normalen N. opticus. Zellkern *N*. Dichtes Grundcytoplasma mit Gruppen von Ribosomen. Schmale Zellfortsätze verlassen den Zelleib (Pfeile) und verteilen sich zwischen den umgebenden breiten Astrocytenfortsätzen *A*. Neg. Nr. 5083. 24 500 : 1. b *Astrocyt* aus einem Längsschnitt durch den N. opticus. Im Zelleib Ribosomen in Rosetten *R*, Filamente *F*, Mitochondrien *M*, osmiophile Cytosomen *C*, Golgifeld *G*. Neg. Nr. 4935. 28 000 : 1

fixierung erweisen sich zahlreiche dieser Filamente als Mikrotubuli. Tubuläre und vesiculäre Elemente sind regellos im Axoplasma verteilt, in der Nähe des Axolemms und in den *nodalen Axonabschnitten* treten sie häufiger auf. Die in großen Abständen vorkommenden Mitochondrien haben länglich-schlauchförmige Gestalt und nahezu kreisrunde Querschnitte; sie sind parallel zur Längsachse der Fasern orientiert. An vielen Fasern, besonders den kleineren, erkennt man zwischen Axolemm und Markmäntel die *inneren Mesaxone* (Abb. 2 b). Gleichartige Bezirke von halbmond- oder zungenförmiger Gestalt sind an den Außenflächen der Markscheiden nachweisbar *(äußere Gliazungen)*. Eine vollständige glioplasmatische Umscheidung wie an peripheren Markfasern gibt es im ZNS nicht, dementsprechend fehlen hier äußere Mesaxone (Abb. 52). Im Bereich der Ranvierschen Schnürringe sind die *nodalen, markscheidenfreien Axonabschnitte* länger als an peripheren Nervenfasern, diese Abschnitte sind an den Opticusfasern *bis zu 1,6 μ* lang. Das Axolemm grenzt auf der markscheidenfreien Strecke an benachbarte Astrocytenfortsätze oder leicht erweiterte extracelluläre Räume. Die nodalen Axonstrecken sind also nicht von den Ausläufern der markscheidenbildenden Zellen bedeckt, wie dies im peripheren Nervensystem der Fall ist. Der Durchmesser der Axone ist im nodalen Bereich vermindert.

Tabelle 1. *Anzahl der markhaltigen Nervenfasern im N. opticus nach den Angaben von Polyak (1957). Faserzahl im N. opticus des Menschen nach Oppel (1965), im N. opticus der Ratte a nach Bruesch u. Arey (1944), b nach Zählung an den eigenen elektronenmikroskopischen Aufnahmen. (Meyer-König)*

Frosch	29 000
Goldfisch	53 000
Ratte (a)	74 000
Ratte (b)	107 085 ± 6896
Katze	119 000
Hund	154 000
Kaninchen	265 000
Huhn	414 000
Taube	988 000
Macacus	1 200 000
Mensch	1 186 000

Nach Auszählung an elektronenmikroskopischen Schnittbildern bei 5600facher Vergrößerung beträgt die *Anzahl der markhaltigen Nervenfasern im N. opticus der erwachsenen Ratte* 107 085 (± 6896). Gezählt wurden 12 594 Fasern. Streuung s 12 766. Tabelle 1 gibt eine Übersicht über die Zahl markhaltiger Nervenfasern im N. opticus bei verschiedenen Species. Für den N. opticus der Ratte war die Faserzahl bisher als niedriger bekannt.

Ultradünne Gefrierschnitte vom N. opticus der Ratte ergeben nach Negativkontrastierung mit Phosphorwolframsäure ein strukturreiches Bild des Faserquerschnitts (Abb. 5). Zwischen den markhaltigen Nervenfasern und teilweise auch im Axoplasma finden sich Eiskristalle. Die Eiskristallbildung ließ sich bei unserer Versuchsanordnung, die zwar rasches Einfrieren des Gewebes, jedoch Schneidetemperaturen nur bis −30° C erlaubt und Auftauen der Ultradünnschnitte vor der Untersuchung im Elektronenmikroskop erfordert, bisher nicht vermeiden. Wahrscheinlich ist Rekristallisation beim Auftauen der Schnitte wesentliche Ursache der Kristallbildung im Gewebe. Im *axo-*

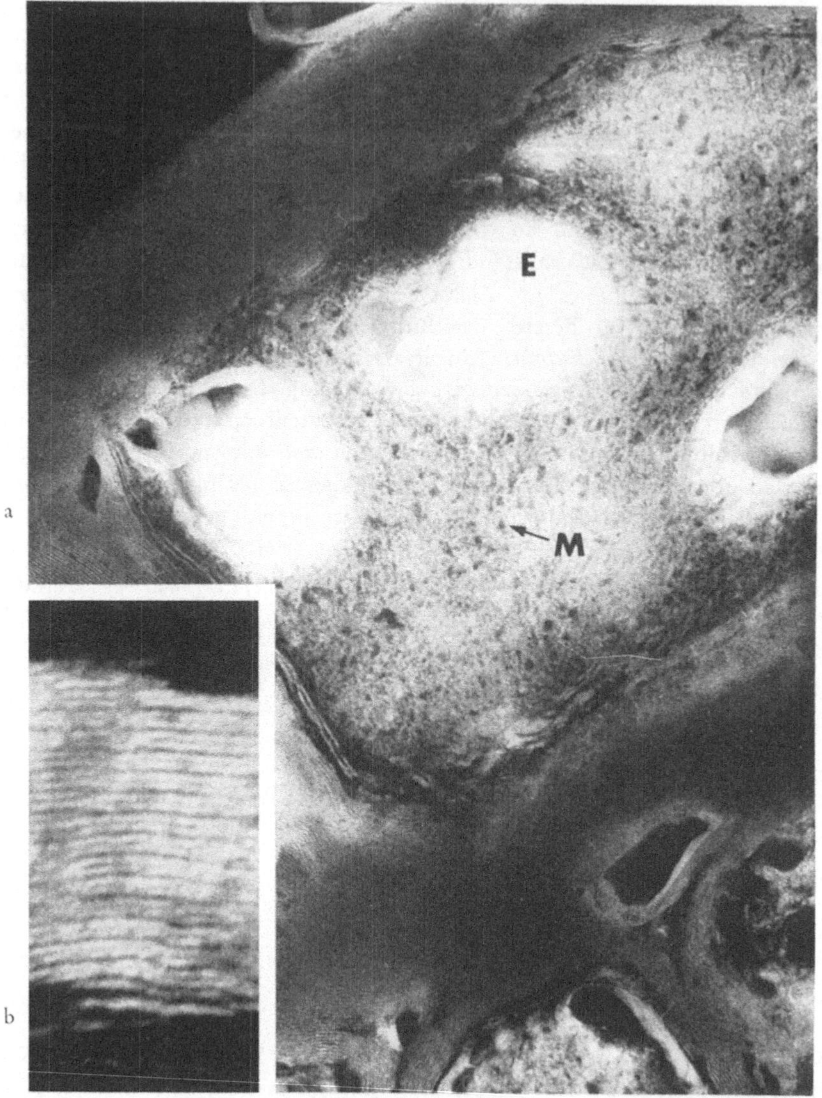

Abb. 5 a u. b. *Normaler N. opticus* der Ratte, Glutaraldehydfixierung, *ultradünner Kryostatschnitt* (Querschnitt). Negativkontrastierung mit 2⁰/o PWS, pH 6. a Strukturreiches Axoplasma. Lumina der Mikrotubuli *M* im Positivkontrast. Aussparungen *E* durch Eiskristallbildung. Neg. Nr. 8735. 21 500 : 1. b Markscheide mit positiv kontrastierten Haupt- und Zwischenlinien. Keine Verteilung des Kontrastmittels in den hydrophoben Schichten, die hell bleiben. Neg. Nr. 8597. 100 000 : 1

nalen Grundcytoplasma erscheinen *Strukturelemente,* die bei konventioneller Präparationstechnik nach Entwässerung und Einbettung nicht darstellbar sind. An diesen Strukturen ist keine Permeation des Kontrastierungsmittels erfolgt, sie sind hell wiedergegeben (Negativkontrast). Zahlreiche rundliche Anschnittprofile fallen im Plasma auf, deren Lumina von Kontrastierungsmittel erfüllt sind (Positiv-Kontrast).

Der Durchmesser dieser Profile bewegt sich zwischen 250 und 400 Å; es handelt sich um quergetroffene *Mikrotubuli.* Die *Markscheiden* bilden nach Glutaraldehyd-Fixierung und Negativkontrastierung ein ähnliches Bild wie nach OsO$_4$-Fixierung im Positiv-Kontrast. Hauptlinien und Zwischenlinien sind durch helle Schichten voneinander getrennt. *Das hydrophile Kontrastierungsmittel dringt also dort vor, wo sich die hydrophilen Gruppen der gestapelten Lipoproteidschichten befinden,* während die hydrophoben Schichten, die vor allem die Fettsäurereste der Lipide enthalten, nicht permeiert werden. Eine chemische Bindung des Kontrastierungsmittels erfolgt an den Markscheidenlamellen offenbar nicht, denn nach Aufenthalt der Schnitte in Aqua dest. (15 min) geben die Markmäntel keinerlei Linienkontrast mehr. Unkontrastierte Kyrostatschnitte durch den N. opticus nach Glutaraldehydfixierung ergeben ein Bild der optischen Dichte der Strukturkomponenten; die Streuung der Elektronen am Gewebe selbst, nicht an eingelagerten Schwermetallatomen, gibt hier den Kontrast. Das Axoplasma stellt sich hell und strukturlos dar, die Markmäntel als dunkle Bänder, ebenfalls ohne strukturelle Details; eine lamelläre Schichtung ist nicht erkennbar. Die gleichen Schnitte bieten nach Phosphorwolframsäure-Kontrastierung das oben beschriebene kontrastreiche Bild (Abb. 5 b).

3. Glia

Oligodendrocyten und Astrocyten sind elektronenmikroskopisch meist eindeutig voneinander unterscheidbar. Gliaelemente, die Merkmale beider Typen besitzen und nicht eindeutig einer der beiden Gruppen zuzuordnen sind, kommen sehr selten vor. Ein Gliazelltyp, der der Mikroglia (Hortegaglia) entsprechen könnte, fehlt im N. opticus der Ratte. Lichtmikroskopische *Auszählung der Gliazellkerne an Opticusquerschnitten* (Paraffinschnitte, 7 μ, PAS-Hämatoxylin) ergab eine signifikante *Zunahme der Gliakerndichte* vom Chiasma opticum zum Bulbus oculi (Abb. 51). Ein weiterer, sprunghafter Anstieg der Zelldichte erfolgt an der Grenze zur Austrittszone des N. opticus (Area prälaminaris).

Oligodendroglia (Abb. 4 a). Die Perikarya der Zellen liegen meist in Gruppen zwischen den markhaltigen Fasern. Die Zellkerne sind rund bis oval bis länglich, die Kernmembranen verlaufen leicht gewellt, selten tief gebuchtet. Regelmäßige Verteilung des Kernchromatins. Das Cytoplasma ist strukturreich. *Hauptbestandteil sind Ribosomen,* in Rosetten oder regellos verstreut oder an endoplasmatische Cisternen gebunden. Keine parallele Lagerung endoplasmatischer Cisternen nach Art eines Ergastoplasma. Im Schnittbild einer Zelle erscheinen meist mehrere Golgizonen, gelegentlich mehrere Nucleoli. Zahlreiche lange, *gestreckte Mikrotubuli* von *120 Å* Breite werden regelmäßig angetroffen, sie sind im Unterschied zu den axonalen Mikrotubuli auch nach OsO$_4$-Fixierung stets als tubuläre Gebilde zu erkennen. Keine Filamente. Vereinzelt und in Gruppen kommen ovale, osmiophile Cytosomen vor, die Lamellenstapel oder granuläres Material enthalten und oft von einzelnen hellen, nadelförmigen Streifen durchzogen sind *(Lysosomen* und Lipofuscinkomplexe). Die Zellen haben *feine Fortsätze,* die bereits bei ihrem Abgang von den Perikarya einen sehr geringen Durchmesser besitzen und sich dann nicht weiter verjüngen. Die Fortsätze sind meist nur über kurze Strecken zu verfolgen.

Astroglia (Abb. 4 b). Die Zellen haben unregelmäßige Gestalt, der Plasmaanteil des Perikaryons ist gering, die Zellen besitzen *breite, reich verzweigte, in feine End-*

abschnitte auslaufende Fortsätze. Die Zellkerne sind von ovaler oder länglicher Gestalt, die Kernmembranen meist tief invaginiert. Regelmäßig verteiltes Kernchromatin. Die Perikarya enthalten Ribosomen in Aggregaten sowie Bündel feiner, 90—100 Å breiter Filamente *(Gliafilamente).* In die Kerne invaginierte Cytoplasmabezirke sind besonders dicht von Filamenten erfüllt. Zahlreiche Mitochondrien. In den Zellfortsätzen ändert sich mit zunehmender Entfernung vom Perikaryon das Verhältnis zwischen Zahl der Ribosomen und der Filamente; kernnahe Zellfortsätze enthalten reichlich Ribosomen, wenig Filamente, in kernfernen Fortsatzabschnitten findet man überwiegend Filamente, keine Ribosomen, keine Mitochondrien. Die *Endausläufer* der Zellfortsätze bilden fein gegliederte *mosaikartig gefügte Verbände.* Die Astrocytenfortsätze sind *überwiegend quer oder schräg, nicht parallel zur Längsachse des N. opticus* angeordnet. Da das Flechtwerk der interfasciculären Fortsätze überwiegend aus Astrocytenfortsätzen besteht, unter den Perikarya der Gliazellen jedoch mehr Oligodendrocyten als Astrocyten angetroffen werden, kann angenommen werden, daß *ein Astrocyt vergleichsweise ungemein fortsatzreicher* sein muß *als ein Oligodendrocyt.* Die letztgenannte Zelle trägt ihren Namen also auch im N. opticus zu Recht.

4. Besonderheiten der Austrittszone

Die Austrittszone des N. opticus aus dem Bulbus oculi gliedert sich in einen *laminären* (Lamina cribrosa) und einen *prälaminären Abschnitt.* Beide unterscheiden sich in mehreren wesentlichen Punkten von den anschließenden Opticusabschnitten (Abb. 6—8). 0,5 mm vor dem Sklerarand nimmt der Durchmesser des N. opticus von 0,45 mm auf 0,55 mm zu und verringert sich anschließend wieder, er beträgt bei Durchtritt durch den Skleraring nur 0,3 mm. Auf dem Längsschnitt entsteht hierdurch das Bild einer *zwiebelförmigen Anschwellung,* die bereits bei Lupenbetrachtung des frisch entnommenen Nerven auffällt und die auf Querschnitten dorso-caudal leicht abgeplattet ist. Die Umfangszunahme im prälaminären Abschnitt ist durch das Hinzutreten *plasmareicher faserbildender interfasciculärer Gliazellen* bedingt, die gruppenweise angeordnet sind und *breite Zellstreifen* zwischen den Nervenfasern bilden (Abb. 6 u. 7). Die Umfangabnahme im laminären Abschnitt ist dadurch bedingt, daß etwa 0,2 mm vor dem äußeren Sklerarand die Gliazellzahl unvermittelt abnimmt und daß in diesem Abschnitt die Markscheiden vollständig fehlen; die Axone sind hier marklos.

Der *marklose, laminäre Abschnitt* des N. opticus enthält *Spezialgefäße,* die in ihrem Aufbau von den Gefäßen der markhaltigen Abschnitte abweichen. Es handelt sich um Capillaren und präcapillaren mit asymmetrisch ausgebildeten weiten perivasculären Räumen (Abb. 8), wie sie Gefäße gleichen Kalibers im ZNS nicht besitzen. Die Endothelzellen sind auffallend reich an Organellen, die endothelialen Basalmembranen teilen sich und schließen Pericytenfortsätze ein. Es folgen nach außen ausgedehnte, *lockere perivasculäre Räume,* die Fibrocyten und kollagene Fasern enthalten. Gegen das zentralnervöse Gewebe sind die Räume durch Basalmembranen abgegrenzt, die lückenlos von filamentreichen Astrocytenfortsätzen besetzt sind. Diese Zellfortsätze inserieren mit *Hemidesmosomen* an der Basalmembran (Abb. 8 b). Die Gliazellen des laminären, marklosen Opticusabschnittes sind ausschließlich filamentreiche Astrocyten. *Oligodendrocyten kommen hier nicht vor.* Die Perikarya der Astrocyten sind im laminären und prälaminären Abschnitt organellenreicher als in den anderen Teilen des N. opticus. Der prälaminäre Opticusabschnitt ist architektonisch

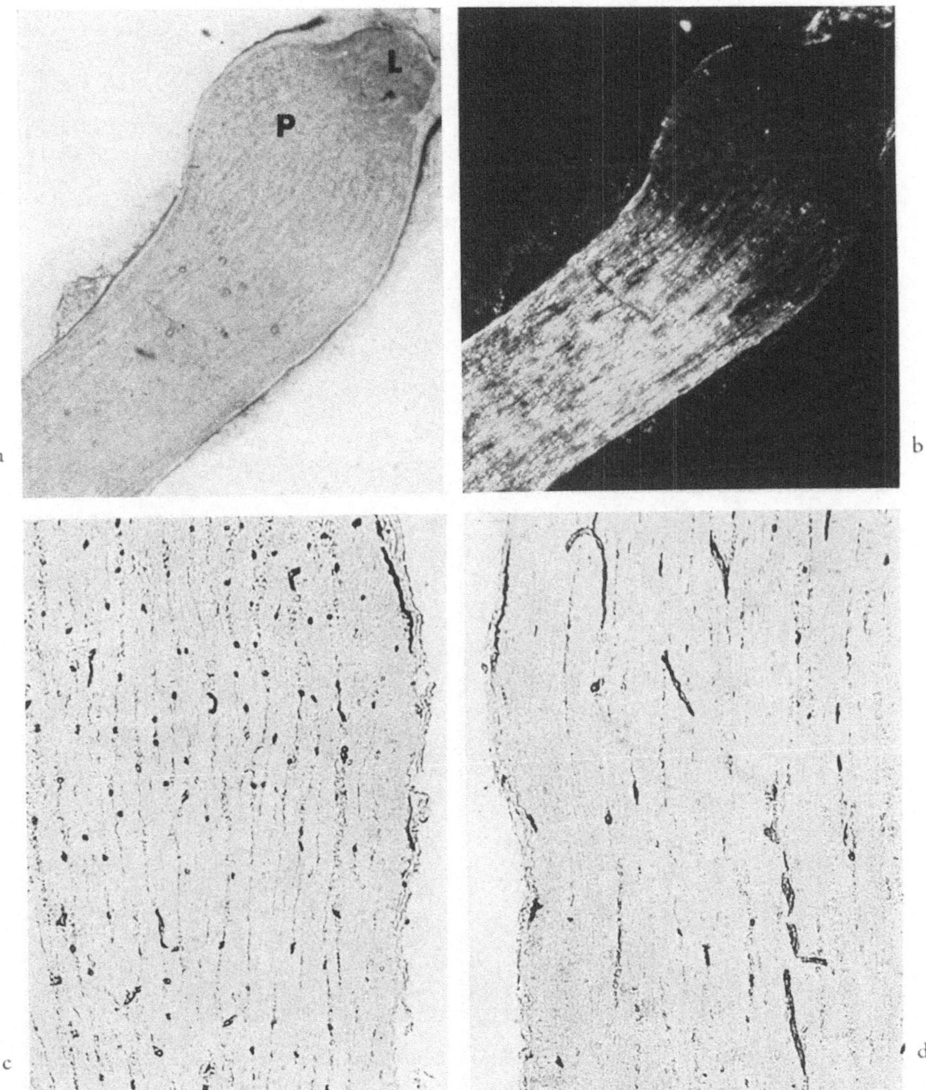

Abb. 6 a—d. *Normaler N. opticus* der Ratte, *Organisation der bulbusnahen Abschnitte*. a u. b Gefrierschnitte (Längsschnitte) 10 μ, ungefärbt, Einschluß in Glycerin. a Hellfeld. Kontrast durch Kondensoraperturblende. *P Prälaminarer*, zwiebelförmig verbreiteter Abschnitt mit streifenförmiger Gewebsaufteilung (Gliastreifen). *L* Schmaler *laminärer* Abschnitt (Lamina cribrosa). b Gekreuzte Polarisatoren, Doppelbrechung der Markscheiden. Die Markscheiden enden im prälaminären Abschnitt. 80 : 1. c u. d Kyrostatschnitte (Längsschnitte) 10 μ, *Aktivität der unspezifischen Esterase* (Metz). Enzymaktivität der Gefäßwände. c Prälaminärer Abschnitt, die Gefäße sind überwiegend transversal (quer zum Verlauf der Nervenfasern orientiert. d Hirnnaher Abschnitt. Die Gefäße sind transversal und longitudinal orientiert. 150 : 1

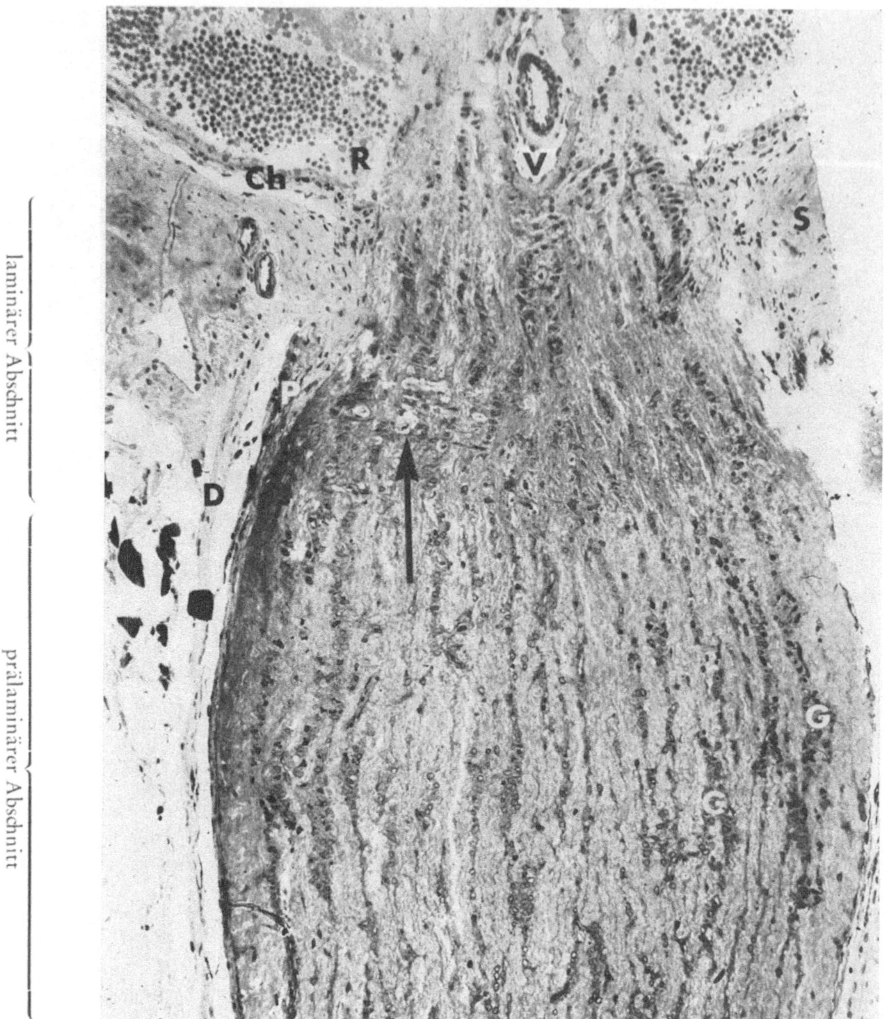

Abb. 7. *Längsschnitt durch den prälaminären und laminären Abschnitt des normalen N. opticus.*
Im prälaminären, zwiebelförmig erweiterten Abschnitt (unten) breite interfasciculäre Gliastreifen *G*. Im laminären Abschnitt (Lamina cribrosa) Spezialgefäße mit weiten perivasculären
Räumen (Pfeil). *P* Vagina interna n. optici (= Pia mater). *D* Vagina externa n. optici (= Dura
mater). *S* Sklera. *Ch* Chorioidea. *R* Retina. *V* Arteria und Vena centralis retinae. Semidünnschnitt 0,5 μ vom Vestopalblock. Giemsa. Neg. Nr. 4652. 160 : 1

besonders deutlich *dreidimensional gegliedert:* In der Längsrichtung verlaufen marklose Axone, in den beiden Richtungen senkrecht hierzu, einander kreuzend, die Fortsätze der Astrocyten.

   Im normalen N. opticus ist *Acetylcholinesterase* bei Verwendung von Acetylthiocholinjodid als Substrat nicht nachweisbar, während bei gleicher Methodik im N.
ischiadicus reichlich Reaktionsprodukt entlang des Axolemms der Fasern und gering
diffus auch im gesamten Axoplasma nachweisbar ist; nur schätzungsweise die Hälfte
der Fasern reagiert positiv (Metz). Beim Nachweis der *unspezifischen Esterase* mit

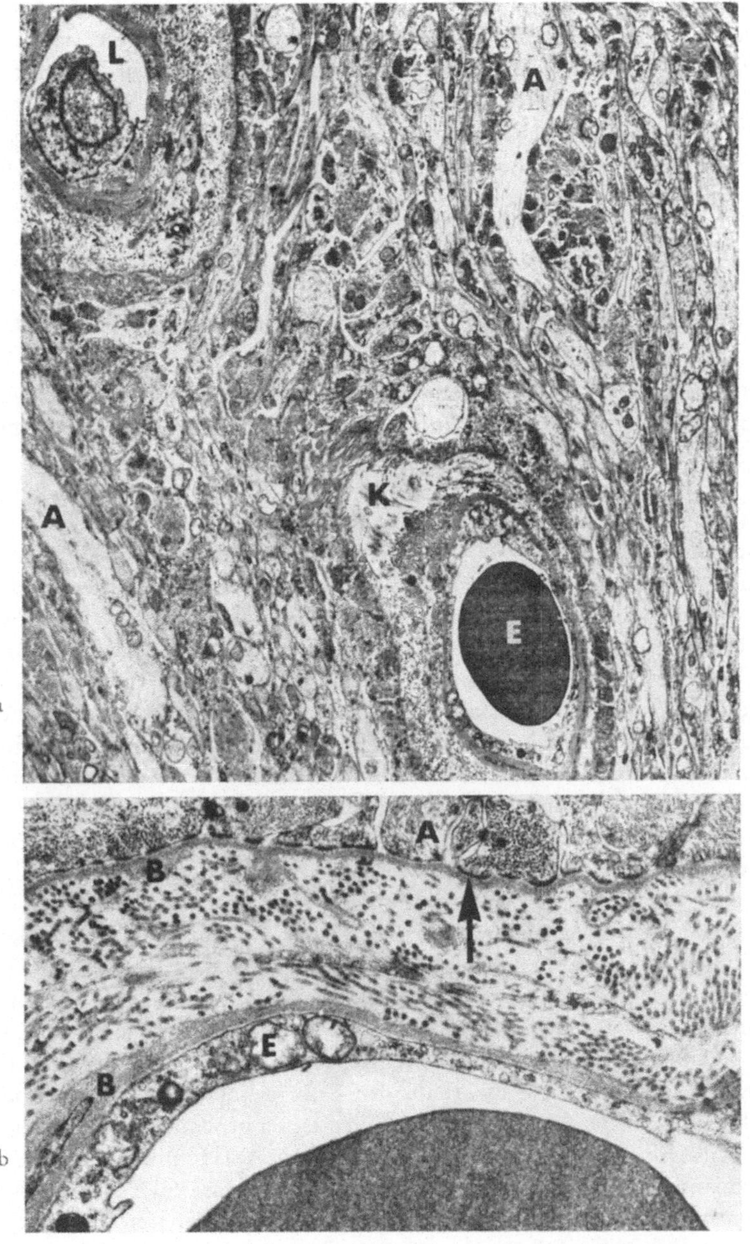

Abb. 8 a u. b. Ausschnitt aus dem *laminären Abschnitt (Lamina cribrosa) des normalen N. opti-cus* (Längsschnitt). a Übersicht. *A* Marklose Axone. Zwischen ihnen filamentreiche Astrocyten-fortsätze. Spezialgefäße (*L* Lumen, *E* Erythrocyt) mit weiten perivasculären Räumen, die von kollagenen Fasern *K* erfüllt sind. Neg. Nr. 5058. 4800 : 1. b Ausschnitt aus der Wand eines der beiden capillären Spezialgefäße. *E* Endothel. *B* Basalmembranen des Endothels und der peri-vasculären Astroglia. *A* Filamentreiche Astrocytenfortsätze. Pfeil: Hemidesmosomen der peri-vasculären Astroglia. Neg. Nr. 5055. 21 000 : 1

Butyrylthiocholinjodid als Substrat (Abb. 6 c u. d) findet sich im N. opticus Reaktionsprodukt *in den Wänden der kleinen Gefäße* (Präcapillaren und Capillaren). Diese sind überwiegend in der Längsrichtung des Nerven angeordnet, mit Ausnahme des prälaminären Abschnittes, hier findet man überwiegend quer zum Faserverlauf angeordnete Gefäße. Mit der gleichen Methode werden im N. ischiadicus dagegen nicht die Gefäße, sondern die Schwannschen Scheiden der Nervenfasern dargestellt, wobei auch hier wieder nur schätzungsweise die Hälfte der Fasern positiv reagiert.

II. Strukturveränderungen nach experimentellen Traumen

1. Veränderungen nach Durchtrennung von N. opticus einschließlich A. n. optici und nach heftiger Quetschung mit Unterbrechung der A. n. optici

a) Orbitaler Abschnitt

Nach vollständiger Durchtrennung ist der N. opticus einschließlich seiner Hüllen und einschließlich der A. n. optici, die basal in den Hüllschichten verläuft, unterbrochen (Abb. 55). *12 Std nach dem Eingriff* bieten die markhaltigen Nervenfasern zwischen Läsionsort und Bulbus opticus das *Bild schwerer Schädigung* (Abb. 9). Das Axoplasma ist feinkörnig bis feinflockig zerfallen und verdichtet, Axonfilamente sind nicht mehr nachweisbar, die Mitochondrien sind in dichte, strukturarme Rundkörper umgewandelt. Die Markmäntel sind zerfallen, der Zerfall setzt an der inneren und äußeren Oberfläche der Markmäntel ein und ergreift dann die gesamte Markscheide. Er beginnt mit einer *Aufspaltung der Hauptlinien*, zwischen ihnen treten Räume auf, die formal plasmatischen Räumen der Oligodendrocytenfortsätzen entsprechen, hier aber keinerlei plasmatische Strukturelemente enthalten. Die aufgespaltenen Hauptlinien fragmentieren, die Bruchstücke schließen sich ringförmig wieder und bilden *kreisförmige oder hexagonale Elemente in honigwabenartiger Anordnung* (Abb. 11). Wo die einzelnen „Waben" aneinandergrenzen, treten, wie in der intakten Markscheide, Zwischenlinien auf. Die Zellmembranen haben also ihre Fähigkeit, bei Berührung unter Bildung fünfschichtiger Membrankomplexe zu fusionieren, behalten. Diese wabenförmige Umwandlung führt zu einer ganz erheblichen räumlichen Ausdehnung der Markmäntel (Abb. 10), die *Axone* werden hierdurch *komprimiert* und meist asymmetrisch an einer Stelle innerhalb der Faser zusammengedrängt. Auch Lösung der Markmäntel im Bereich der Zwischenlinien ist zu beobachten, jedoch nur in geringem Ausmaß. Einzelne stärker vacuolär ausgeweitete Hohlräume treten innerhalb der Markmäntel auf (Abb. 9). Weite Bezirke des interfasciculären Raumes sind von wabenförmigen Zerfallsprodukten erfüllt, die interfasciculären *Gliafortsätze sind nicht geschwollen* (Abb. 10). In den Kernen der Astrocyten fällt eine randständige Verdichtung des Kernchromatins auf. Im Perikaryon feinflockige Präcipitation des Grundcytoplasmas. Endoplasmatische Zisternen, Ribosomen, Golgifelder und Mitochondrien sind nur in der unmittelbaren Umgebung der Kerne noch anzutreffen. Die Zelleiber enthalten osmiophile rundliche oder sternförmige, membranumgrenzte Einschlüsse.

24 Std nach der Läsion ist die Auflösung der markhaltigen Nervenfasern weiter fortgeschritten. Die Axone sind nahezu sämtlich zerfallen. Die meisten Gliazellen sind

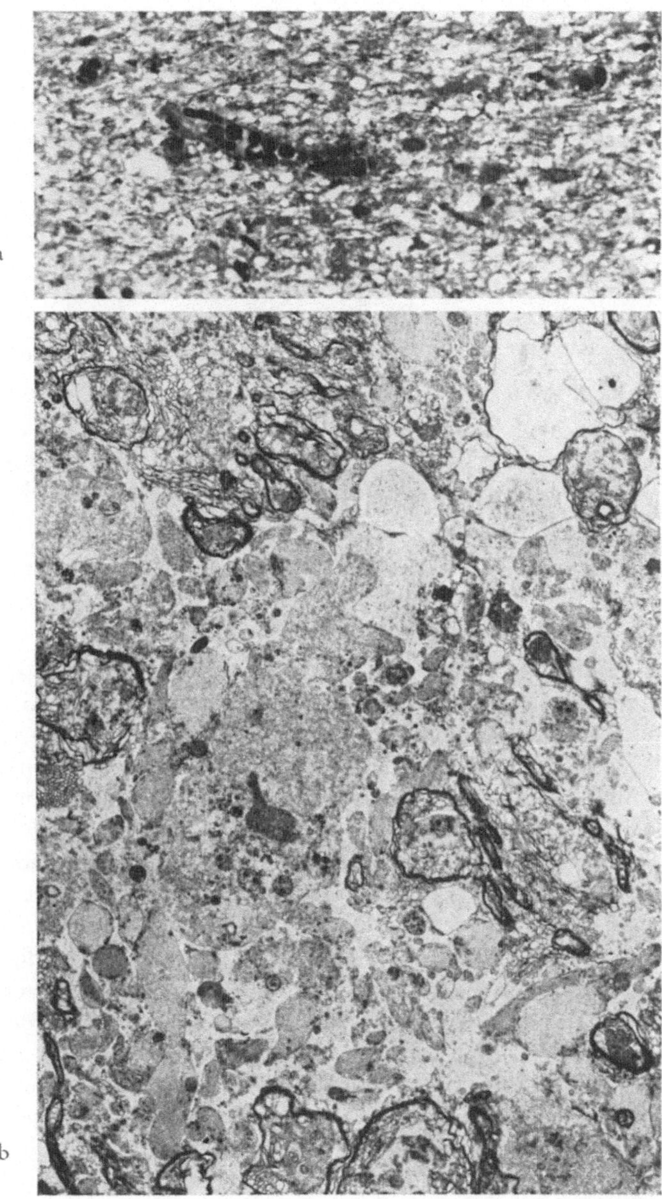

Abb. 9 a u. b. *Totaldurchtrennung, 12 Std. Ischämische Nekrobiose* des orbitalen Abschnittes. Längsschnitt. a Semidünnschnitt, Giemsa. 480 : 1. b Ultradünnschnitt vom gleichen Block. Erweiterung der extracellulären Räume. Vacuoläre und wabige Desintegration der Markmäntel. Nekrobiose des Axoplasmas. Keine Schwellung der Gliafortsätze. Neg. Nr. 2996. 4800 : 1

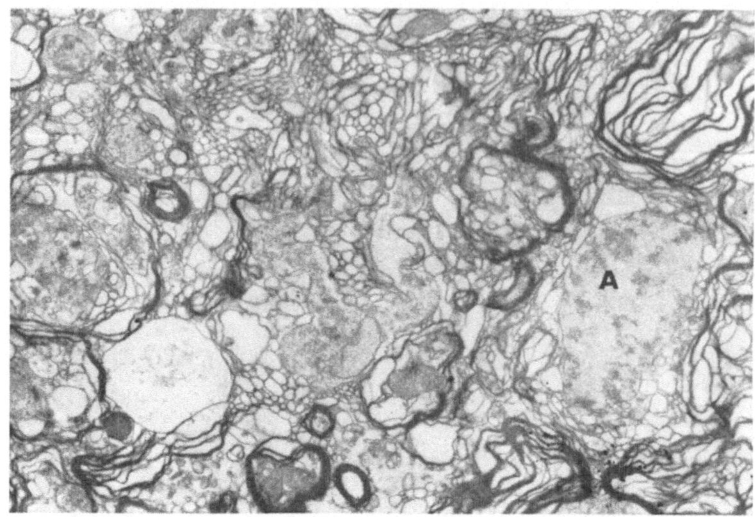

Abb. 10. *Totaldurchtrennung, 12 Std. Ischämische Nekrobiose* des orbitalen Abschnittes. Die wabig zerfallenen Markmäntel benachbarter Fasern bilden geschlossene Felder. Verdichtung des Axoplasmas *A*. Neg. Nr. 5838. 14 000 : 1

untergegangen. Einige verbliebene Astrocyten haben sich in Makrophagen umgewandelt, das Cytoplasma enthält Markscheidenfragmente in verschiedenen Stadien der Desintegration; man findet kompakte, multilamilläre *Myelinpakete* in Form polygonaler und ovaler Zelleinschlüsse, sowie homoggene, *dichte membranumgrenzte Rundkörper*. Auch Teile ganzer Markfasern mit Axon und Markmantel sind in den Makrophagen enthalten.

Spätere Stadien wurden nach heftiger Quetschung mit Unterbrechung der A. n. optici studiert, da nach glatter Durchtrennung die sich retrahierenden orbitalen Stümpfe im narbenbildenden retrobulbären Bindegewebe oft schwer auffindbar sind. Bei heftiger Quetschung kommt es zu einer irreversiblen Wandschädigung der A. n. optici, die Situation im orbitalen und cerebralen Abschnitt entspricht derjenigen nach glatter Durchtrennung. Es kommt also auch hier zu einer *Totalnekrose des orbitalen Abschnittes,* während im cerebralen Abschnitt die Blutversorgung erhalten bleibt (Abb. 61 a). *24 Std* nach heftiger Quetschung sind bei Lupenbetrachtung des N. opticus *3 Abschnitte* zu unterscheiden (Abb. 12): a) *orbitaler, ischämisch geschädigter Abschnitt;* b) *Quetschzone;* c) *cerebraler, erhaltener Abschnitt.* Nach Fixierung in Osmiumtetroxyd schwärzt sich der cerebrale Abschnitt tief, der gallertig umgewandelte orbitale Abschnitt dagegen zeigt hellbraune bis graue Farbe, die blutig imbibierte Läsionszone erscheint dunkelbraun. *7—14 Tage* nach der Quetschung finden sich in der Läsionszone zertrümmerte, markhaltige Nervenfasern, die einen Detritus bilden (Abb. 13). Bindegewebszüge und neu gebildete Gefäße sind vom duralen Hüllgewebe aus in die Trümmerzone vorgedrungen. Nach 14 Tagen ist die bindegewebige Reparation weiter fortgeschritten. Der orbitale Abschnitt zwischen Quetschzone und Bulbus oculi ist nach 25 Tagen nahezu lückenlos von *Fettkörnchenzellen* erfüllt, die im Vestopal-Semidünnschnitt nach Giemsa-Färbung metachromatisch-rötliche Abbauprodukte enthalten. Die Zellen stammen wahrscheinlich zum größten Teil *aus dem*

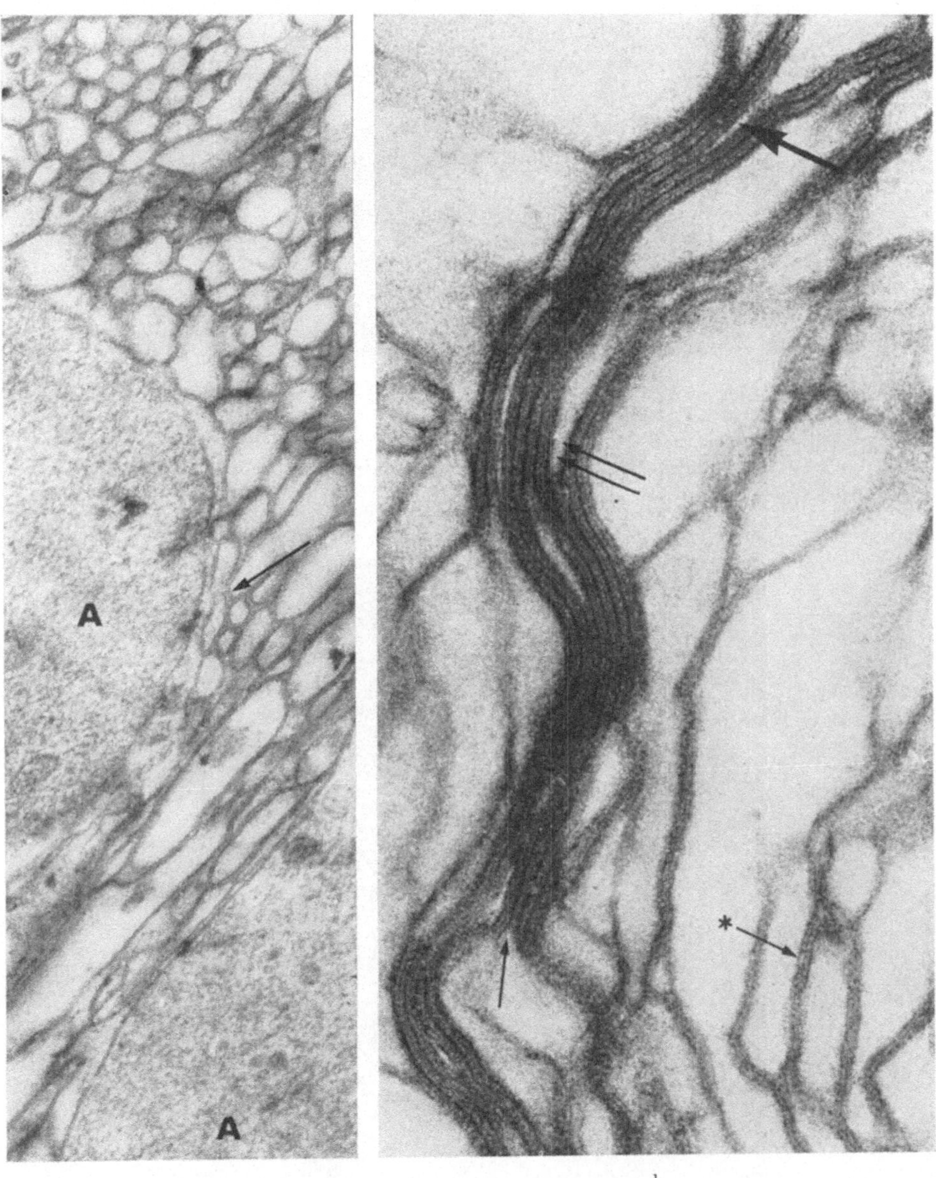

a

b

Abb. 11 a u. b. *Totaldurchtrennung, 2 Tage. Ischämische Nekrobiose* des orbitalen Abschnittes. Längsschnitt. a Flockige Verdichtung des Axoplasmas *A*, wabiger Zerfall der fusionierenden Markmäntel. Neg. Nr. 5568. 35 000 : 1. b Andere Stelle aus dem gleichen Ultradünnschnitt. Aufspaltung der Markmäntel im Bereich der Hauptlinien (Pfeile) und der Zwischenlinien (Doppelpfeil). Die Wabenwände besitzen Zwischenlinien (Pfeil mit Stern). Neg. Nr. 6010. 140 000 : 1

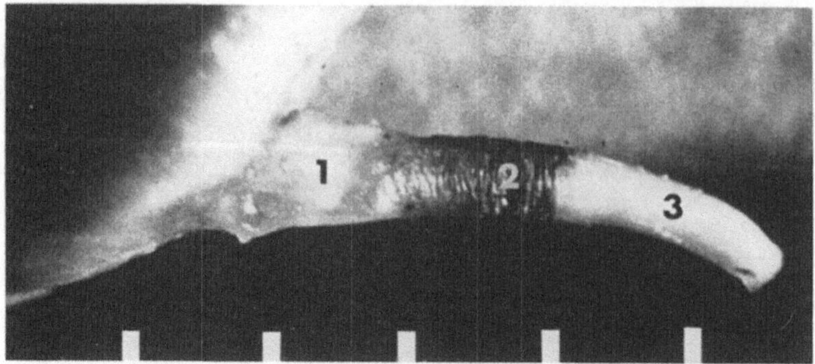

Abb. 12. *Quetschung des N. opticus mit Unterbrechung der A. n. optici.* 2 Tage. *1* ischämische Nekrobiose des orbitalen Abschnittes mit gallertartiger Veränderung der Marksubstanz. *2* Quetschzone mit traumatischer Blutung. *3* erhaltener, makroskopisch unveränderter cerebraler Abschnitt. Markierung am unteren Bildrand je 1 mm

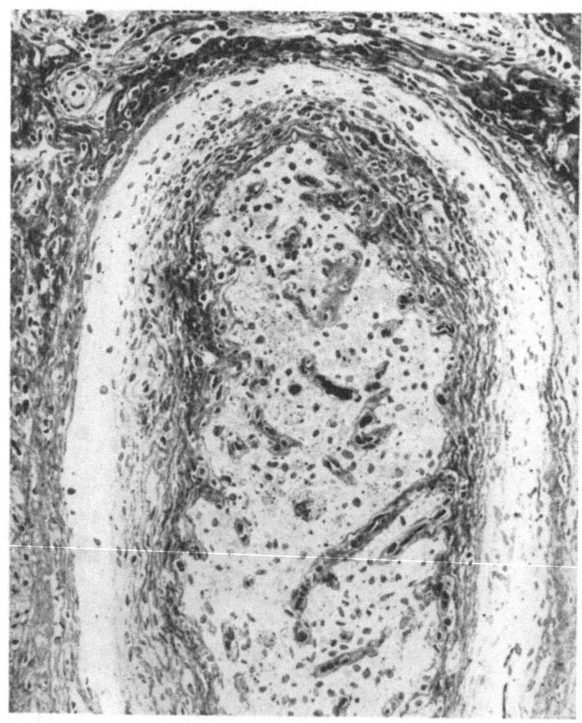

Abb. 13. *Orbitaler Stumpf*, Längsschnitt, *27 Tage nach Quetschung mit Unterbrechung der A. n. optici.* An der Quetschlinie Stumpfbildung (oben). Wucherung des Hüllmesenchyms, gefäßreiches Bindegewebe ist in die nekrotische Marksubstanz vorgedrungen. Neg. Nr. 4713. 180 : 1

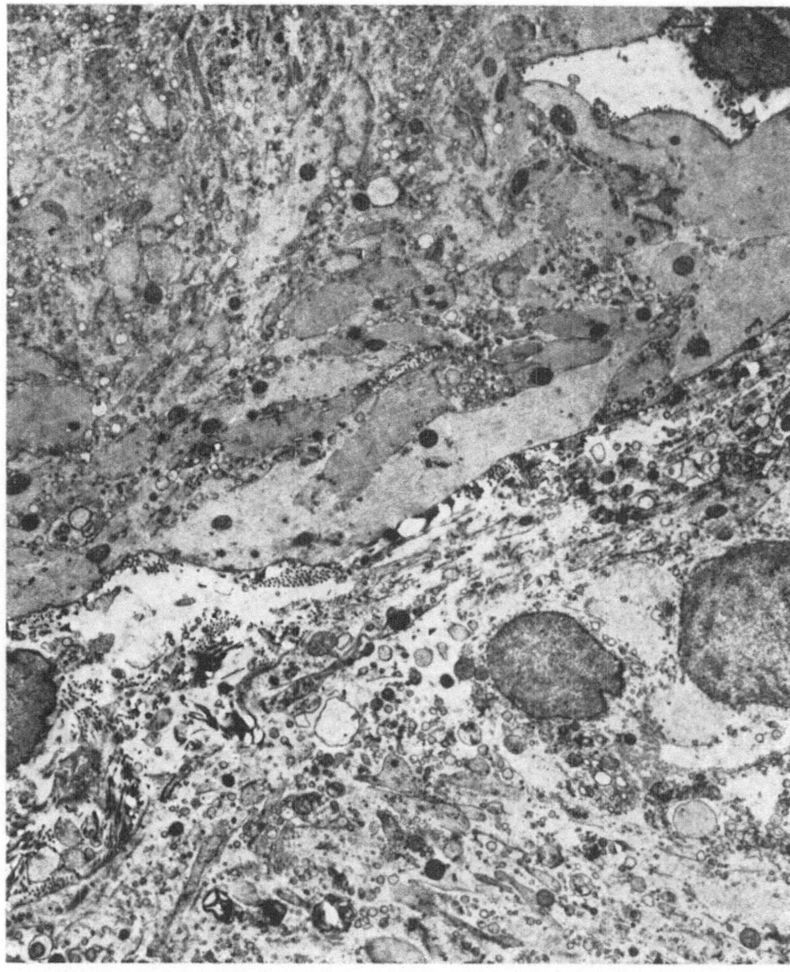

Abb. 14. *Orbitaler Abschnitt, 4 Monate nach Quetschung mit Unterbrechung der A. n. optici.*
Die Außenzone des N. opticus (unten) ist bindegewebig organisiert, in der Innenzone (oben)
gliöse Reparation durch faserreiche Astrocytenfortsätze. Eine Basalmembran trennt die beiden
Reparationsbezirke. Neg. Nr. 5113. 4800 : 1

mesenchymalen Hüllgewebe. Hierfür spricht die nach *25 Tagen* sehr deutliche Ver-
breiterung der pialen Hüllschicht, deren Zellen in breiter Front gegen die zentrale
Zone des zerfallenen Markgewebes vordringen. Elektronenmikroskopisch finden sich
hier Fibroblasten mit verhältnismäßig hellem, strukturarmem Plasma, die in einer
Grundsubstanz liegen. Die Grundsubstanz enthält kollagene Fasern, verschiedene
Stadien der Faserbildung aus feinen Elementarfilamenten bis zum Auftreten von
Fasern mit typischer Querstreifung können verfolgt werden. Zwischen den Bündeln
präkollagener und kollagener Fasern und den restierenden gliösen Myelophagen
finden sich stets Basalmembranen (Abb. 15). Zuweilen bleiben in der Innenzone des
zerfallenden N. opticus Gliazellen erhalten. *4 Monate* nach der Quetschung findet

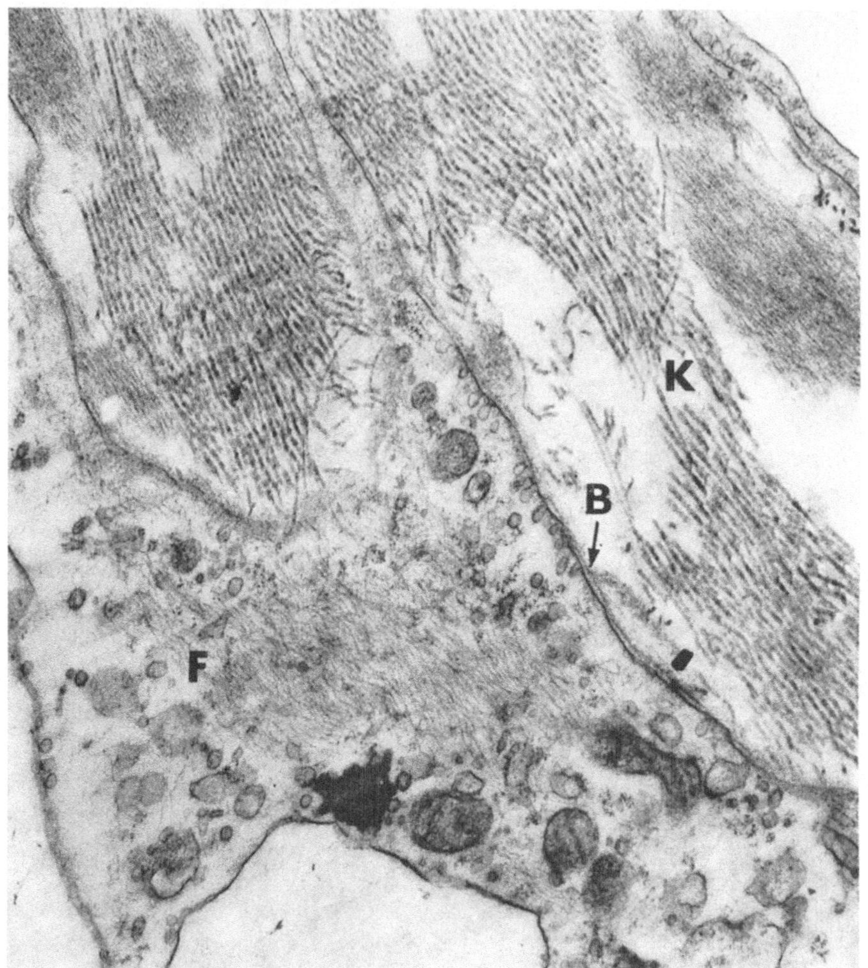

Abb. 15. *Orbitaler Abschnitt, 25 Tage nach Quetschung mit Unterbrechung der A. n. optici.* Gliös-bindegewebige Reparation. Astrocytärer Myelophage mit Gliafilamenten *F*, von mesenchymalen Räumen mit präkollagenen und kollagenen Fasern *K* umgeben. *B* Basalmembran der Astrocytenoberfläche nur dort, wo mesenchymale Räume angrenzen. Im unteren Bildteil Zelloberfläche ohne Basalmembran. Neg. Nr. 2364. 28 000 : 1

man dann im Inneren des N. opticus gliöse, außen bindegewebige Reparation (Abb. 14); die beiden Bezirke sind durch Basalmembranen scharf voneinander getrennt.

b) Cerebraler Abschnitt

Im cerebralen, dem Gehirn zugewandten Abschnitt des N. opticus, der die von den Perikarya isolierten Faserteile enthält, wird die Blutversorgung durch Äste der A. n. optici aufrecht erhalten, die die hirnnahe Hälfte des N. opticus versorgen und die bei Durchtrennung und Quetschung nicht lädiert werden (Abb. 55 b). Zu nekrobiotischen Veränderungen kommt es in diesem Abschnitt daher nicht. Nach glatter Durchtrennung retrahiert sich der cerebrale Stumpf und verschwindet aus dem Operationsgesichtsfeld. Nach 24 Std ist das Stumpfende braunrötlich verfärbt, hat konische

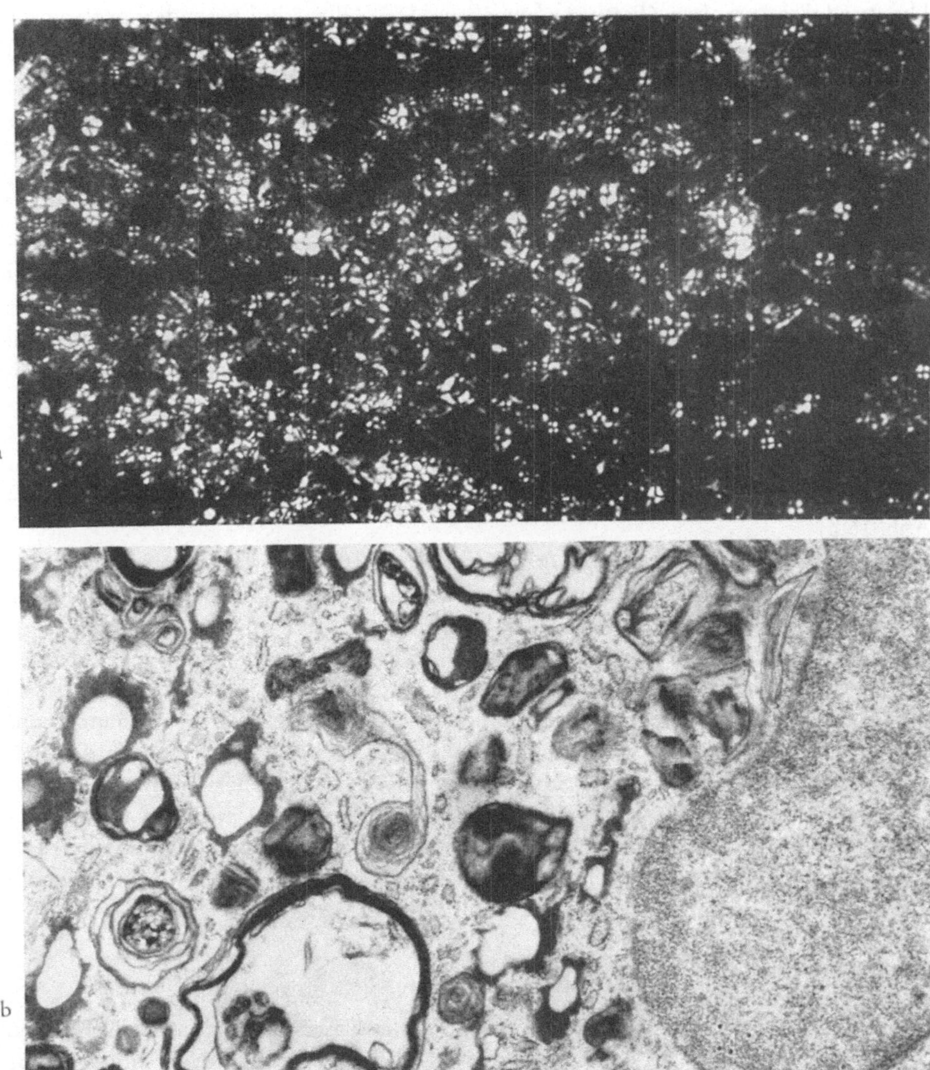

Abb. 16 a u. b. *Cerebraler Abschnitt, 8 Tage nach Totaldurchtrennung. Trümmerzone.* a Gefrierschnitt, 10 μ. Fettkörnchenzellen. Nach Erwärmung des Schnittes auf 60° C haben sich kristalline Cholesterinester in den Fettkörnchenzellen in flüssige Sphärokristalle umgewandelt, die Polarisationskreuze zeigen. 180 : 1. b Ausschnitt aus dem Plasmaleib einer Fettkörnchenzelle. Markscheidenteile, homogene und sternförmige Lipidkörper, lamellär geschichtete Lipideinschlüsse. Neg. Nr. 9790. 60 000 : 1

Form und ist von lockerem kollagenem Bindegewebe umsponnen, das in einen feinen Zipfel ausläuft. *3 Zonen* lassen sich unterscheiden (Abb. 61 a): α) *Trümmerzone;* β) *Zone der Faserstümpfe; γ) Abschnitt der erhaltenen Faserkontinuität.*

α) Trümmerzone (traumatische Nekrobiose)

In der Trümmerzone, die das Stumpfende bildet, findet man nach 8 Tagen neben reaktiv umgewandelten filamentreichen Astrocyten massenhaft Gitterzellen, die Markabbauprodukte enthalten *(Fettkörnchenzellen)*. Die Zellen sind besonders entlang der Capillaren angehäuft. Im *Vestopal-Semidünnschnitt* finden sich *nach Giemsa-Färbung* in den Gitterzellen *nach 2 Tagen* überwiegend *blaue und* metachromatisch-*rötliche* Körper, *nach 5 Tagen rötliche und hellgrün* gefärbte *Abbauprodukte.* Die rötlich ge-färbten Substanzen stellen Zwischenstadien auf dem Abbauweg von Markmantel-teilen und Markballen, die die blaue Farbe der normalen Markscheiden haben, zu Triglyceriden und Cholesterinestern dar. Die letzteren färben sich, ebenso wie Fett-zellen im Hüllgewebe des N. opticus, mit dem Giemsa-Gemisch grün an. Elektronen-mikroskopisch haben die intracytoplasmatischen Abbauprodukte verschiedenartige Struktur. Man erkennt nach 2 Tagen Bruchstücke ganzer markhaltiger Fasern, daneben vacuoläre, von Markmantelteilen umschlossene Körper, locker geschichtete Myelin-figuren der verschiedensten Form, Membranstapel in laminärer und zirkulärer An-ordnung. *Nach 5 Tagen* treten zunehmend rundliche Cytosomen mit hellem Innen-raum und osmiophiler Randzone sowie kompakte osmiophile Körper auf. Die ver-schiedenen Abbaustufen kommen in den gleichen Zellen nebeneinander vor. Die Myelophagen sind reich an Ribosomen und granulären endoplasmatischen Zisternen (Abb. 16 b).

Die *histochemische Untersuchung* an Gefrierschnitten des cerebralen Abschnittes zeigt in der Trümmerzone *nach 3 Tagen* zahlreiche Sudan-III-färbbare Makrophagen, die doppelbrechende nadelförmige Kristalle enthalten. Die Zahl der Makrophagen er-reicht bis zum Ende des *ersten Monats* mit 25 Makrophagen pro 22,5 μ^2 am 10 μ dicken Schnitt ein Maximum und nimmt im Laufe des ersten Monats wieder ab; zu Beginn des *2. Monats* sind die sudanophilen Makrophagen aus der Trümmerzone verschwunden (Abb. 60). Untersuchung der Präparate nach Erwärmung auf 60° C zeigt statt der doppelbrechenden Nadeln doppelbrechende Sphäritenkreuze, die für Cholesterinester kennzeichnend sind (Abb. 16 a). Untersuchung nicht erwärmter Prä-parate zwischen halbgekreuzten Polarisatoren ergibt, daß die *Cholesterinkristalle nicht in den Sudan-III-positiven Bezirken der Myelophagen* liegen; Cholesterinester in kristalliner Form färben sich also nicht mit Sudan III an.

β) Zone der Faserstümpfe (Reaktion der Axone)

An die Trümmerzone schließt sich die Zone der Faserstümpfe. Im Zeitraum von 12 Std bis 5 Tagen nach der Läsion besitzen die meisten *Axone Endauftreibungen,* die einen Durchmesser von 25 μ, also das *5—10fache des normalen Axondurchmessers,* erreichen (Abb. 17). Das Axoplasma der aufgetriebenen Faserabschnitte ist außer-ordentlich strukturreich. Es ist erfüllt von einer Vielzahl membranöser und corpus-culärer Strukturelemente und Organellen. Neben Organellen, die in geringer Zahl auch normalerweise im Axoplasma vorkommen, finden sich ungewöhnliche Strukturen. Die einzelnen Strukturkomponenten befinden sich in den gleichen Axonen gemischt nebeneinander, in manchen Axonauftreibungen herrscht jedoch ein bestimmter Orga-nellentyp vor. Folgende Organellen werden im Axoplasma der Faserstümpfe vor-gefunden:

1. Tubuli und Vesikel mit einfachen Hüllmembranen, 200—400 Å Durchmesser, bilden ein lockeres, unzusammenhängendes vesico-tubuläres endoplasmatisches Reti-culum im Axoplasma (Abb. 18). Unter ihnen kommen stets auch größere, *300 nm lange* endoplasmatische Zisternen vor. Die kleinen vesiculären Elemente sind gelegent-

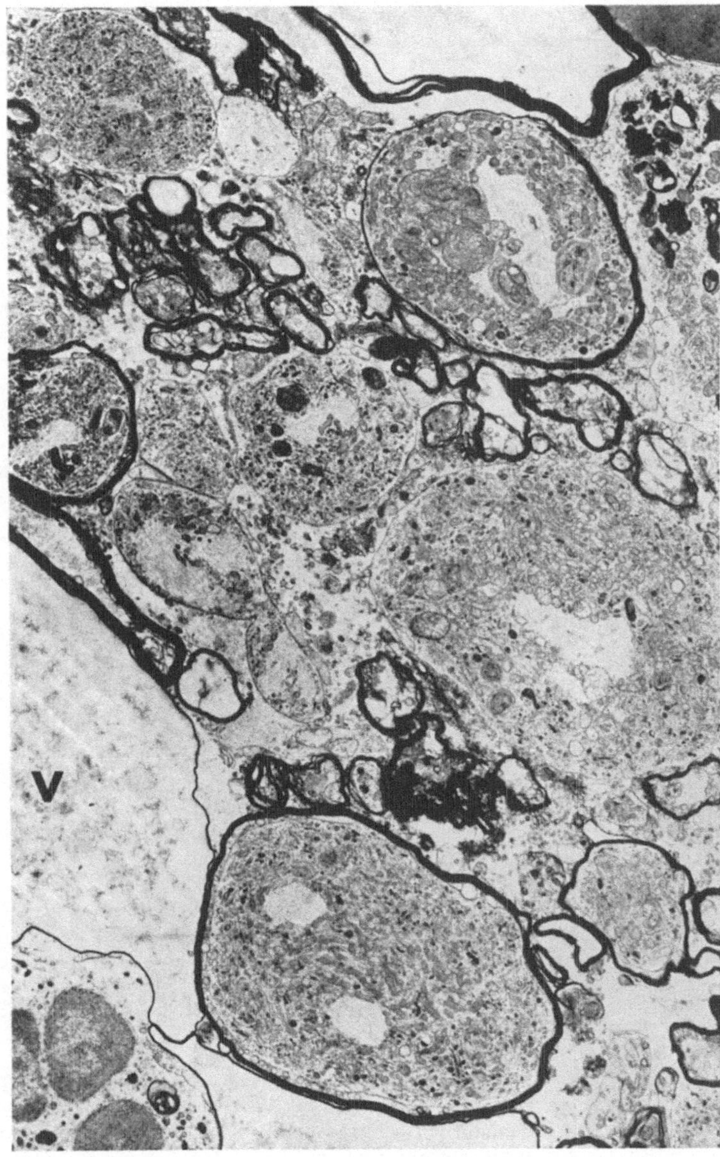

Abb. 17. *Cerebraler Abschnitt, 24 Std nach Totaldurchtrennung. Zone der Nervenfaserstümpfe (von den Perikarya isoliert).* Längsschnitt. Organellenreiche, reaktive Axonauftreibungen mit unterschiedlichem Organellenmuster. Verlust der Markscheiden einiger Fasern. Vacuoläre Markmantelaufspaltung *V.* Unten links Teil eines neutrophilen Granulocyten. Neg. Nr. 5135.

4800 : 1

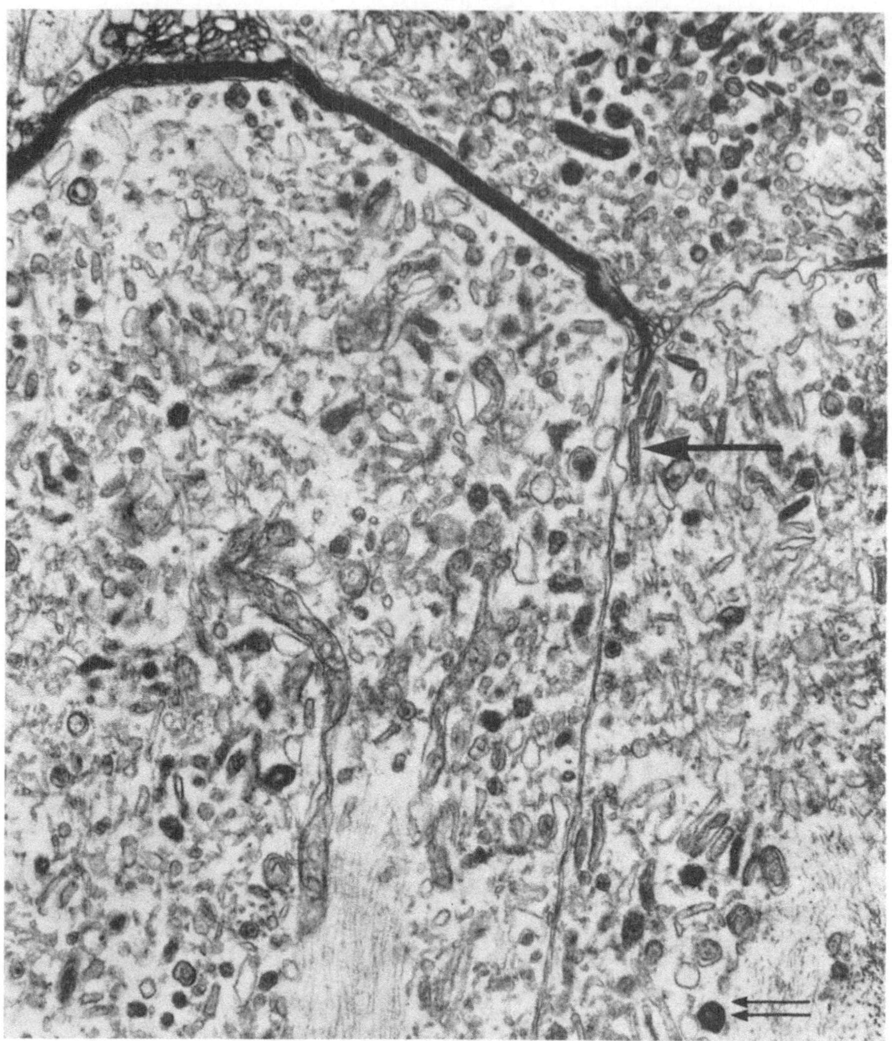

Abb. 18. *Cerebraler Abschnitt, 24 Std nach Totaldurchtrennung. Zone der Faserstümpfe.* Axonauftreibungen, teilweise noch bemarkt. Im Axoplasma überwiegend vesiculäre und tubuläre Organellen, die stellenweise Innenlamellen besitzen (Pfeil). Kleine dichte Cytosomen (Doppelpfeil). Neg. Nr. 5133. 24 500 : 1

lich von osmiophiler Substanz erfüllt. Das vesico-tubuläre Reticulum ist entweder nur in der Nähe des Axolemms lokalisiert oder über das gesamte Axoplasma ausgebreitet.

2. *Mitochondrien* (Abb. 19) erfüllen oft in großer Zahl das gesamte Plasma der Axonauftreibungen. Sie haben rundliche, ovale oder schlauchförmige Gestalt. Die Mehrzahl der Organellen erreicht einen *Durchmesser von 120 nm,* der nicht überschritten wird (Grenzdurchmesser); die Längsausdehnung der Organellen ist dagegen sehr verschieden, man findet *bis zu 2 μ lange* Organellen. Die Cristae mitochondriales haben nicht die übliche Ausrichtung quer zur Längsachse der Organellen, sie sind vorwiegend parallel oder schräg orientiert. Zwischen kleinsten, auf Grund der Innen-

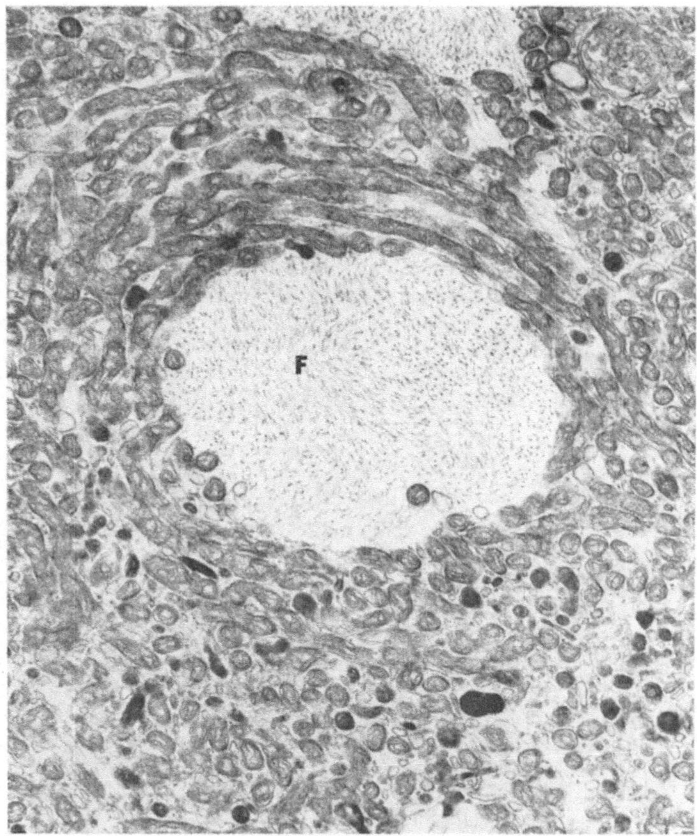

Abb. 19. *Cerebraler Abschnitt, 24 Std nach Totaldurchtrennung. Zone der Faserstümpfe.* Ausschnitt aus einer Axonauftreibung mit Mitochondrien verschiedener Länge bei einheitlichem Durchmesser (1000 nm). Zahlreiche dichte Cytosomen. Axonfilamente *F*. Neg. Nr. 3351.
24 500 : 1

leisten als Mitochondrien identifizierbaren Gebilden von 500 Å Durchmesser und den voll ausgebildeten Organellen kommen alle Übergänge vor (Abb. 18). In den späteren Stadien nach der Läsion, zwischen 3. und 5. Tag, findet man die länglich-schlauchförmigen Mitochondrien in immer geringerer Zahl, statt dessen treten zunehmend große rundliche Mitochondrien mit *Durchmessern bis zu 500 nm* auf, die statt der Cristae *tubuläre Innenmembransysteme* besitzen (Abb. 22). Sind die Tubuli im Schnitt quer getroffen, dann ähneln die Organellen multivesiculären Körpern, unterscheiden sich von ihnen jedoch durch die doppelte Hüllmembran. An und zwischen den Tubuli treten vom 5. Tag an Verdichtungen der Mitochondrienmatrix auf, es folgt der Zerfall der geordneten Strukturen und feinflockige Verdichtung des Axoplasmas. Mitochondrien und intermitochondrialer Raum verschmelzen zu einer nahezu einheitlich dichten Materie.

3. Dichte Cytosomen (Lysosomen) werden überall in Gesellschaft der Mitochondrien angetroffen (Abb. 17—20). Die rundlichen, ovalen oder länglichen Körper, die in Gestalt und Größe den Mitochondrien auffallend ähneln, sind von *einfachen*

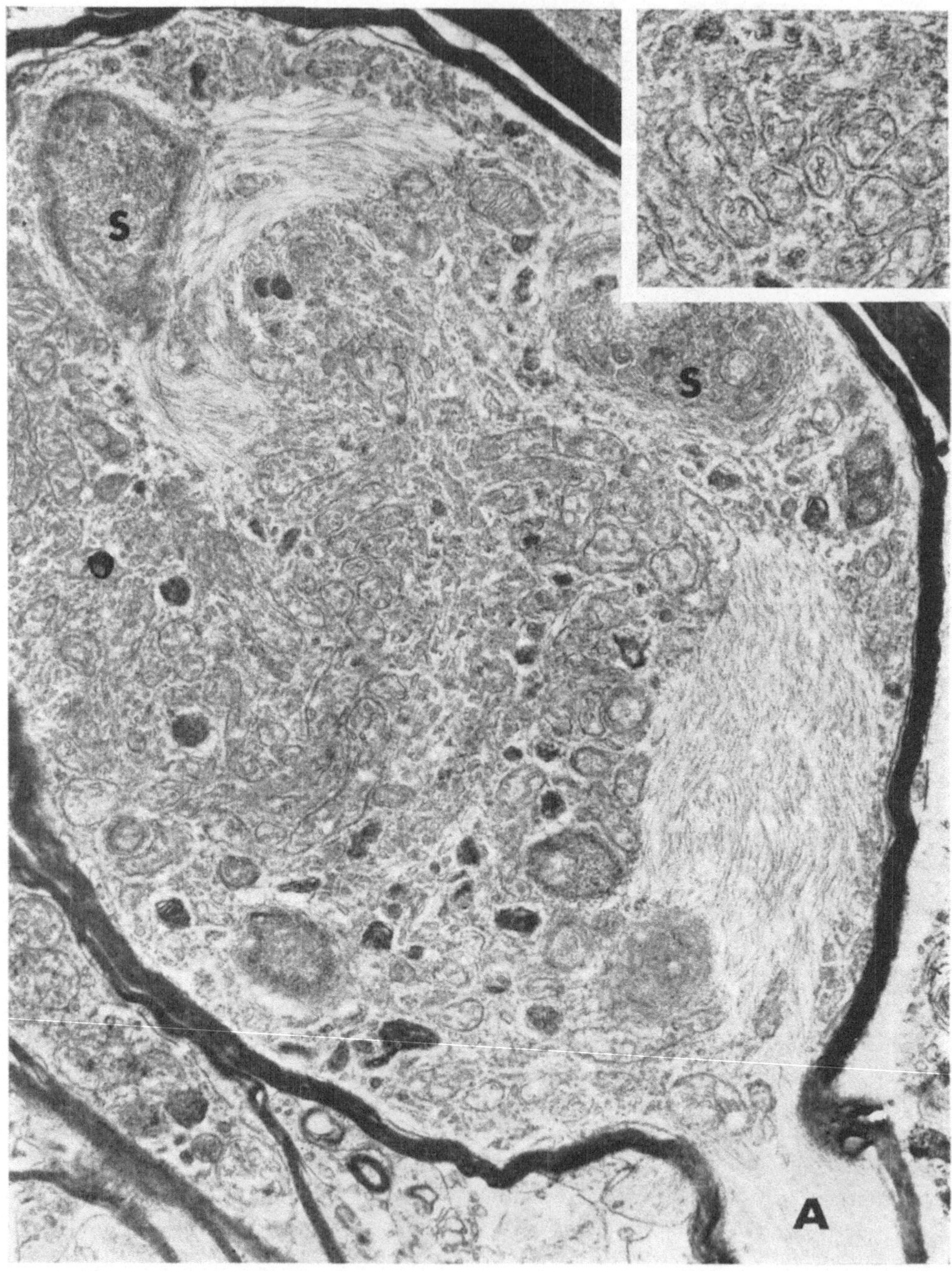

Abb. 20. *Cerebraler Abschnitt, 24 Std nach Totaldurchtrennung. Zone der Faserstümpfe.* Axonauftreibung mit Übergang in normalkalibrigen Axonabschnitt A. Das Axoplasma enthält Mitochondrien, dichte Cytosomen und Filamente. *S* Schichtenkörper im Quer- und Flachschnitt. Neg. Nr. 3030. 21 000 : 1. Einsatz: Ausschnitt aus dem mittleren Bildteil. Systemartige Anordnung der Mitochondrien. 42 000 : 1

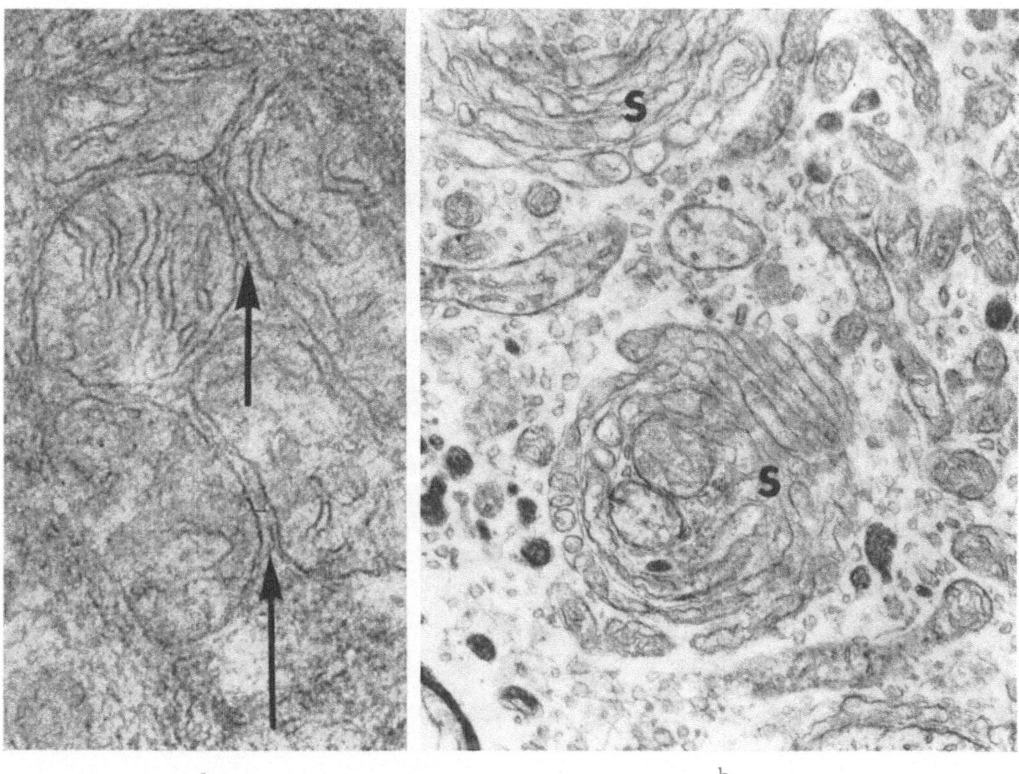

a   b

Abb. 21 a u. b. *Ausschnitte aus organellenreichen Axonauftreibungen, 5 Tage nach Totaldurch-trennung.* a Mitochondrien mit gemeinsamen äußeren Hüllmembranen (Pfeile). Neg. Nr. 3457. 70 000 : 1. b Circulär angeordnete Mitochondrien vom Buckelschildtyp bilden Schichtenkör-per S. Neg. Nr. 3460. 24 500 : 1

Membranen umgrenzt. Ihre feinkörnige osmiophile Matrix enthält häufig geschichtete, *zirkulär oder stapelförmig angeordnete Lamellen.* Die kleineren Cytosomen sind von den unter 1 genannten endoplasmatischen Zisternen mit dichtem Inhalt nicht zu unter-scheiden.

4. *Schichtenkörper* (Abb. 17 u. 20) treten 12—24 Std nach der Läsion in den Axon-auftreibungen auf. Die aus zirkulär geschichteten Doppellamellen bestehenden Rund-körper lassen bei günstiger Schnittführung Umschlagstellen der Doppellamellen er-kennen, zwischen denen der Innenraum der Körper mit dem umgebenden Axoplasma kommuniziert. Im Innenraum kommen alle Organellen vor, die auch im benachbarten Axoplasma enthalten sind. Die Doppellamellensysteme, die die Wände der Schichten-körper bilden, sind Anschnittprofile gewölbter Doppelmembranflächen, wie Serien-schnitte gezeigt haben (Schlote 1966). Würde es sich um tubuläre Gebilde handeln, dann müßten die Wände der Schichtenkörper bei bestimmter Schnittrichtung kreisför-mige Profile zeigen. Derartige Anschnittprofile kommen nicht vor. Die Körper müs-sen also die Gestalt von Kugeln oder Elipsoiden haben, ihre *Wände aus überein-andergeschichteten, flächenförmigen, gewölbten Doppellamellen* bestehen (Abb. 57 a). Vesiculäre und tubuläre Zisternen im Innenraum der Schichtenkörper stehen in engen

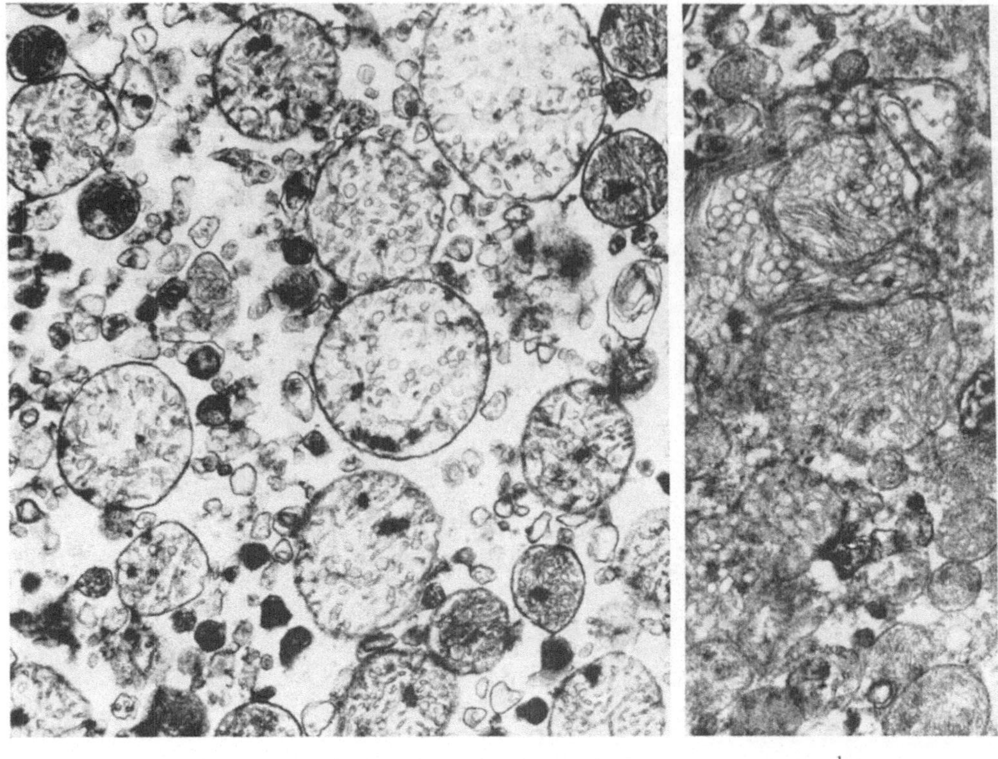

a   b

Abb. 22 a u. b. *Ausschnitte aus organellenreichen Axonauftreibungen* des cerebralen Stumpfes.
a *3 Tage nach Totaldurchtrennung.* Große runde Mitochondrien mit vesiculärer Umwandlung
der Cristae mitochondriales neben kleineren, ebenfalls rundlichen Mitochondrien mit irregulärer
Ausbildung der Cristae. Neg. Nr. 9790. 21 000 : 1. b *6 Tage nach Totaldurchtrennung.* Zunahme der Strukturdichte im Axoplasma als Zeichen degenerativer Veränderung. Große Mitochondrien mit vesiculärer Umwandlung der Cristae. Neg. Nr. 3018. 21 000 : 1

lokalen Beziehungen zu den Doppellamellen, die die Innenwand auskleiden. Die
gleichen Lagebeziehungen finden sich an der äußeren Oberfläche der Schichtenkörper.
In späteren Stadien, vom 5. Tag an, lockert sich die regelmäßige Schichtung der
Körper, die Doppellamellen zerfallen, das Axoplasma im Innenraum wird dichter.

5. Mitochondrien vom Buckelschildtyp kommen übereinandergereiht vor (Abb. 21 b).
Es handelt sich um lange Mitochondrien, deren Mittelabschnitte abgeflacht und flä-
chenförmig ausgebreitet sind. Räumlich haben diese Mitochondrien die Form eines
Buckelschildes oder einer *gewölbten Scheibe mit tassenkopfartiger Vorstülpung* (cupped disc mitochondria). Sie sind oft schalenförmig um andere Mitochondrien oder um
dichte Körper gelagert. Gelegentlich sind sie der Außenfläche von Schichtenkörpern
aufgelagert (Schlote, 1966) und vergrößern diese Körper beträchtlich. Schlauchförmig
ausgeweitete Mitochondrien auf der Oberfläche von Schichtenkörpern erreichen Län-
gen von mehreren Mikron. Die Innenmembranen dieser Mitochondrien haben oft die
Form spiralig gewundener Bänder, die streckenweise frei von Innenleisten sind
(Abb. 57 b). Die Hüllmembranen der Mitochondrien lassen sich von den Wandschich-

ten der Schichtenkörper dann nicht unterscheiden. Meist sind die Mittelteile der aufgelagerten Organellen derartig umgewandelt, während die Endabschnitte in ihrem Feinbau regulären Mitochondrien entsprechen. 2—5 Tage nach der Läsion findet man im Axoplasma gelegentlich große *Konglomeratorganellen* von 3—4 µ Durchmesser, deren Wände und deren Innenraum Strukturelemente von Mitochondrien enthalten, wahrscheinlich handelt es sich um Riesenphagosomen.

6. *Filamente* vom Typ der normalen Axonfilamente erfüllen inselartige, relativ scharf umschriebene, jedoch nicht von Membranen abgegrenzte Bezirke im Axoplasma (Abb. 17). Zwischen den angehäuften übrigen Organellen fehlen sie meist. Die von Axonfilamenten erfüllten Räume erscheinen *lichtmikroskopisch* hell und imponieren als „Vacuolen". Die Lagerung der Filamente ist meist etwas dichter als im normalen Axoplasma; ob diese tatsächlich an Zahl zugenommen haben oder nur zusammengedrängt sind, läßt sich nicht eindeutig entscheiden. Oft hat man jedoch den Eindruck einer zahlenmäßigen Zunahme. Die Filamente bilden in den Axonauftreibungen *Ströme und Wirbel* oder sind fischzugartig zwischen Gruppen anderer Organellen angeordnet (Abb. 45 c).

Zwischen den markhaltigen Nervenfasern kommen vereinzelt *Gitterzellen* (Fettkörnchenzellen) vor, deren Cytoplasma reichlich granuläre endoplasmatische Zisternen, Gruppen von Mitochondrien, Ribosomen, tubuläre und vesiculäre Elemente enthält. Filamente kommen in ihnen nicht vor. Der Zelleib ist durchsetzt von Lipideinschlüssen verschiedener Gestalt. Neben ringförmigen und kompakten, homogenen oder lamellär geschichteten Einschlüssen findet man sternförmige osmiophile Körper mit scharf abgegrenzter osmiophober Innenzone. Auffällig ist die reich gefaltete Plasmamembran der Makrophagen, in deren Bereich sich zahlreiche Pinocytosevesikel finden. Die *Endothelzellen* der Capillaren und Präcapillaren in der Stumpfzone sind reicher an Ribosomen und granulären endoplasmatischen Zisternen als das Endothel normaler Capillaren des N. opticus. Zahlreiche Bläschen im Endothelplasma deuten auf eine gesteigerte Pinocytosetätigkeit.

Die *enzymhistochemischen Beobachtungen an den cerebralen Stümpfen* des N. opticus ergänzen die elektronenmikroskopischen Befunde. Normalerweise ist mit den angewendeten Methoden (Metz) keine Aktivität der sauren Phosphatase, der Succinodehydrogenase (SDH) und der Acetylcholinesterase (AChE) im N. opticus nachweisbar. *6 Std* nach Durchtrennung oder zur Kontinuitätstrennung führender Quetschung tritt im cerebralen Stumpf, der die von den Perikarya isolierten Faserteile enthält, Aktivität der sauren Phosphatase in den axonalen Endkolben auf. Nach *12—18 Std* hat sich die Aktivität verstärkt, auch die anschließenden normalkalibrigen Axonabschnitte enthalten über längere Strecken, die ein Mehrfaches der Länge der Endkolben erreichen, reichlich saure Phosphatase (Abb. 44 b). Nach 12—18 Std ist auch Aktivität der SDH in den Endkolben, in geringem Maße auch in den anschließenden Axonabschnitten, nachweisbar. Nach *48 Std* hat die Aktivität beider Enzyme wieder abgenommen, nach *5 Tagen* enthalten die Endkolben nur noch SDH in geringer Menge. Bei Betrachtung der Enzympräparate zwischen gekreuzten Polarisatoren werden die Markmäntel sichtbar, dabei ist die *axonale Lokalisation der Reaktionsprodukte* eindeutig zu erkennen. Nur ganz vereinzelt treten außerhalb der Axone Reaktionsprodukte in körniger Form auf, wahrscheinlich im Plasma von Glia- oder Bindegewebszellen. AChE läßt sich in den Stümpfen der Opticusfasern zu keinem Zeitpunkt nach der Durchtrennung nachweisen.

γ) Zone der erhaltenen Faserkontinuität (sekundäre Faserdegeneration)

24 Std nach der Verletzung sind lichtmikroskopisch noch keine sicheren Veränderungen an den markhaltigen Fasern zu erkennen, elektronenmikroskopisch fallen im Axoplasma herdförmige Verdichtungen auf (Abb. 23). Die interfasciculäre Glia ist jedoch bereits in Bewegung. Die Astrocytenfortsätze zwischen den Markfasern sind breiter und strukturreicher. Sie enthalten vermehrt Ribosomen, Mitochondrien und Gliafilamente. Die Gliafaservermehrung ist auch polarisationsoptisch erkennbar. An anderen Astrocyten hat der Organellenbestand der Zellfortsätze abgenommen, das Cytoplasma enthält nur noch wenige granuläre endoplasmatische Zisternen, die Gliafilamente sind nahezu verschwunden. Es findet also vor dem Beginn von Formveränderungen an den markhaltigen Fasern eine *Reaktion der Astroglia mit Dissoziation in Richtung zweier Zelltypen* statt: a) Volumenzunahme der Zellfortsätze und Zunahme der Gliafilamente → faserbildender Astrocyt; b) Volumenabnahme, Struktur-

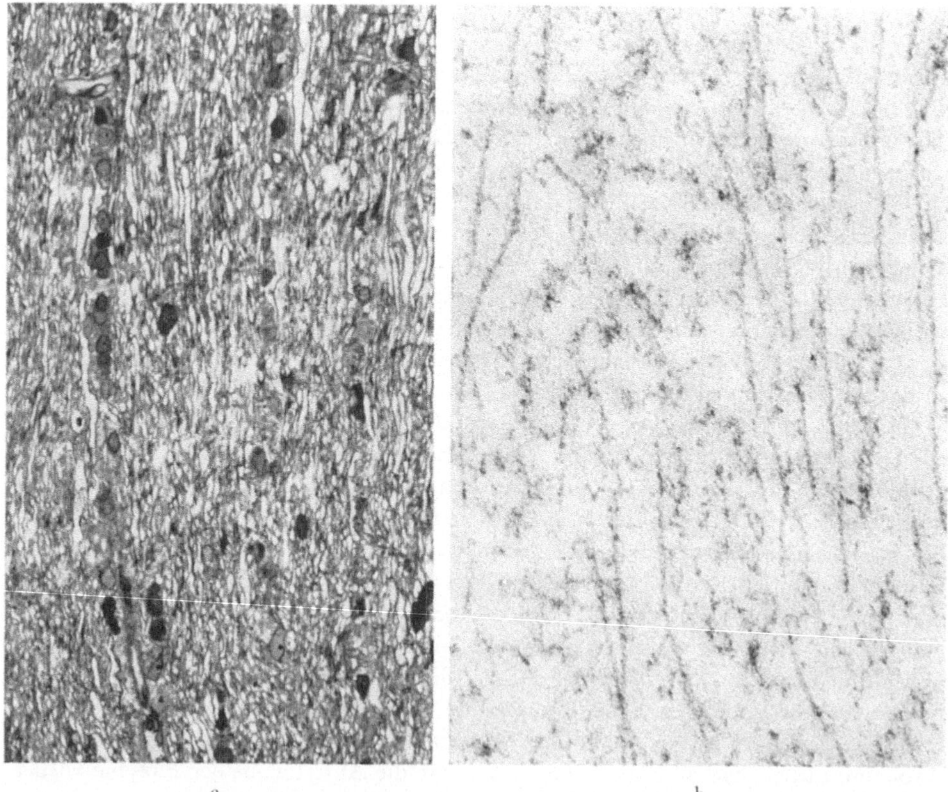

a   b

Abb. 23 a u. b. *Cerebraler Abschnitt, 24 Std nach Totaldurchtrennung. Zone der sekundären Faserdegeneration.* Längsschnitt. a Noch keine Störung der Faserstruktur, keine Gliazellvermehrung. Die Axone erscheinen hell, die Markscheiden sind intakt. Semidünnschnitt, 0,5 μ, Giemsa. Neg. Nr. 2461. 640 : 1. b Ultradünnschnitt vom gleichen Block. Ausschnitt aus einem Axon. Beginnende herdförmige Verdichtung im Axoplasma. Die knotenförmigen Verdickungen entlang der Axonfilamente sind deutlicher als in normalen Axonen. Neg. Nr. 5932. 80 000 : 1

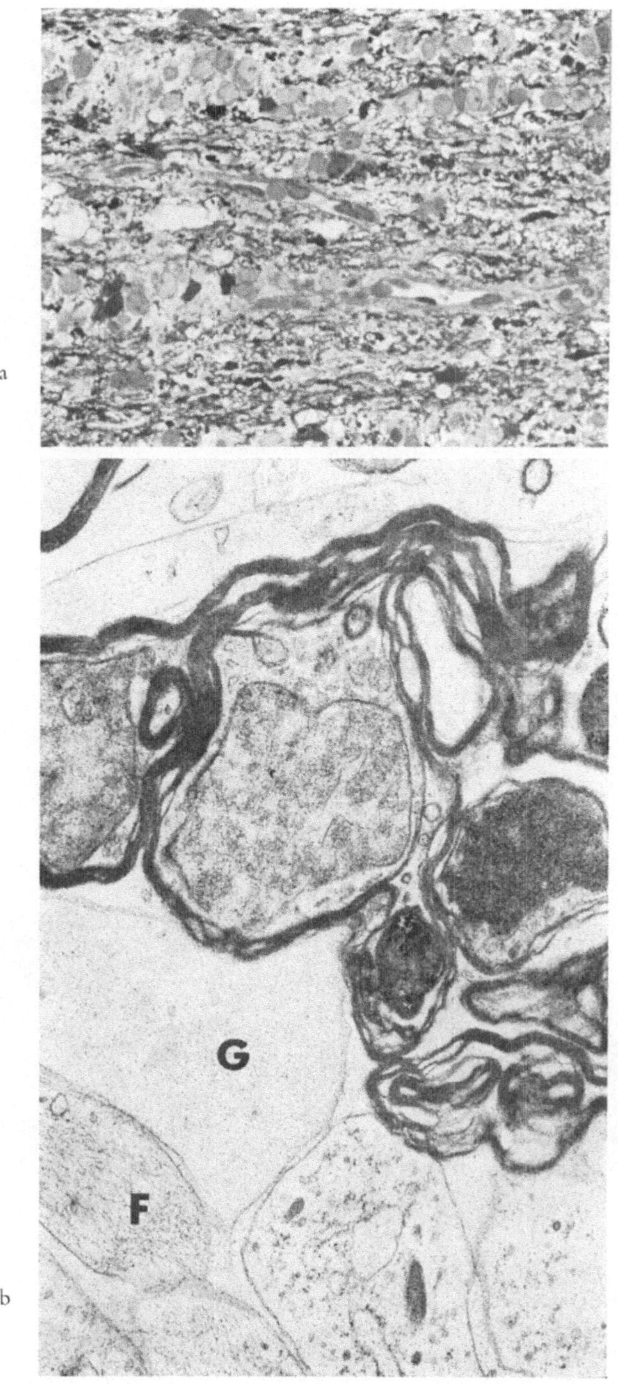

Abb. 24 a u. b. *Cerebraler Abschnitt, 5 Tage nach Totaldurchtrennung. Sekundäre Faserdegeneration.* Längsschnitt. a Unregelmäßige Konturen der Markfasern. Säulenformation der Glia. Semidünnschnitt 0,5 μ. Giemsa 640 : 1. b Ultradünnschnitt vom gleichen Block. Flockige Verdichtung des Axoplasmas. Formveränderungen und Aufspaltung der Markmäntel. Die degenerierenden Fasern sind von hellen Gliafortsätzen *G* umhüllt. Filamentreiche Astrocytenfortsätze *F*. Neg. Nr. 4737, 24 500 : 1

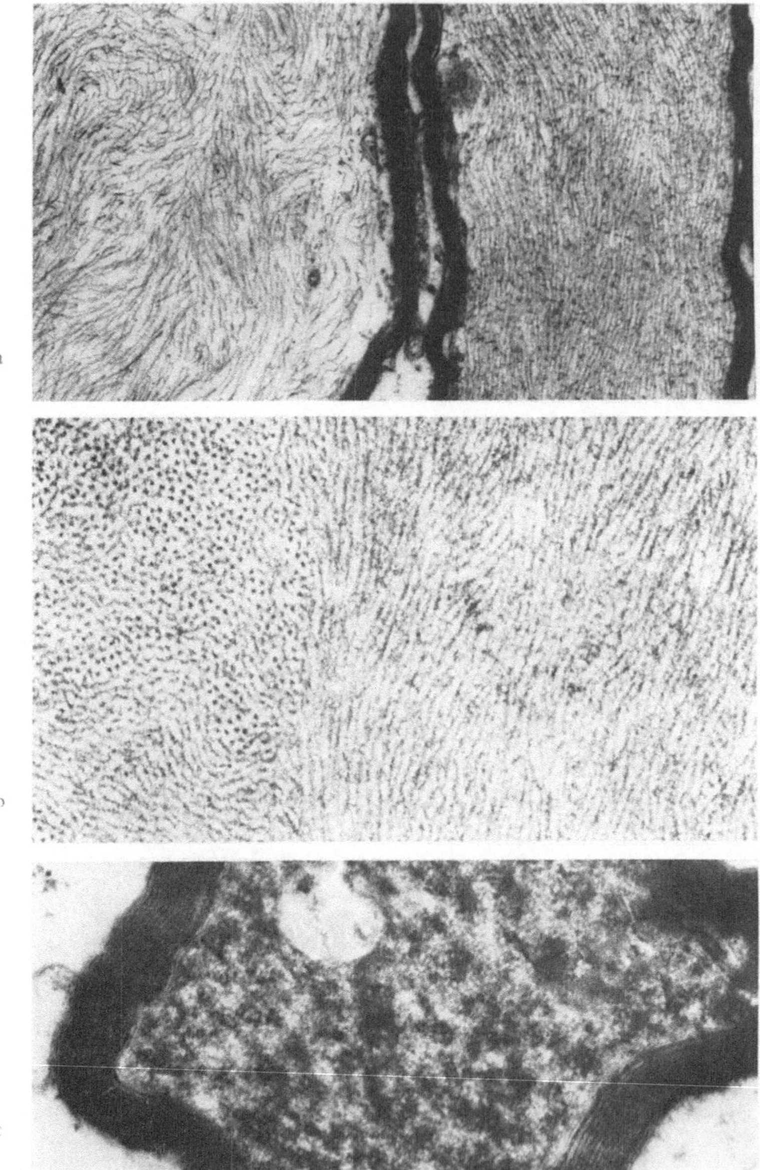

Abb. 25 a—c. *Cerebraler Abschnitt, 6 Tage nach Totaldurchtrennung. Sekundäre Faserdegeneration.* Längsschnitt. Verschiedene Veränderungen im Axoplasma der einzelnen Fasern. a Noch nicht degenerativ veränderte Fasern mit links lockerer, rechts dichter, paralleler Anordnung der Axonfilamente. Neg. Nr. 3442. 28 000 : 1. b Ausschnitt aus einem Axon mit dichter, paralleler Anordnung der Axonfilamente. Neg. Nr. 3458. 60 000 : 1. c Querschnitt durch eine Nervenfaser mit degeneriertem, flockig verdichteten Axoplasma. Der Markmantel ist noch intakt. Neg. Nr. 9866. 20 000 : 1

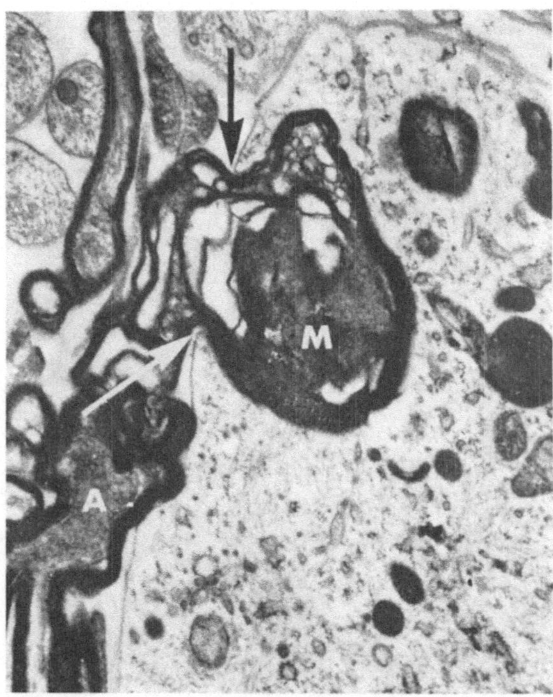

Abb. 26. *Cerebraler Abschnitt, 10 Tage nach Totaldurchtrennung. Sekundäre Faserdegeneration.*
Längsschnitt. Aufnahme eines Markballens *M* in den Plasmaleib eines Astrocyten. Plasmazungen der Zelle (Pfeile) umschließen den Markballen. Nervenfaser mit verdichtetem Axoplasma *A*. Neg. Nr. 5774. 21 000 : 1

reduktion, Schwinden der Filamente in den Zellfortsätzen → faserarmer Astrocyt. Aus
den faserarmen Astrocyten entwickeln sich später Myelophagen. *3 Tage* nach der
Läsion sind die Markscheiden der Nervenfasern unregelmäßig konturiert, zahlreiche
Markmäntel bieten aber noch ein normales Bild. In manchen Fasern sind die Axonfilamente feinflockig zerfallen. Einzelne Fasern zeigen eine hochgradige *Verdichtung
des Axoplasmas* zugleich mit Formveränderungen der Markscheiden: lokale Verdickungen, tiefe zapfenförmige Ein- und Ausstülpungen und tortuöse Verwerfungen.
Nach 5 Tagen haben sich an den inneren oder äußeren Oberflächen der Markmäntel
Lamellenpakete abgeschnürt und rundliche oder ovale Markpakete *(Ovoide, Sphäroide: Markballen) gebildet* (Abb. 24). Die abgeschnürten Markmantelteile befinden
sich zunächst *im* inneren oder äußeren *oligodendrocytären Hüllplasma*. Zwischen
den degenerierenden Markfasern kommen intakte Fasern mit organellenreichen Auftreibungen vor, die in den Faserverlauf eingeschaltet sind, sonst aber den Endauftreibungen in der Stumpfzone gleichen. In anderen Fasern mit teils normalem, teils
vergrößertem Durchmesser fällt nach 6 Tagen eine außerordentlich dichte, regelmäßige
Anordnung fädiger Bestandteile auf, die das Axoplasma fast vollständig erfüllen
(Abb. 25). Diese fadenförmigen Gebilde haben den gleichen Durchmesser wie die ge-
wöhnlichen Axonfilamente (85 Å), verlaufen aber nicht wie diese unregelmäßig-wel-
lenförmig, sondern gestreckt, sie sind streng parallel orientiert, es werden gleich-
förmige Abstände von etwa 150 Å eingehalten.

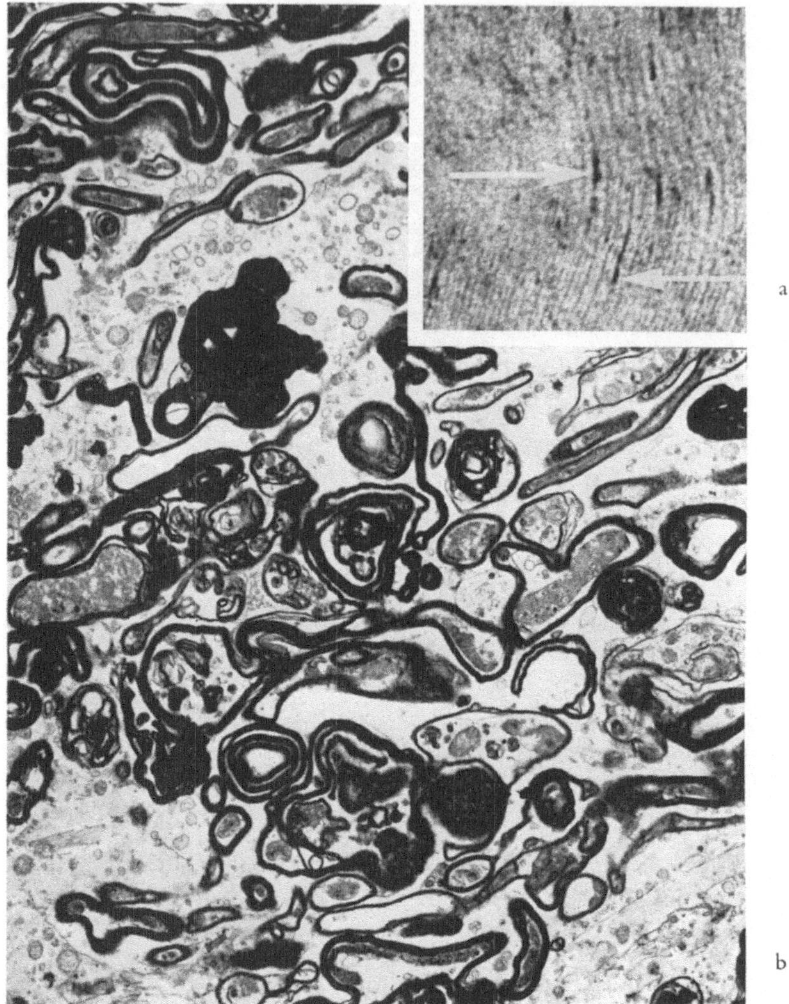

Abb. *27* a u. b. *Cerebraler Abschnitt, 25 Tage nach heftiger Quetschung. Sekundäre Faser-degeneration.* Längsschnitt. a Übersicht. Auflockerung des Gewebsverbandes, flockige Verdichtung des Axoplasmas. Die Markscheiden zeigen noch immer überwiegend Formveränderungen. Bildung von Markballen. Neg. Nr. 5386. 4800 : 1. b Ausschnitt aus einem Markballen. Entlang der Hauptlinien tritt streckenweise osmiophiles Material auf (Pfeile). Neg. Nr. 5802. 20 000 : 1

Nach 10 Tagen ist der Markfaserzerfall weiter fortgeschritten. Locker geschichtete und kompakte ovoide Myelinkörper und Markballen verschiedenster Größe, die oft Teile des verdichteten Axoplasmas enthalten, werden angetroffen. Gelegentlich läßt sich an den Rändern der Markballen noch ein schmaler Saum oligodendrocytären Hüllplasmas erkennen. Meist liegen die *Markballen* jetzt aber frei und *isoliert* nebeneinander. Der Raum zwischen ihnen wird von Fortsätzen der Astrocyten beider Reaktionstypen ausgefüllt. In den organellenarmen, filamentarmen, hellen Gliazellteilen treten jetzt vereinzelt Markballen auf, gelegentlich lassen sich Stadien der

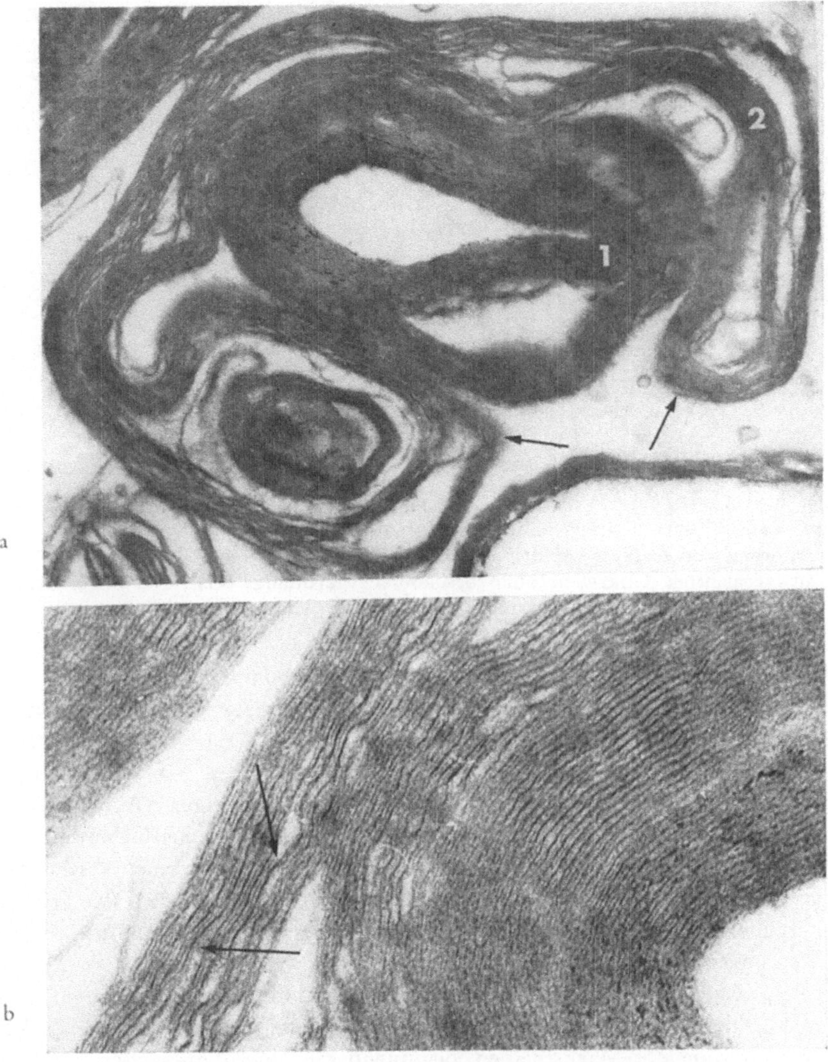

Abb. 28 a u. b. *Cerebraler Abschnitt, 25 Tage nach heftiger Quetschung. Sekundäre Faserdegeneration.* Längsschnitt. a Übersicht. Markmantelteile von degenerierenden Markfasern (*1* u.2),
streckenweise fusionierend. Markmantel *2* umgibt Markmantel *1* (schwarze Pfeile). b Ausschnitt aus a. Lamelläre Schichtung der Markmäntel noch erhalten. Schichtenlösung beginnt im
Bereich der Zwischenlinien (Pfeile), die benachbarten Hauptlinien weichen auseinander.
Neg. Nr. 5803. a 40 000 : 1; b 140 000 : 1

Myelophagocytose nachweisen, welche zeigen, daß die *Markballen in toto* von vor-
gestülpten Zellausläufern eingefaßt und in den Zelleib aufgenommen werden (Abb. 26).
Eine Untersuchung verschiedener Abschnitte des sekundär degenerierenden N. opticus
zu bestimmten Zeitpunkten (10 und 25 Tage nach der Verletzung) ergibt, daß der
Faserzerfallsprozeß *unabhängig von der Entfernung zur Läsion* ist. Zur gleichen Zeit
wird überall das gleiche Zerfallsstadium vorgefunden. Die Gliareaktion dagegen wird

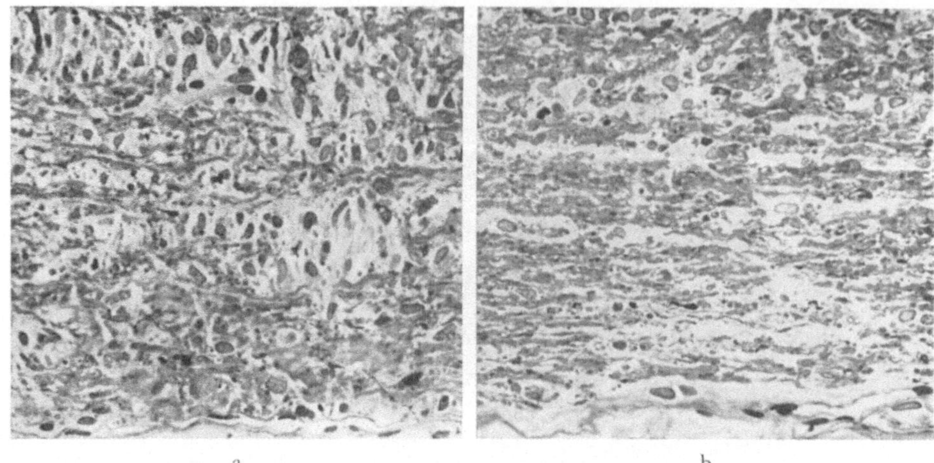

a   b

Abb. 29 a u. b. *Cerebraler Abschnitt, 25 Tage nach Totaldurchtrennung. Sekundäre Faserdegeneration.* Längsschnitt. a Läsio-nah: vermehrt Astrocyten in Säulenformationen. Betonte Querausrichtung der Zellkerne und der Zellfortsätze. b Läsio-fern: disseminierte Verteilung der leicht vermehrten Gliazellen ohne besondere Anordnung. Neg. Nr. 4706. Semidünnschnitte. Giemsa. 175 : 1

von der Entfernung zur Läsionsstelle beeinflußt: *läsionahe überwiegen* nach 10 Tagen dunkle, organellen- und *filamentreiche Astrocytenfortsätze,* die zur Betonung der horizontalen Faserstruktur führen (Abb. 30 a); *läsiofern,* etwa ab 1 mm Entfernung vom Stumpfende, *überwiegen helle strukturarme Astrocyten* mit kurzen, schmalen Fortsätzen, die keine einheitliche räumliche Ausrichtung zeigen (Abb. 30 b). Diese Zellen herrschen zu diesem Zeitpunkt auch in den übrigen Opticusabschnitten bis zum Chiasma opticum vor. Nach 25 Tagen haben auch in den läsio-fernen Abschnitten die filamentreichen Astrocytenfortsätze an Zahl zugenommen (Abb. 29). Die frühzeitige Reaktion überwiegend faserbildender Astrocyten betrifft somit nur die Umgebung der Verletzungsstelle auf eine Strecke von etwa 1 mm.

Nach 25 Tagen zeigen die Markmäntel noch immer überwiegend Formveränderungen und Markballenbildung (Abb. 27 a); hinzu kommen jetzt schichtweise Lockerung und Aufsplitterung der Markscheiden, beginnend mit einer *Lösung der Lamellen im Bereich der Zwischenlinien* (Abb. 28). Die Zwischenlinien, Resultat der Komplexbildung zweier Hauptlinien, verschwinden. Benachbarte Hauptlinien weichen auseinander, entlang der Hauptlinien treten fleckförmige Verdichtungen und Verdickungen auf (Abb. 27 b). Ein Zerfall der Lamellen ist noch nicht zu beobachten. Das Axoplasma ist 25 Tage nach der Läsion überall verdichtet und in eine amorphe osmiophile Substanz umgewandelt. Erst etwa *4 Wochen* nach der Verletzung setzt allmählich eine *Desintegration der lamellären Struktur der Markmäntel und Markballen* ein, es entstehen amorphe bis homogene osmiophile Körper. Nach *2 Monaten* sind die interfasciculären Gliastreifen säulenförmig verbreitert, die Zahl der Astrocyten hat deutlich zugenommen. Viele Markfasern sind noch streckenweise in ihrer Kontinuität erhalten. Nach *4 Monaten* besteht der N. opticus aus einem Flechtwerk faserreicher Astrocytenfortsätze (Abb. 31), deren Perikarya in breiten interfasciculären Zellsäulen zusammengefaßt sind. Zwischen den faserreichen Fortsätzen liegen noch vereinzelt

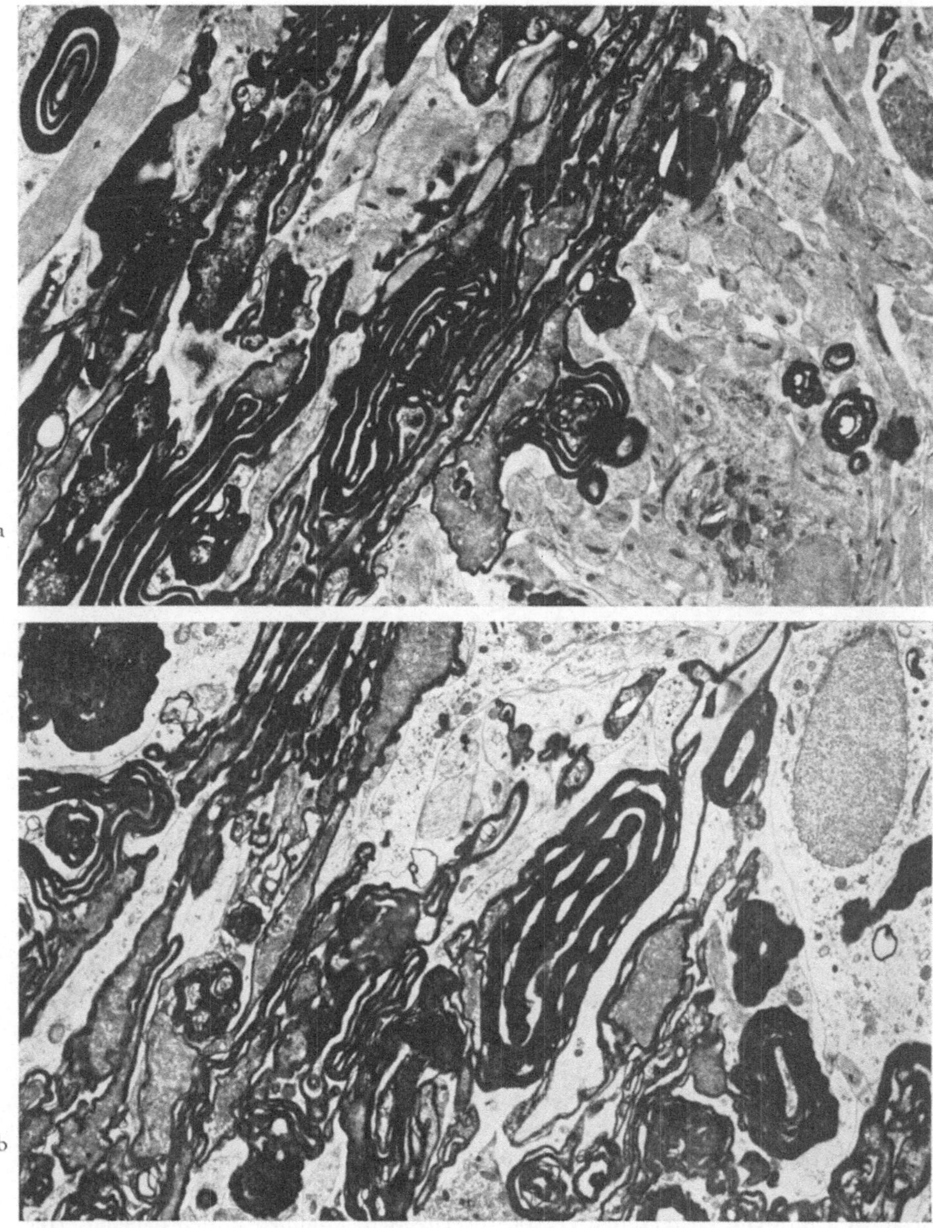

Abb. 30 a u. b. *Cerebraler Abschnitt, 10 Tage nach Totaldurchtrennung. Sekundäre Faserdegeneration.* Längsschnitt. a Läsio-nah: dunkle, filamentreiche Astrocytenfortsätze zwischen den degenerierenden Markfasern. b Läsio-fern: helle, filamentarme Astrocyten und Astrocytenfortsätze zwischen den degenerierenden Markfasern. Neg. Nr. 5795, 5765. 21 000 : 1

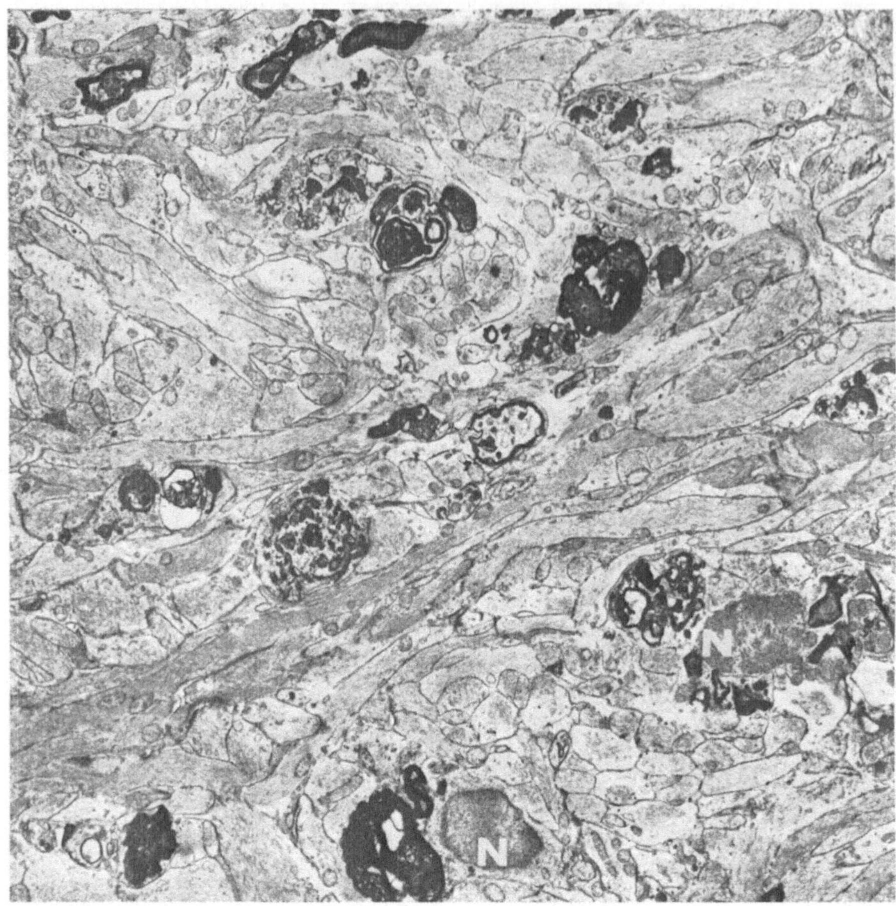

Abb. 31. *Cerebraler Abschnitt, 4 Monate nach heftiger Quetschung. Sekundäre Faserdegene-ration.* Längsschnitt. Dicht gelagerte, in verschiedenen Richtungen verlaufende filamentreiche Astrocytenfortsätze. Zwischen ihnen Markballen und Teile degenerierender Markfasern. Myelophagen mit auffallend kleinen Zellkernen *N.* Neg. Nr. 4245. 5600 : 1

astrocytäre Myelophagen. Sie enthalten vorwiegend deformierte Markmantelteile und Markballen, während Desintegrationsprodukte in Form von Lamellenstapeln und osmiophilen Körpern selten zu beobachten sind. Das Plasmavolumen dieser Zellen ist klein, es ist reich an Ribosomen und Mitochondrien, arm an Filamenten, die Zellkerne sind auffallend klein. Gitterzellen (Fettkörnchenzellen) kommen in den degenerierten Nn. optici in diesem Stadium vereinzelt vor. Selten trifft man noch auf Abschnitte ganzer markhaltiger Fasern mit verdichtetem Axoplasma, die nicht von Phagocyten aufgenommen wurden. Der N. opticus enthält bereits 4 Wochen nach Beginn der sekundären Faserdegeneration keine Oligodendrocyten mehr. Auf welchem Wege die Zellen zugrunde gehen, konnte nicht geklärt werden.

Im *Endothelcytoplasma* der Capillaren und Präcapillaren finden sich vom 2. Monat an vereinzelt Lipidkörper; das Endothel ist reich an Ribosomen, Mitochondrien und Pinocytosebläschen. Zungenförmig in die Gefäßlumina sich vorstreckende Plasmaausstülpungen schließen Anteile des Lumens ein und gewinnen an anderer Stelle wieder Anschluß an den Plasmaleib. Sie sind Ausdruck des Stofftransportes nach dem Prinzip der Pinocytose, die hier wahrscheinlich lumenwärts gerichtet ist.

Baustoffhistochemische und polarisationsoptische Untersuchungen (Mayer-Rosa) ergeben im Bereich der sekundären Faserdegeneration *nach 3 Tagen* einen steilen Abfall der Stärke der Doppelbrechung an den Markmänteln (Abb. 59). Der Gangunterschied nimmt *bis zum 20. Tag* weiter relativ steil, zwischen dem 20. Tag und dem 3. Monat nur noch sehr geringfügig ab. In dem gleichen Zeitraum, *zwischen 20. Tag und 3. Monat*, verlieren die Markmäntel die Färbbarkeit mit Kupferphthalocyanin (Nachweis der *Phospholipide*), die in den ersten 3 Wochen nur wenig verändert ist. Färbbarkeit mit essigsaurem Kresylviolett (von Hirsch und Peiffer) und PAS-Reaktivität (Nachweis der *Cerebroside und Cerebrosidsulfatide*) nehmen dagegen kontinuierlich *vom 3. Tag bis zum 4. Monat* nach der Verletzung ab, einzelne Fasern behalten bis zum Ende des Untersuchungszeitraumes die normale Färbbarkeit. Markscheidenfärbungen mit Hämatoxylinlack nach Spielmeyer ergeben das gleiche Bild. Die Plasmalreaktion (Nachweis der *Acetalphosphatide*), die nur in den ersten 10 Tagen nach der Verletzung vorgenommen wurde, zeigte keine eindeutigen Frühveränderungen. Die ersten *Myelophagen*, die von Phthalocyanin- und PAS-reaktivem Material erfüllt sind, sind vereinzelt *am 10. Tag* nachweisbar, ihre Zahl nimmt kontinuierlich bis zum 3. Monat zu (Abb. 60). Nach Chloroform-Methanol-Vorbehandlung der Gefrierschnitte geben die Myelophagen eine unverändert intensiv positive PAS-Reaktion und heben sich vom Untergrund der nicht mehr angefärbten Markfasern deutlich ab. Erst *1 Monat* nach der Läsion sind polarisationsoptisch vereinzelt nadelförmige Kristalle nachweisbar, die nach Erwärmen auf 60° C die für *Cholesterinester* typischen Malteserkreuze zeigen (Umwandlung in flüssige Sphärokristalle). Ihre Zahl nimmt von da an kontinuierlich zu. Sie beträgt im 1. Monat 10—15 Kristalle, im 2. Monat 40—50 Kristalle, im 3. Monat 75—100 Kristalle pro Gesichtsfeld bei 200facher Vergrößerung. *Myelophagen mit Sudan-III-färbbarem Inhalt* (Nachweis der Triglyceride und der nichtkristallinen Cholesterinester) treten erst *nach 2 Monaten* vereinzelt auf, ihre Zahl nimmt bis zum Ende des Untersuchungszeitraumes zu (Abb. 60).

2. Veränderungen nach Teildurchtrennung des N. opticus ohne Verletzung der A. n. optici

Mit senkrecht zum Faserverlauf an der dorsalen Oberfläche des N. opticus angelegten Schnitten wurden $^1/_3$—$^2/_3$ der Fasermasse durchtrennt. Untersuchungen wurden nur dann durchgeführt, wenn die basal verlaufende A. n. optici nicht verletzt worden war (keine arteriellen Blutungen während des Eingriffes) (Abb. 32, 55 c, d). Nach Teildurchtrennung entstehen am N. opticus *3 verschiedene Bezirke*, in denen unterschiedliche Veränderungen ablaufen (Abb. 61 c—f): a) *orbitaler Abschnitt;* b) *paratraumatischer Bezirk;* c) *cerebraler Abschnitt.*

a) Orbitaler Abschnitt

In dem Abschnitt zwischen Bulbus und Verletzungsstelle tritt abweichend zu den Verhältnissen nach Totaldurchtrennung keine Nekrobiose ein. Der orbitale Abschnitt schwärzt sich nach Osmiumtetroxydfixierung ebenso wie der cerebrale. Nach 3 Tagen

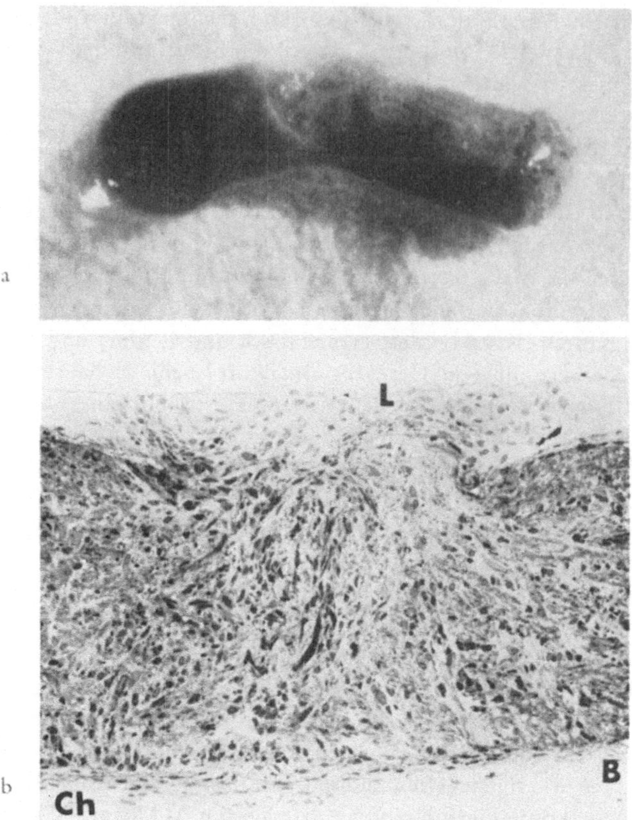

Abb. 32 a u. b. *Teildurchtrennung des N. opticus. Situation nach 8 Tagen.* a Aufsicht auf die Läsion an der Dorsalfläche des Nerven. Schüsselförmiger Defekt durch Auseinanderweichen der Fasern nach dem Einschnitt. OsO₄-Fixierung. 25 : 1. b Längsschnitt durch den N. opticus 8 Tage nach Teildurchtrennung. Läsion *L* an der Dorsalfläche. Die Basalfläche (mit ihr die Vasa n. optici) ist erhalten. *B* Richtung zum Bulbus oculi. *Ch* Richtung zum Chiasma opticum. Semidünnschnitt 0,5 µ. Giemsa. 130 : 1

ist in der *Stumpfzone* die Lagerung der Markfasern lockerer als im normalen N. opticus. Breite Astrocytenfortsätze haben sich zwischen die einzelnen markhaltigen Fasern geschoben und das Fasergefüge aufgelockert. An den Markscheiden sind zunächst keine Veränderungen zu erkennen. In den Axonen ist die Zahl der Mitochondrien insgesamt leicht erhöht, der Durchmesser vieler Axone hat geringfügig zugenommen. Bei kurzer Entfernung (1—2 mm) zwischen Bulbus oculi und Verletzungsstelle *(bulbusnahe Läsion)* treten kugelförmig aufgetriebene Axonstümpfe auf, die in Semidünnschnitten als helle, rundliche Aussparungen imponieren. Elektronenmikroskopisch ist das Plasma dieser Axonauftreibungen strukturarm, es enthält nur wenige Mitochondrien und Axonfilamente. Organellenreiche Axonauftreibungen sind nicht zu beobachten.

Bei größerem Abstand zwischen Bulbus oculi und Verletzungsstelle — Entfernung 2—5 mm *(bulbusfernere Läsion)* — treten nach 24 Std in der Stumpfzone vereinzelte umschriebene Auftreibungen der Axone mit Anhäufung verschiedener Organellen auf, die den Axonauftreibungen in den cerebralen Stümpfen entsprechen. Daneben kom-

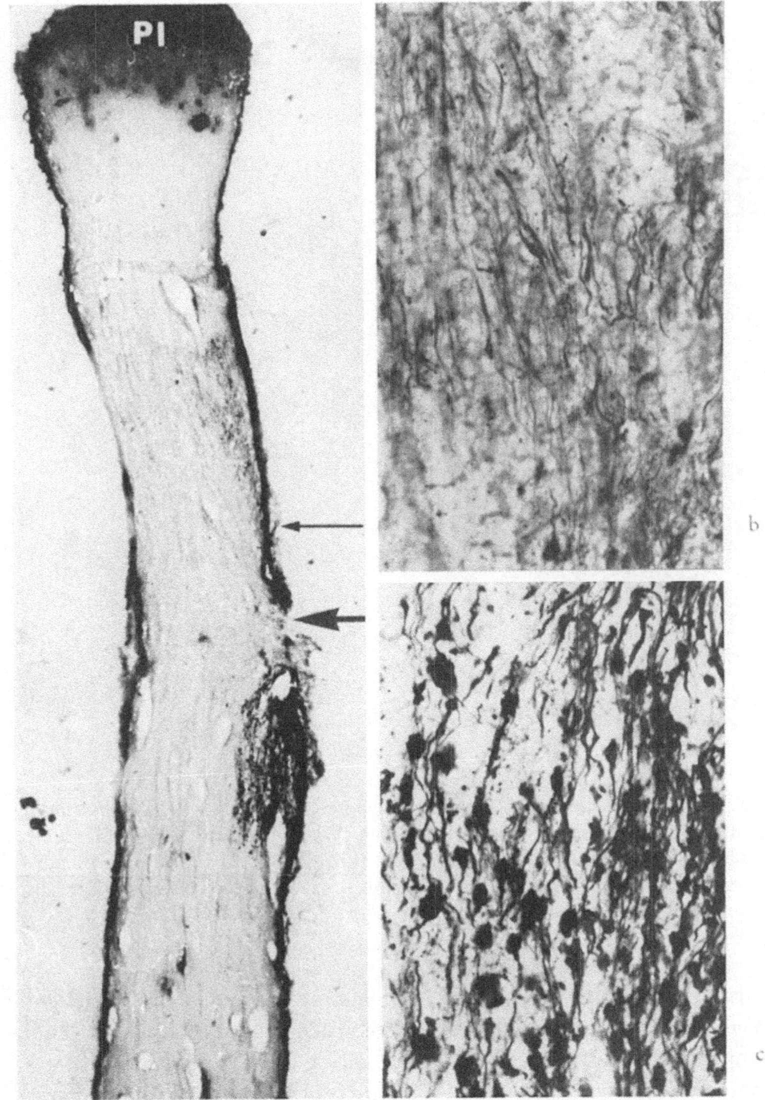

Abb. 33 a—c. *Längsschnitt durch den N. opticus, 24 Std nach Teildurchtrennung, 2 mm entfernt vom Bulbus oculi.* Nachweis der sauren Phosphatase. Kryostatschnitt (Metz). a Übersicht. Großer Pfeil = Läsion. Oben prälaminärer, verbreiterter Abschnitt *Pl.* Im orbitalen Abschnitt enzymfreie Zone (zwischen beiden Pfeilen), oberhalb geringe Enzymaktivität der Fasern. Im cerebralen Abschnitt intensive Enzymaktivität unmittelbar im Anschluß an die Läsion. 80 : 1. b Ausschnitt aus dem orbitalen Teil. Geringe Zunahme der Axondurchmesser. c Ausschnitt aus dem cerebralen Teil. Voluminöse Endauftreibungen der Axone. 250 : 1

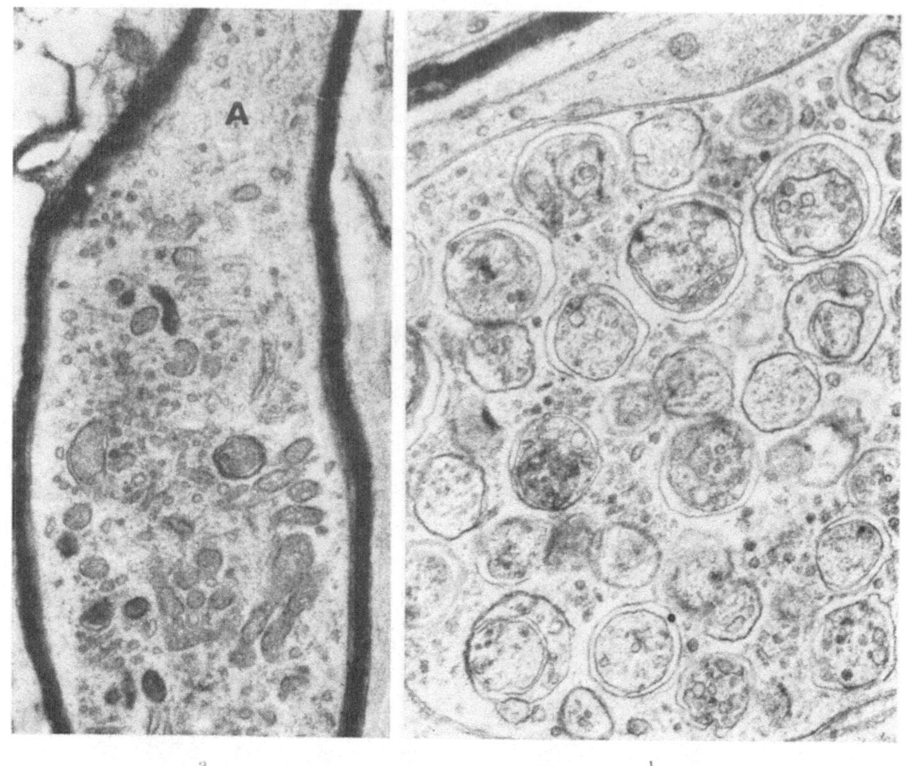

Abb. 34 a u. b. *Orbitaler Abschnitt, Stumpfumgebung, 2 Tage nach Teildurchtrennung.* a Lockere Organellenhäufung in einem gering verbreiterten Axon *A*. Reichlich vesiculäres Material. Sehr zarte, filzartig verwobene Filamente. Neg. Nr. 5170. 21 000 : 1. b Ausschnitt aus einem leicht verbreiterten Axonstumpf. Im Axoplasma zahlreiche zwei- bis dreiwandige Anschnittprofile mit vesiculärem Inhalt. Neg. Nr. 4450. 28 000 : 1

men schmale, nur leicht verbreiterte Axonstümpfe vor, deren Organellenmuster und -dichte von den Axonauftreibungen des cerebralen Stumpfes abweicht. Diese schmalen Axonstümpfe sind häufig frei von Markscheiden. Die Anordnung der Organellen ist lockerer, tubuläre und vesiculäre Anschnittprofile herrschen 24 Std nach der Läsion vor (Abb. 34). Nach 8 Tagen findet man überwiegend Mitochondrien und dichte Cytosomen. Nicht selten treten in diesen schmalen Axonstümpfen eigenartige kleine Rundkörper mit 2—3 sehr locker geschichteten Hüllmembranen auf (Abb. 34 b); in den Axonauftreibungen des cerebralen Stumpfes sind derartige Elemente zu keinem Zeitpunkt zu beobachten. Organellenanhäufungen werden gelegentlich *zu beiden Seiten Ranvierscher Schnürringe* im Axoplasma angetroffen, wobei das nodale Axonsegment frei ist. Die Häufigkeit organellenreicher Axonauftreibungen in den orbitalen Stümpfen ist insgesamt, verglichen mit den cerebralen Opticusstümpfen zu gleichen Zeitpunkten, relativ gering.

Die *enzymhistochemische Untersuchung* (Metz), die in den cerebralen Opticusstümpfen stets reichlich Reaktionsprodukt der sauren Phosphatase und der Succinodehydrogenase (SDH) in den Axonendkolben der Stumpfzone ergibt, zeigt in den

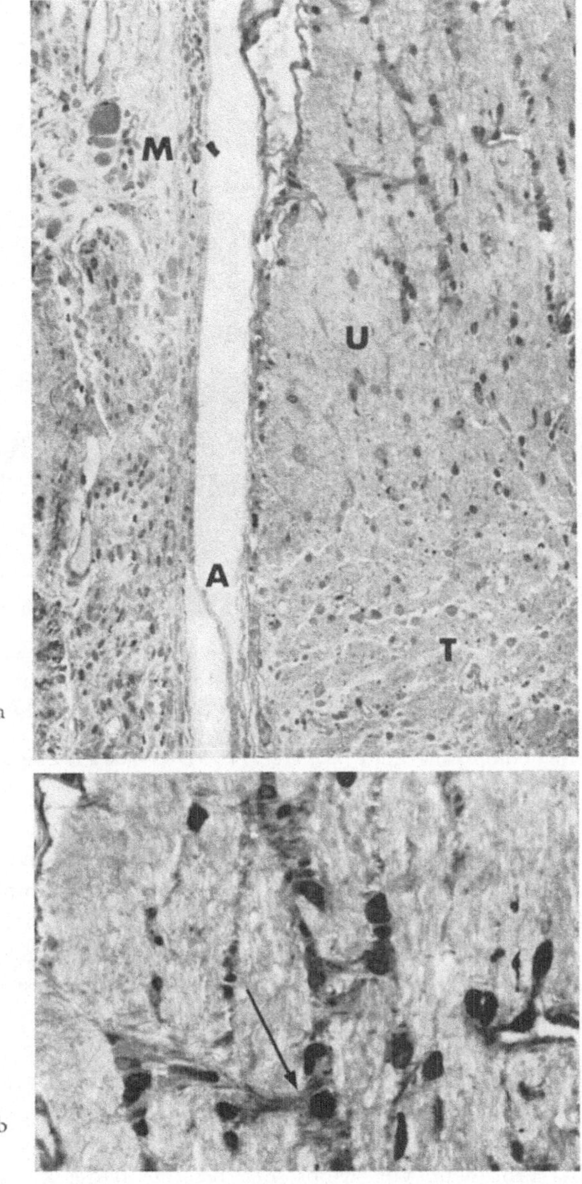

Abb. 35 a u. b. *Orbitaler Abschnitt, 2 Tage nach Teildurchtrennung.* Längsschnitt. a Übersicht.
Duramesenchym *M* mit Vermehrung der Bindegewebszellen. Arachnothel *A*. Im N. opticus
unten Stumpf mit Trümmerzone *T*. Relativ scharf abgesetzte Stumpfumgebung *U* mit Reaktion
der Oligodendroglia. b Ausschnitt aus diesem Bereich. Die interfasciculären Oligodendrocyten
fallen durch Dichtezunahme der Kerne und Plasmaleiber auf (Pfeil). Semidünnnschnitt, 0,5 µ.
Giemsa. a 130 : 1; b 175 : 1

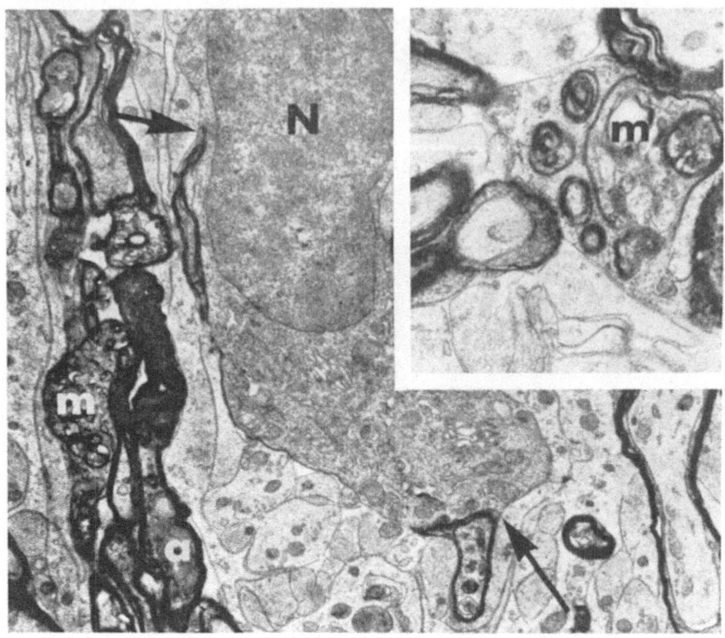

Abb. 36. *Orbitaler Abschnitt, Stumpfumgebung, 7 Tage nach Teildurchtrennung.* Längsschnitt.
Markhaltige Fasern mit teils intaktem, teils flockig präzipitiertem Axoplasma *a.* Disseminierter
Markzerfall *m.* Reaktiv transformierter Oligodendrocyt (Zellkern *N*). Räumliche Beziehung
zwischen Zelloberfläche und Markfasern (Pfeil). Einsatz: der Markzerfall findet innerhalb
des oligodendrocytären Hüllplasmas statt (*m*). Neg. Nr. 5174. 4800 : 1. Einsatz: Neg. Nr. 5176.
24 500 : 1

orbitalen Stümpfen nur bei *bulbusfernerer Läsion* 12—24 Std nach dem Eingriff
Aktivität der sauren Phosphatase und der SDH in den Axonstümpfen. Die positiv
reagierenden Endkolben sind in den orbitalen Axonstümpfen schmaler, nur vereinzelt
kommen große rundliche Axonauftreibungen vor, die denjenigen im cerebralen
Opticusstumpf entsprechen (Abb. 33). Aktivität der Acetylcholinesterase (AChE) ist
weder im orbitalen noch im cerebralen Opticusstumpf nachweisbar.

Im interfasciculären und interstitiellen Gliaterrain der *Stumpfzone* kontrastieren
nach 2—3 Tagen helle und dunkle Zellelemente immer deutlicher gegeneinander. Die
Ursache liegt in einer Zunahme der Strukturdichte in den Zellkernen und Plasma-
leibern der *Oligodendrocyten* (Abb. 35). Die Zahl der Ribosomen und Mitochondrien
ist erhöht. Parallel geordnete, von Ribosomen besetzte flache Zisternen treten auf
(Ergastoplasma), die Perikarya der Oligodendrocyten haben an Ausdehnung zugenommen (Abb. 36 u. 38). Auch die Fortsätze der Zellen, die im Flechtwerk der Astrocytenfortsätze normalerweise nur schwer auffindbar sind, heben sich durch größere
Ausdehnung, dichteres Grundcytoplasma und erhöhten Gehalt an Ribosomen und
Mitochondrien jetzt deutlich hervor.

Nach 2 Tagen setzen in der Stumpfzone Zerfallsvorgänge an den Markscheiden
ein. Sie laufen unter dem Bild unilamellärer, nicht paketförmiger Desintegration ober-
flächlicher Myelinlamellen ab. Es bilden sich kleine zirkuläre und lamelläre Profile.
Die Vorgänge spielen sich *im oligodendrocyteren Hüllplasma der Markmäntel* ab,

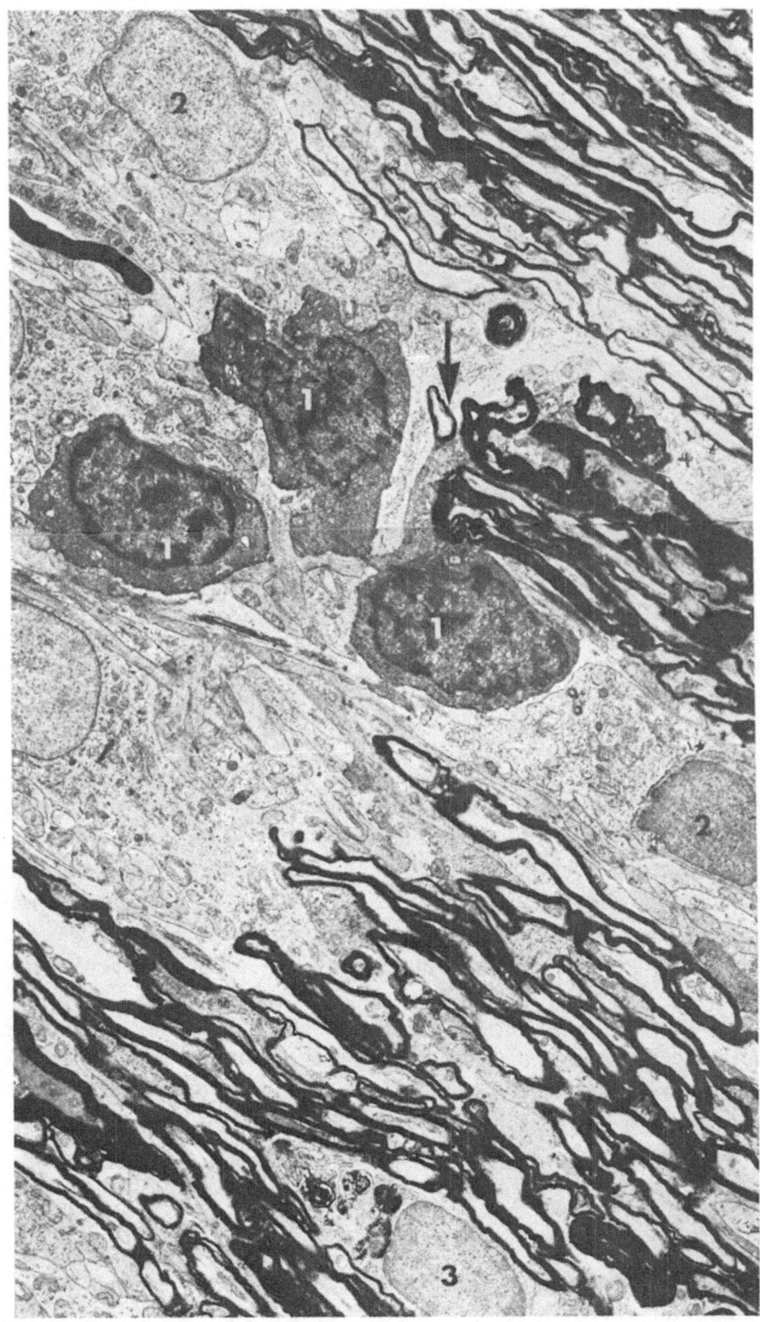

Abb. 37. *Paratraumatisches Feld, orbitaler Abschnitt, 7 Tage nach Teildurchtrennung.* Längsschnitt. Reaktive Transformation der Oligodendrocyten (*1*) mit Dichtezunahme in Kern und Plasmaleib. Die Astrocyten heben sich durch helle Kerne und Zelleiber deutlich ab (*2*). Astrocytärer Myelophage (*3*). Neg. Nr. 5832, 5833. 24 500 : 1

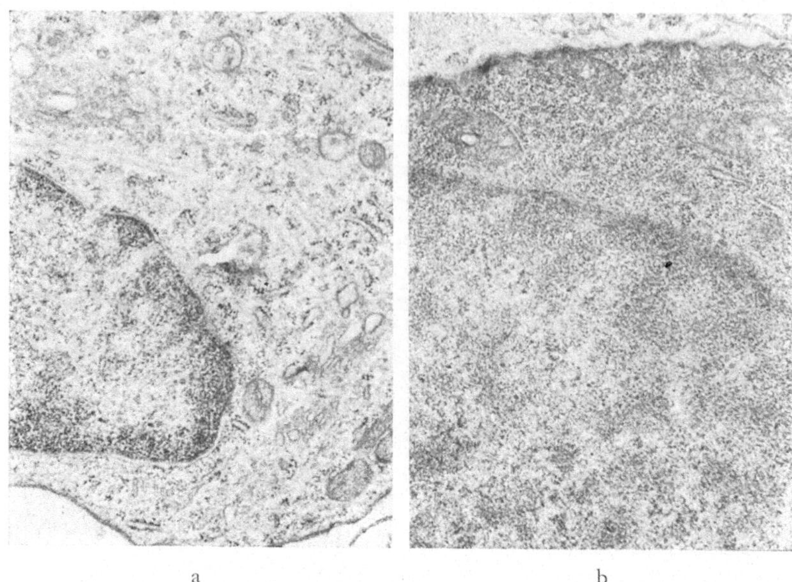

a   b

Abb. 38 a u. b. *Orbitaler Abschnitt, Stumpfumgebung, 5 Tage nach Teildurchtrennung.* Reaktive Transformation eines Oligodendrocyten (b) mit Zunahme der Ribosomenzahl und Dichtezunahme im Zellkern *N*, im Vergleich mit einem ruhenden Oligodendrocyten (a) aus dem normalen N. opticus. Neg. Nr. 5234, 4294. 24 500 : 1

deren Volumen zugenommen hat (Abb. 36). Ex- und Invaginationen von Markmantelabschnitten und Bildung von Ovoiden und Sphäroiden, wie sie bei der sekundären Faserdegeneration die Regel sind, fehlen. *Nach 7 Tagen* enthalten Perikarya und Fortsätze der Oligodendrocyten häufig Markabbauprodukte verschiedener Form und Größe; neben Lamellenstapeln finden sich sternförmige und homogene osmiophile Gebilde. In der Stumpfzone findet also eine *reaktive Transformation der interfasciculären Oligodendroglia* mit Umwandlung zahlreicher Oligodendrocyten in *Myelophagen* statt.

Auch die Zelleiber der *Astrocyten* sind leicht vergrößert. Sie enthalten vermehrt Gliafilamente, die Strukturdichte ihres Zellplasmas bleibt aber weit hinter derjenigen der Oligodendrocyten zurück. Disseminierter Markzerfall und Reaktion der Oligodendroglia finden nur in Stumpf und Stumpfumgebung in einem Bereich von etwa 0,5 mm Entfernung von der Verletzungsstelle statt.

Im *orbitalen Abschnitt außerhalb der Stumpfzone* sind diese Vorgänge nicht zu beobachten. *Nach 10 Tagen* ist hier eine Auflockerung des Gewebsgefüges und eine leichte Reaktion der Astroglia festzustellen (Abb. 42 a). Die markhaltigen Fasern zeigen stellenweise unregelmäßige Konturen, die Axone sind unverändert. Ganz vereinzelt findet man Markzerfallsvorgänge nach dem in der Stumpfzone beschriebenen Mechanismus. Auffällig ist eine Reaktion des Gefäßmesenchyms, ausgehend von den pericapillären Räumen, die erweitert sind. Von hier aus schieben sich Basalmembranen zwischen die angrenzenden Astrocytenfortsätze und führen zu einer Erweiterung des pericapillären, mesenchymalen Terrains (Abb. 42 b). *Nach 30 Tagen* (Abb. 43 a) hat sich die Situation im orbitalen Abschnitt erheblich verändert. Jetzt zeigen zahlreiche

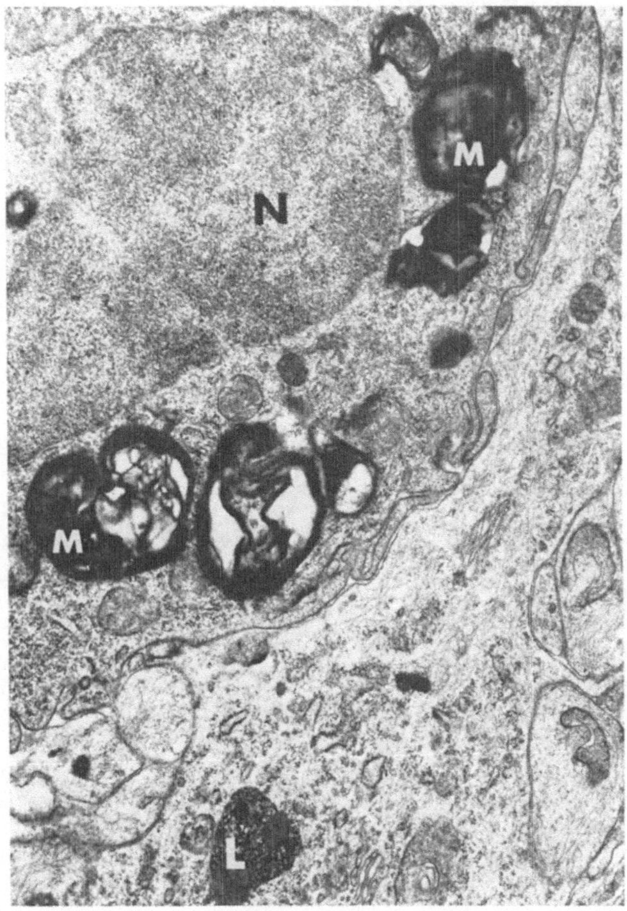

Abb. 39. *Paratraumatisches Feld, 5 Tage nach Teildurchtrennung.* Oligodendrocytärer Myelophage. Markballen *M* im Plasmaleib der Zelle. *N* Zellkern. In einem benachbarten Astrocyten Lipofuscinkörper L. Neg. Nr. 4293. 24 500 : 1

Fasern eine Nekrobiose des Axoplasmas unter dem Bild der granulären, osmiophilen Plasmaverdichtung bei Zerfall der intraaxonalen Organellen. Die Markmäntel dieser Fasern weisen Formveränderungen auf. Ex- und Invaginationen der Markmäntel treten auf, beginnende Abschnürung und Markballenbildung (Ovoide, Sphäroide). Schätzungsweise die Hälfte der markhaltigen Fasern ist von dem Prozeß betroffen, der morphologisch vollständig demjenigen gleicht, welcher im Rahmen der sekundären Faserdegeneration im cerebralen Opticusabschnitt abläuft (Abb. 41). Der Unterschied liegt in dem zeitlich verzögerten Einsetzen und in dem *disseminierten, unregelmäßigen Befall der Fasern.* Die Zelleiber der interfasciculären Astrocyten haben an Ausdehnung zugenommen, neben den filamentreichen Astrocytenfortsätzen treten filamentarme, organellenreiche Fortsätze auf, die ebenfalls eine progressive Reaktion der Astroglia anzeigen. Die Oligodendrocyten sind nicht eindeutig verändert. Die extracellulären Räume sind an vielen Stellen erweitert. Die bereits nach 10 Tagen erkennbaren *produktiven Vorgänge im Bereich des Gefäßmesenchyms* haben zugenom-

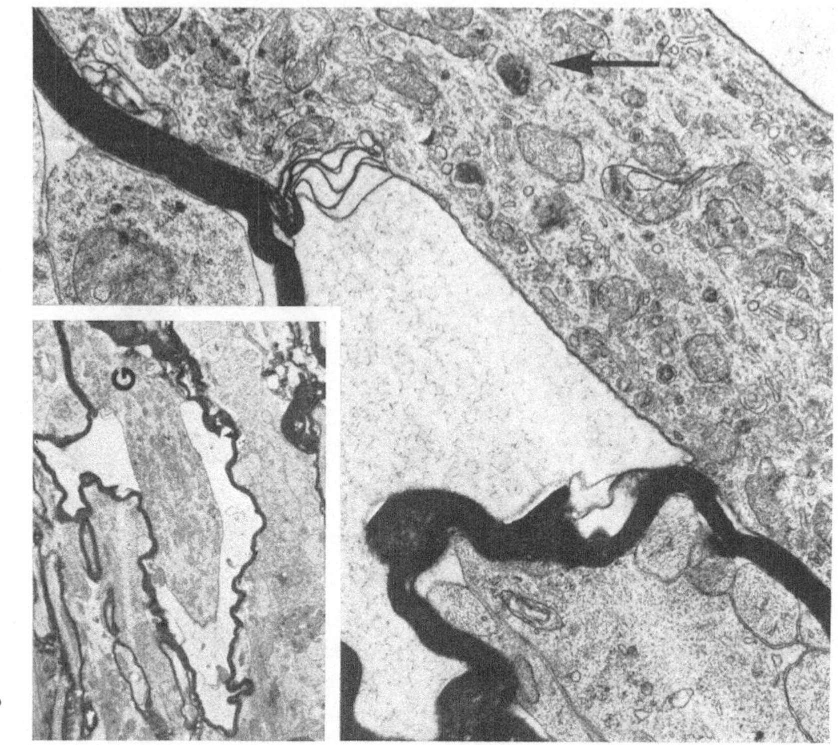

Abb. 40 a u. b. *Paratraumatisches Feld, orbitaler Abschnitt, 2 Tage nach Teildurchtrennung.*
Längsschnitt. Reaktive Transformation der Oligodendroglia. Zapfenförmige Ausweitung des
inneren oligodendrocytären Hüllplasmas zwischen Markmantel und Axon. Das Gliacytoplasma *G* ist reich an Mitochondrien, Vesikeln und den für die Oligodendroglia typischen
  Mikrotubuli (Pfeil). a Neg. Nr. 4262. 3200 : 1. b Ausschnitt aus a. Neg. Nr. 4265. 24 500 : 1

men. In der Umgebung von Capillaren und Präcapillaren finden sich in den erweiterten extracellulären Räumen vielschichtige *Basalmembranstapel* (Abb. 43 b), zwischen
ihnen strukturarme schmale Fortsätze bindegewebiger Zellen.

b) Paratraumatisches Feld (Abb. 61 e)

Nach Teildurchtrennung des N. opticus entsteht zwischen dem Ende des Einschnit-
tes und dem Feld der durchlaufenden, nicht unterbrochenen Markfasern eine von
Markfasertrümmern und Myelophagen sowie Erythrophagen erfüllte *Trümmerzone.*
Die zerfallenden Zellteile sind oft von plasmatischem Exsudat umgeben. Die Myelophagen gleichen den in der Trümmerzone des cerebralen Stumpfes auftretenden Zellelementen vom Typ der Gitterzellen mesenchymaler Herkunft. Vereinzelte *astrocytäre Myelophagen* treten hinzu. Die Zelloberflächen haben zapfenförmige Vorstül-
pungen, die sich an anderer Stelle wieder mit der Zelloberfläche vereinigen. In den
Erythrophagen treten im Gegensatz zu den gliösen Myelophagen reichlich Gliafilamente auf, ihre *astrocytäre Herkunft* ist danach gesichert; die phagocytierten
Erythrocytenbruchstücke haben rundliche bis ovale oder unregelmäßig zackenförmige
Gestalt, feingranuläre Struktur und sind mäßig osmiophil.

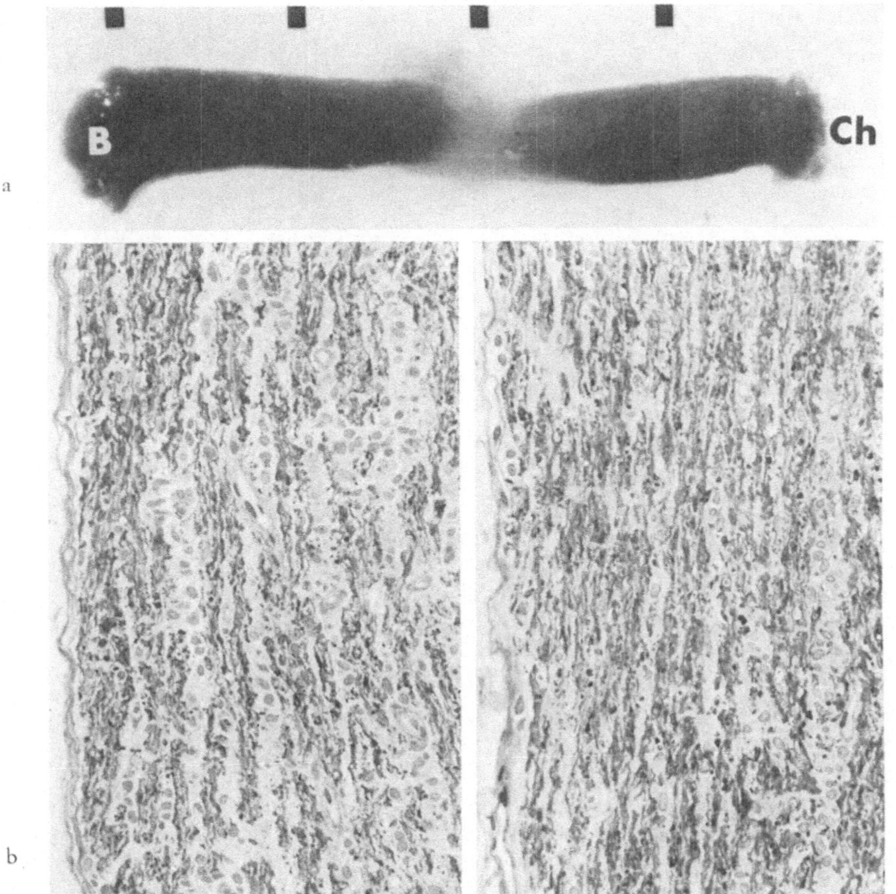

Abb. 41 a—c. *Teildurchtrennung, Läsion in 1 mm Entfernung vom Bulbus oculi. Situation nach 30 Tagen.* a Übersicht über den N. opticus nach OsO$_4$-Fixierung. *B* Anschluß zum Bulbus oculi. *Ch* Richtung zum Chiasma opticum. OsO$_4$-Fixierung. Schwärzung des orbitalen Abschnittes zeigt das Ausbleiben einer ischämischen Nekrobiose an. Markierung in Abständen von 0,5 mm. b Orbitaler Abschnitt (aus dem Bereich zwischen Markierungspunkt *1* u. *2*): Retrograde Faserdegeneration. Auflockerung des Faserverbandes. Hyperplasie der Astroglia. Semidünnschnitt. Giemsa. Neg. Nr. 5618. 250 : 1. c Cerebraler Abschnitt (aus dem Bereich bei Markierungspunkt *4*): Sekundäre Faserdegeneration. Geringere Auflockerung des Faserverbandes, Gliavermehrung. Semidünnschnitt. Giemsa. Neg. Nr. 5621. 250 : 1

In der an die Trümmerzone anschließenden Zone der durchlaufenden, nicht unterbrochenen Fasern *(paratraumatisches Feld)* spielen sich Veränderungen ab, die denjenigen in der Stumpfumgebung des orbitalen Opticusabschnittes gleichen. An den Markscheiden sind disseminierte, herdförmige Zerfallserscheinungen zu beobachten, die stets innerhalb oligodendrocytären Hüllplasmas stattfinden. Tortuöse Veränderungen und Verdickungen der Markmäntel sind nur ausnahmsweise zu sehen. Die *reaktive Transformation der Oligodendroglia* mit Zunahme der Strukturdichte in Cyto- und Karyoplasma ist sehr deutlich (Abb. 37—40). Das Plasmavolumen der

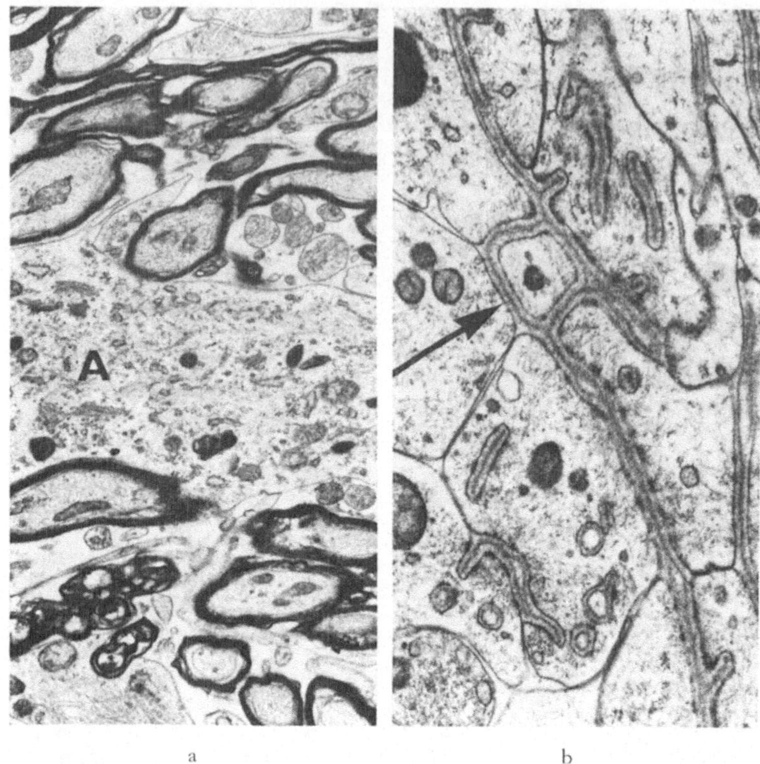

a   b

Abb. 42 a u. b. *Orbitaler Abschnitt, 10 Tage nach Teildurchtrennung.* a Auflockerung des Faserverbandes. Erweitertes, organellenreiches Plasma eines Astrocyten *A.* Axoplasma der Markfasern noch intakt. Ganz vereinzelt Markabbauprodukte (unten links), Typ des Markzerfalls
wie in der Stumpfumgebung. Neg. Nr. 5609. 24 500 : 1. b Basalmembranen haben sich zwischen filamentreichen Astrocytenfortsätzen vorgeschoben (Pfeil). Neg. Nr. 5613. 24 500 : 1

Oligodendrocyten hat zugenommen, ihre Fortsätze treten als dunkle, strukturreiche
Anschnittprofile hervor. Im Plasmaleib überwiegen freie Ribosomen (in Rosetten)
gegenüber membrangebundenen Ribosomen, die in den ruhenden Oligodendrocyten
häufiger sind, die Gesamtzahl der Ribosomen hat zugenommen. Die im ausgereiften
ZNS normalerweise kaum erkennbaren Beziehungen zwischen Oligodendrogliafort-
sätzen und Markmänteln werden an vielen Stellen sichtbar. Reaktiv umgewandelte
Oligodendrocyten betätigen sich *als Myelophagen* (Abb. 39). Auch in Astrocyten sind
hier und da Markabbauprodukte zu beobachten. Besonders eindrucksvoll ist im paratraumatischen Bezirk die Teilnahme der inneren oligodendrocytären Hüllplasmen der
Markfasern an der reaktiven Umwandlung der Zellen. Das Volumen dieser Hüllplasmen zwischen Axon und Innenwand der Markmäntel nimmt zu und invaginiert
den Innenraum der Markfasern. Das Hüllplasma breitet sich entweder konzentrisch
aus und komprimiert die Axone gleichförmig oder es dringt zapfenförmig gegen das
Axon vor (Abb. 40). Entlang der nicht unterbrochenen Markfasern des paratraumatischen Feldes kommen umschriebene, kugelförmige organellenreiche *Axonauftreibungen* vor, die denjenigen im orbitalen Opticusstumpf entsprechen.

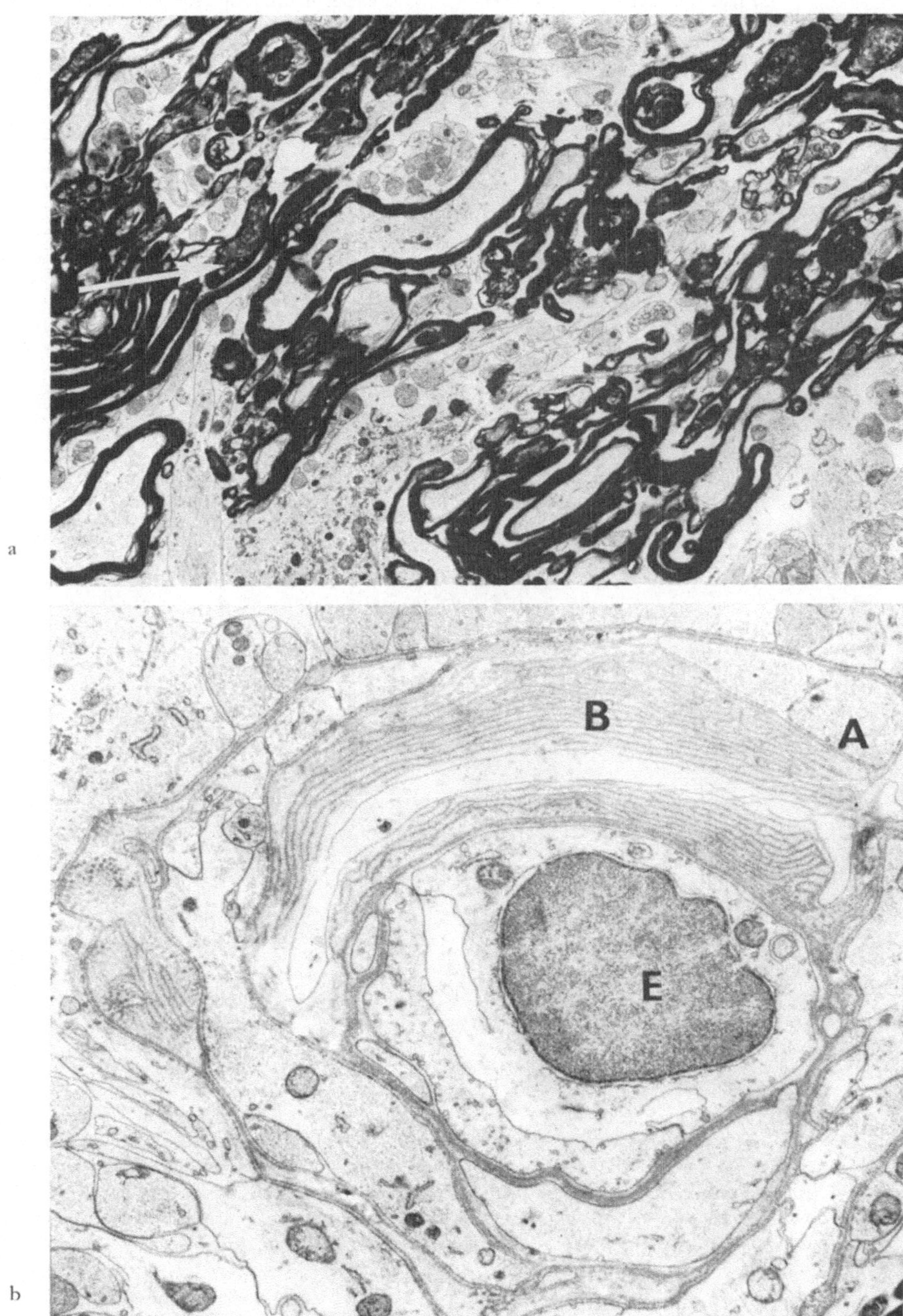

Abb. 43 a u. b. *Orbitaler Abschnitt, 30 Tage nach Teildurchtrennung.* a Auflockerung des Faserverbandes. Neben Fasern mit intaktem Axoplasma treten solche mit flockig degeneriertem Axoplasma auf (Pfeil). Verbreitet Formveränderungen der Markmäntel und Markballenbildung, Typ der sekundären Faserdegeneration. Neg. Nr. 9837. 21 000 : 1. b Multilamelläre Basalmembranstapel *B* in den erweiterten perivasculären Räumen einer Präcapillare. *E* Endothelzellkern. Filamentreiche Astrocytenfortsätze *A* werden von Basalmembranduplikaturen umschlossen. Neg. Nr. 9134. 24 500 : 1

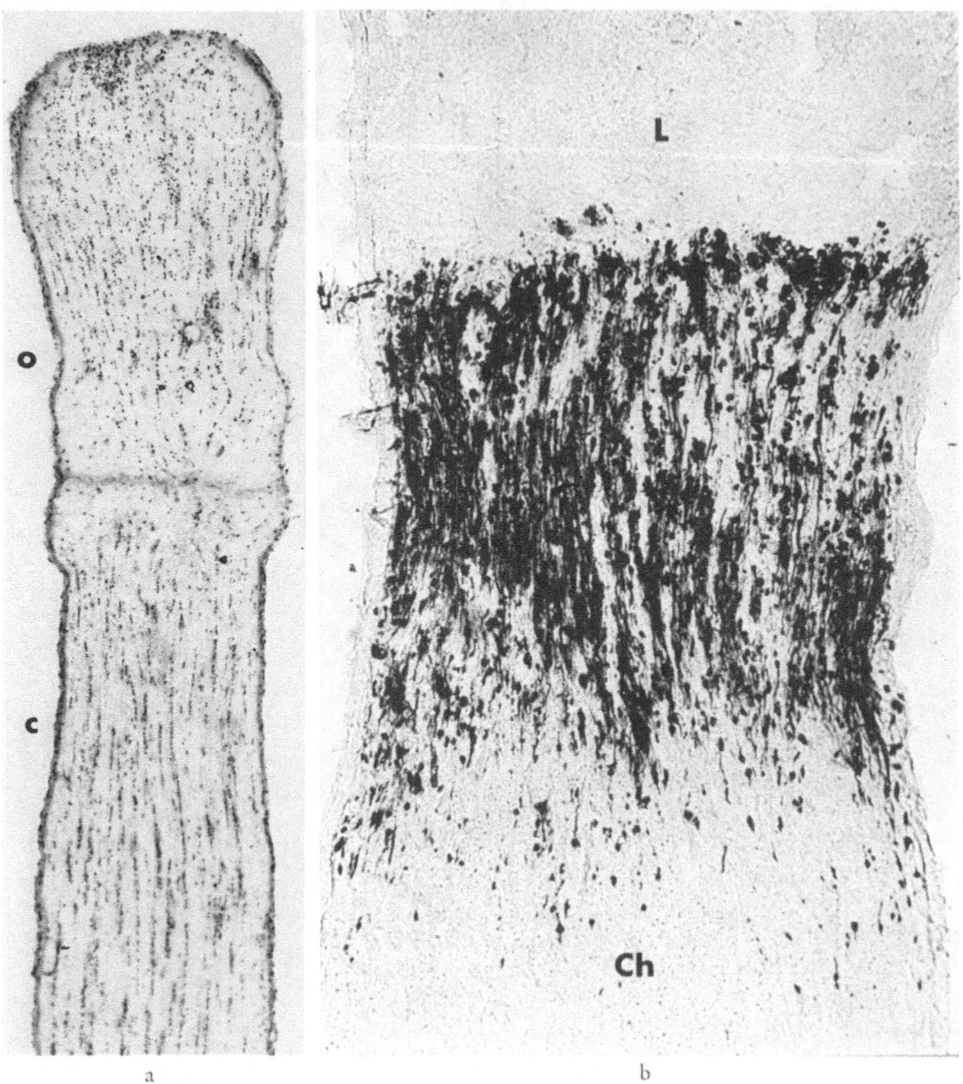

Abb. 44 a u. b. *Längsschnitt durch den N. opticus, 16 Std nach leichter Quetschung.* Kryostat-schnitt (Metz). a Übersicht, HE-Färbung. Im orbitalen Abschnitt (*o*) disseminierte Anordnung der Glia. Im cerebralen Abschnitt (*c*) Anordnung der Glia in Zellsäulen. 90 : 1. b Parallel-schnitt, *Aktivität der sauren Phosphatase* im cerebralen Stumpf: enzymreiche Axonauftreibun-gen und Axonabschnitte. *L* Läsion (Trümmerzone). *Ch* Richtung zum Chiasma. 160 : 1

c) Cerebraler Abschnitt

24 Std nach Teildurchtrennung enden nahezu sämtliche Axone der cerebralen, von den Perikarya der Zellen abgetrennten Faserstümpfe mit organellenreichen Auftreibun-gen. Die Vorgänge gleichen denjenigen nach Totaldurchtrennung vollständig (Abb. 45). Oft sind die Axonstümpfe aus den unterbrochenen Markmänteln herausgetreten; in ihnen fallen wirbelförmige Anordnungen der Axonfilamente auf (Abb. 45 c). *Nach 5—10 Tagen* sind neben den Endauftreibungen *entfernt von der Stumpfzone* entlang

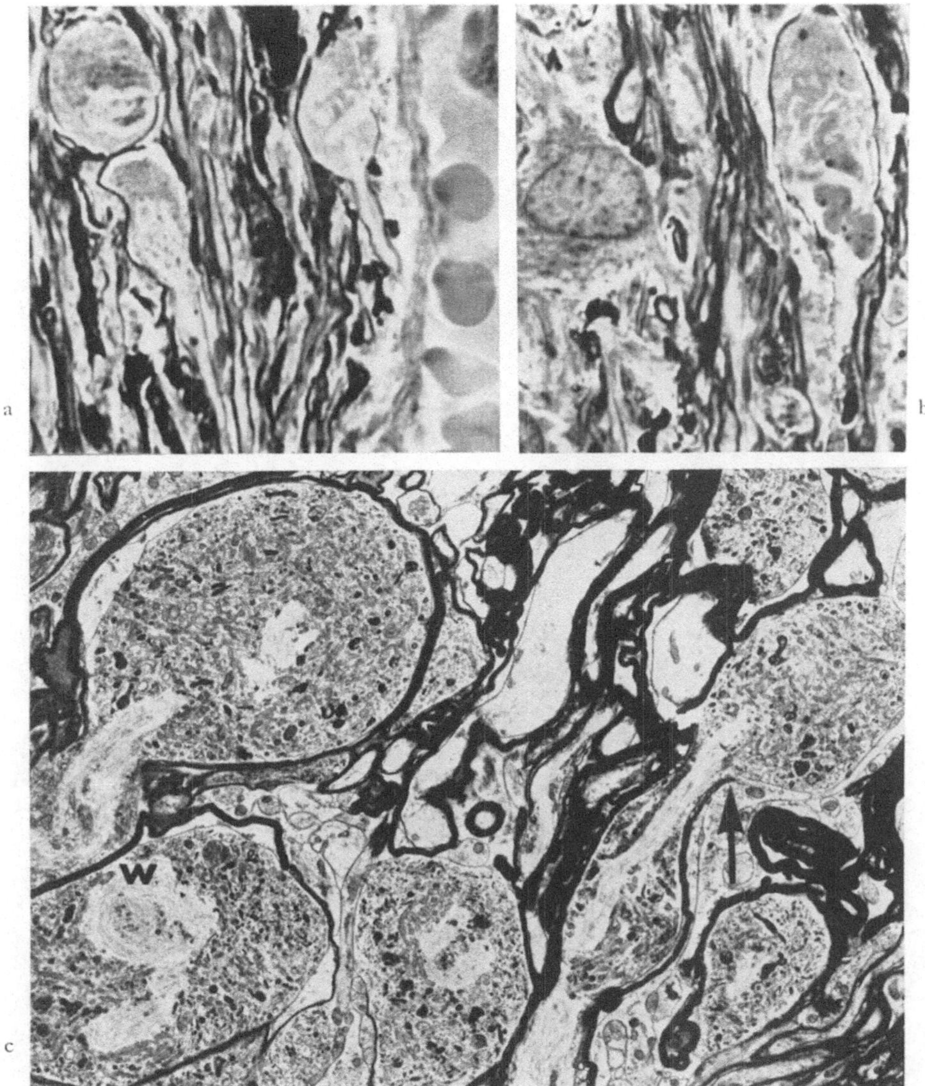

Abb. 45 a—c. *Cerebraler Abschnitt, 24 Std nach Teildurchtrennung.* Zone der Faserstümpfe.
Längsschnitt. Organellenreiche Axonauftreibungen. a u. b. Ausschnitte aus Semidünnschnitten.
Giemsa. 1300 : 1. c Organellenreiche Axonauftreibungen, zuweilen perlschnurförmig. Daneben
unveränderte Markfasern. Wirbelförmige Anordnung *w* der Axonfilamente. Neg. Nr. 5218.
4800 : 1

der markhaltigen Fasern des cerebralen Abschnittes *weitere organellenreiche Axonauftreibungen* entstanden (Abb. 46). Die Organellendichte ist in diesen Auftreibungen
geringer. An einigen Fasern finden sich organellenreiche Axoplasmaausstülpungen
knospenförmig seitlich an den Fasern. In den an die Stümpfe anschließenden normalkalibrigen Axonabschnitten kommen Organellenhäufungen saumförmig entlang des
Axolemms vor. Die Markmäntel bleiben mehrere Tage lang unverändert. An einzel-

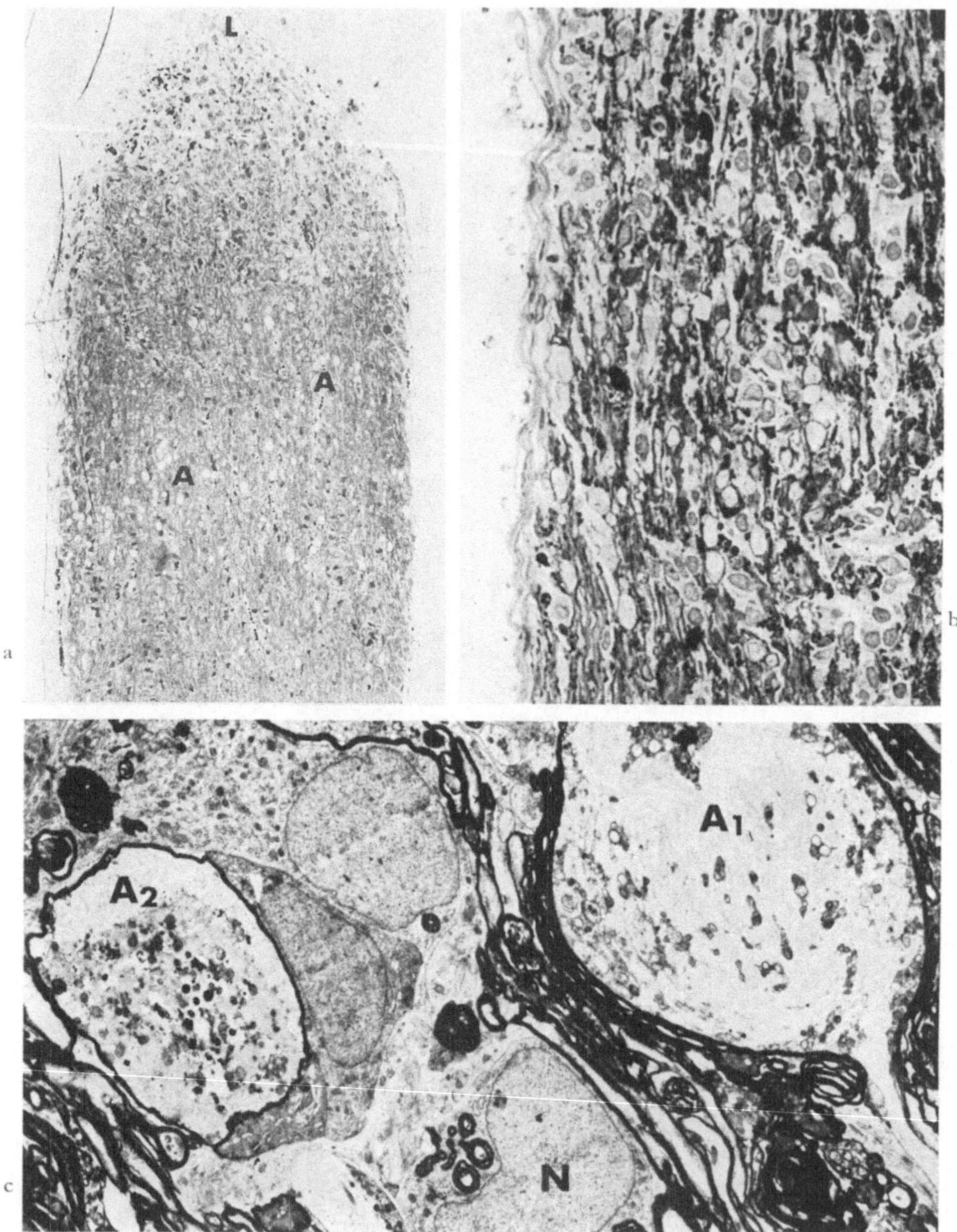

Abb. 46 a—c. *Cerebraler Abschnitt, 6 Tage nach Teildurchtrennung.* Längsschnitt. a Übersicht. Bindegewebig-gliöse Organisation der Stumpfzone *L*. Im cerebralen Abschnitt entfernt von der Stumpfzone zahlreiche helle Axonauftreibungen *A*. Semidünnschnitt. Giemsa. 120 : 1. b Ausschnitt aus dem Bereich der hellen Axonauftreibungen. 175 : 1. c Ultradünnschnitt aus dem gleichen Bezirk. Helle Axonauftreibung *A1* mit anschließendem normalkalibrigen Axonabschnitt. Locker verteilte Mitochondrien. Nekrobiotisches Axoplasma in einer Axonauftreibung *A2*, die teilweise durch eine Gliazelle (Oligodendrocyt?) umschlossen wird. *N* Zellkern eines astrocytären Myelophagen. Zahlreiche Nervenfasern besitzen noch intakte Axone und Markmäntel. Neg. Nr. 5749. 21 000 : 1

nen Fasern zerfallen sie frühzeitig unter dem Bilde der wabigen Desintegration wie bei ischämischer Nekrose. Zahlreiche Axonauftreibungen schnüren sich im Verlaufe der ersten Tage von den Faserendigungen ab und bleiben als isolierte, organellenreiche, markmantelfreie Axonkugeln im Gewebe liegen, ohne zunächst nekrobiotische Veränderungen zu zeigen. Diese setzen vom 6. Tag an ein. Die sekundäre Faserdegeneration im cerebralen Abschnitt verläuft nach Teildurchtrennung in gleicher Weise wie nach Totaldurchtrennung.

Für die *enzymhistochemische Untersuchung* wurden mit dem Ziel, einerseits die Durchtrennung der Fasern soweit wie möglich vom Bulbus oculi entfernt vorzunehmen und andererseits eine ischämische Schädigung des orbitalen Abschnittes auf jeden Fall zu vermeiden, leichte Quetschungen (Pinzettendruck) in 3 mm Entfernung vom Bulbus oculi vorgenommen (bulbusfernere Läsion). Dabei kommt es zur *Kontinuitätstrennung der Axone ohne Unterbrechung des Gewebszusammenhanges*. Die strukturelle Erhaltung der Fasern im orbitalen Abschnitt wurde polarisationsoptisch nachgewiesen, die Präparate mit ischämisch-nekrobiotischen orbitalen Abschnitten zu gleichen Zeitpunkten nach Totaldurchtrennung verglichen. *12 und 24 Std* nach derartigen leichten Quetschungen sind saure Phosphatase und SDH in den Axonendkolben des orbitalen Stumpfes gering, in den Axonendkolben des cerebralen Stumpfes reichlich angehäuft (Abb. 44). Eine Aktivität der AChE ist wiederum nicht zu beobachten. In dem zur Kontrolle im gleichen Arbeitsgang mit untersuchten N. ischiadicus ist zu gleichen Zeitpunkten nach einer Durchtrennung reichlich AChE-Aktivität in den Axonstümpfen beider Seiten nachweisbar.

3. Vorgänge nach leichter Quetschung ohne Unterbrechung der Faserkontinuität (Contusio n. optici)

Werden Quetschungen des N. opticus mit einer Irispinzette unter sehr leichtem Druck vorgenommen, dann kommt es zwar zu einer Druckwirkung, aber nicht zur Unterbrechung der plasmatischen Kontinuität der markhaltigen Nervenfasern. Es können danach somit keine orbitalen und cerebralen Abschnitte unterschieden werden. *Am Orte der Druckwirkung* treten innerhalb von *24 Std* herdförmige *Axonauftreibungen mit Anhäufung von Organellen* auf, die den Auftreibungen in den Stümpfen nach Durchtrennung gleichen (Abb. 47). Diese axonale Reaktion ist sowohl entfernt als auch in der Nähe des Bulbus oculi auslösbar, die Axonauftreibungen treten auch im prälaminären, markscheidenfreien Faserabschnitt nach Druckwirkung auf. An einigen Fasern sind nach 24 Std die Markmäntel im Zerfall begriffen. Andere Fasern besitzen ein verdichtetes, flockig präzipitiertes Axoplasma. Das Gros der markhaltigen Fasern bleibt unverändert. In den *Astrocyten* treten *vermehrt Ribosomen und granuläre Zisternen* auf. Die vergrößerten, organellenreichen Axonabschnitte sind vorwiegend an den Rändern des N. opticus anzutreffen, dort also, wo die Gewalteinwirkung relativ am heftigsten war.

4. Vorgänge an den frischen Stümpfen nach Durchtrennung in situ (Quellkegel) und an isolierten Opticusteilstücken in vitro

a) Nach Durchtrennung des frischen N. opticus in situ oder in vitro auf einem Mullstreifen in einer feuchten Kammer bilden sich *innerhalb weniger Minuten* an bei-

5*

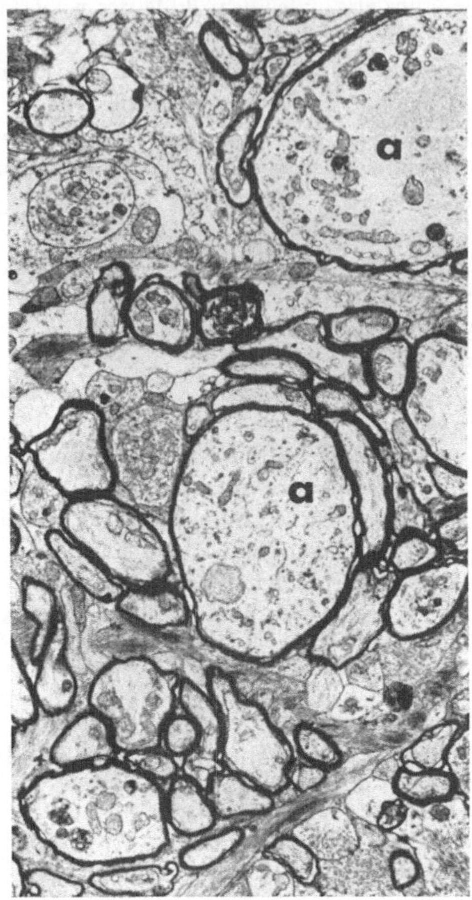

Abb. 47. *N. opticus 24 Std nach leichter Druckschädigung ohne Kontinuitätstrennung der Markfasern (Contusio n. optici).* Querschnitt. Organellenreiche Axonauftreibungen *a*. Neg. Nr. 5820. 21 000 : 1

den Schnittstellen kegelförmige Auftreibungen der Nervenstümpfe *(Quellkegel,* Abb. 48). Dies geschieht ohne Zustrom von Flüssigkeit aus der Umgebung, der bei den Versuchen in vitro ausgeschaltet war. In Semidünnschnitten (Abb. 48 b) ist das hervorgequollene zentralnervöse Gewebe, das über die durchtrennte Bindegewebshüllschicht vorgeschoben ist, zu erkennen. Auffällig sind die verbreiterten interfasciculären Gliastreifen. Die elektronenmikroskopische Untersuchung der Quellkegel nach OsO_4-Fixierung ergibt, daß Auflockerung des Gewebsgefüges mit exzessiver Erweiterung der extracellulären Räume und leichter Schwellung des Glia- und Axoplasmas zu den kegelförmigen Auftreibungen führen (Abb. 48 c). Organellenanhäufungen sind nicht zu beobachten. Die Markscheiden bleiben unverändert.

b) Wenn frisch entnommene Teilstücke des N. opticus in Veronalacetatpuffer (pH 7,4) mit Saccharosezusatz bei 37° C inkubiert werden, erkennt man *nach 6 Std* bei OsO_4-Fixierung elektronenmikroskopisch in den mittleren Abschnitten der Teil-

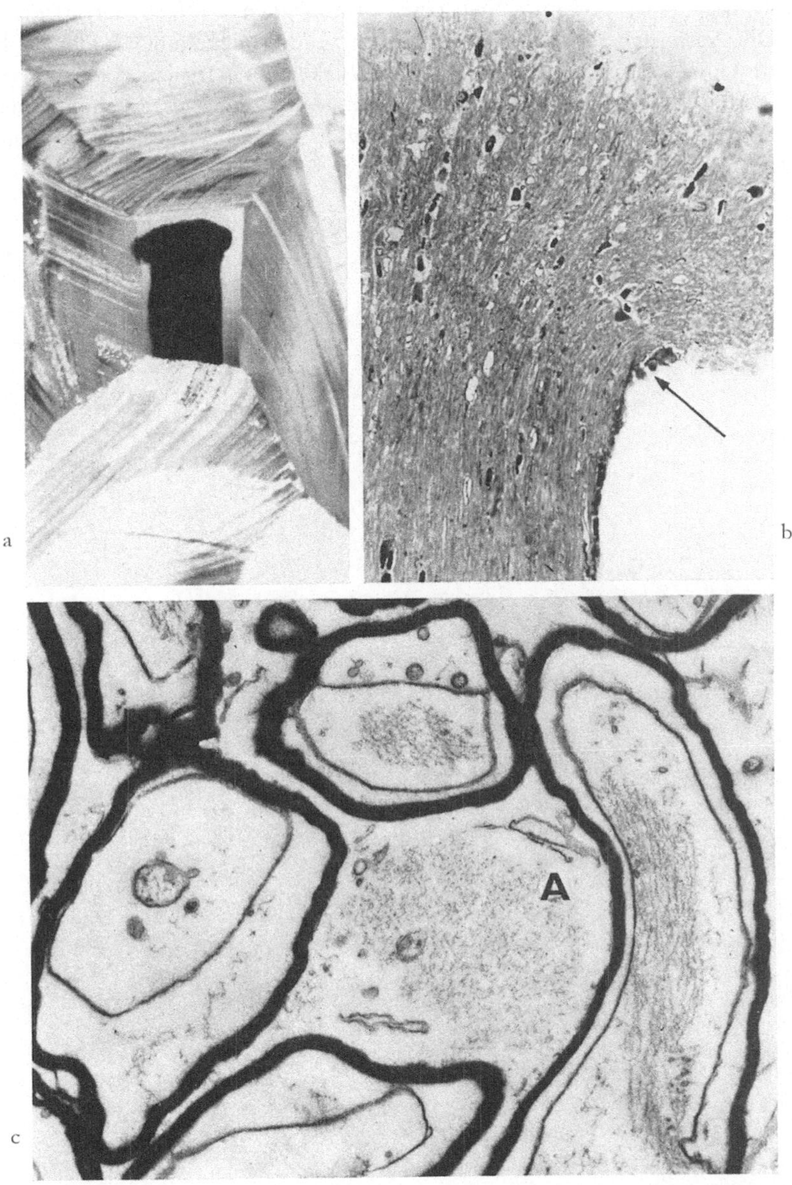

Abb. 48 a—c. *Quellkegel 5 min nach Durchtrennung des N. opticus in vivo,* nach OsO₄-Fixierung. a Aufsicht auf den horizontal in Vestopal *W* eingebetteten Opticusabschnitt mit Quellkegel (nach dem Trimmen des Blockes). 20 : 1. b Semidünnschnitt vom gleichen Block. Giemsa. Das Markgewebe ist über den Rand des durchtrennten Hüllmesenchyms (Pfeil) vorgequollen. Neg. Nr. 4628. 250 : 1. c Ultradünnschnitt aus dem Quellkegel. Flüssigkeitsaufnahme in den Axonen, zwischen Axolemm und Markscheide und in den interstitiellen Räumen. Zerfall der Plasmamembranen der Astrocyten *A.* Keine Organellenhäufungen im Axoplasma. Keine Aufspaltung der Markscheiden. Neg. Nr. 4593. 24 500 : 1

stücke entfernt von den Schnittstellen einen beginnenden *wabigen Zerfall der Mark-mäntel*. Die Auflösung des Lamellengefüges setzt mit einer Aufspaltung der Haupt-linien in 2 Lamellen ein wie bei ischämischer Nekrobiose. In den Axonen wird zum gleichen Zeitpunkt eine leichte *Dichtezunahme des Axoplasmas* erkennbar, der Zer-fall der Axonfilamente hat eingesetzt. Der gleiche Befund wird erhoben, wenn Teil-stücke des N. opticus nach Doppeldurchtrennung 6 Std lang in situ belassen und da-nach entnommen und fixiert werden.

Diskussion

I. Gewebsarchitektonik im N. opticus der Ratte

Der N. opticus der Ratte ist ein von Gliazellen und Gefäßmesenchym begleitetes System markhaltiger zentraler Nervenfasern, das sich in einer Länge von etwa 10 mm zwischen Bulbus oculi und Chiasma opticum erstreckt. Sein Aufbau in der Längsausdehnung ist nicht einheitlich. Der Durchmesser des Nerven, der durchschnittlich 0,45 mm beträgt, zeigt charakteristische Schwankungen. Flächenmessungen an Querschnitten ergaben, daß die Flächengröße des Opticusquerschnitts vom Chiasma opticum und vom Bulbus oculi zum Mittelabschnitt hin (Canalis opticus) signifikant abnimmt (Abb. 49). Das *Volumenverhältnis zwischen markhaltigen Nervenfasern und*

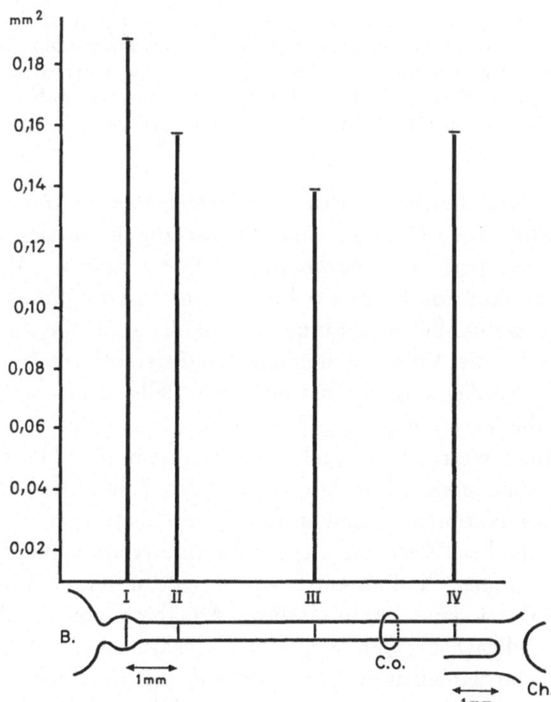

Abb. 49. *Größe der Querschnittsfläche des N. opticus in verschiedenen Abständen vom Bulbus oculi* (Meyer-König). *I* Prälaminärer Abschnitt (maximaler Durchmesser). *II* 1 mm cerebralwärts von diesem Punkt. *III* Mitte zwischen prälaminärem Abschnitt und Chiasma opticum. *IV* 1 mm orbitalwärts vom Chiasma opticum. *B* Bulbus oculi. *Ch* Chiasma opticum. *C.o.* Canalis opticus

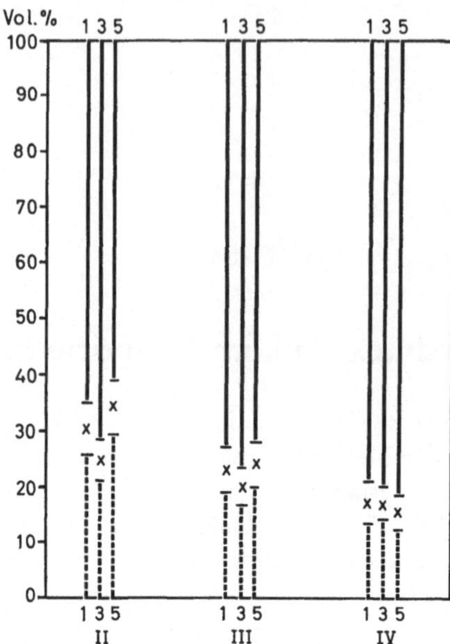

Abb. 50. *Mittleres relatives Volumen* (Vol.-%) von ———— *Markfaser-Raum* (Axon und
Markscheide) und — — — *interstitiellem Raum* (Raum außerhalb der Markfasern) im normalen
N. opticus der Ratte in verschiedenen Abständen *II, III* u. *IV* (vgl. Abb. 49) vom Bulbus
oculi. Volumenmessung mit der Treffermethode an elektronenmikroskopischen Aufnahmen von
drei Sehnerven (rechtsseitig) verschiedener Tiere *1, 3* u. *5*. Die Unterschiede von *II* nach *III*,
von *III* nach *IV* und von *II* nach *IV* für jeden Nerven sind statistisch signifikant, mit Ausnahme von *III—IV* für den Nerven *3* (Meyer-König)

interstitiellen gliösen und mesenchymalen Gewebselementen verschiebt sich, unabhängig
hiervon, kontinuierlich vom Chiasma *zum Bulbus* zugunsten des Interstitiums, *auf
Kosten des Volumenanteils der markhaltigen Nervenfasern* (Abb. 50). Da der
N. opticus der Ratte nicht von bindegewebigen, sondern von gliösen Septen unterteilt
wird — der Bindegewebsanteil beschränkt sich auf das spärliche adventitielle Gefäßmesenchym —, beruht die Volumenzunahme des Interstitiums im wesentlichen auf
einer zunehmenden Ausdehnung des astrocytären Zellsystems in Richtung auf den
Bulbus oculi. Auch die Verteilung der gliösen Septen ändert sich. In Chiasmanähe sind
Astrocyten und Oligodendrocyten regelmäßig zwischen den Nervenfasern verteilt,
gegen den Bulbus sammeln sie sich in interfasciculären Zellreihen oder -säulen. Da die
Querschnittsfläche des N. opticus 1 mm entfernt vom Chiasma und 1 mm vom Bulbus
entfernt etwa den gleichen Wert hat, liegt nicht eine relative, sondern eine absolute
Zunahme des Gliavolumens bulbuswärts vor. Friede u. Hu (1967 a, b) fanden im
N. opticus *des Menschen* eine kontinuierliche Abnahme von Cholesterin und von
äther- und alkohollöslichen Lipiden vom Chiasma gegen den Bulbus, zugleich zeigte
die Auszählung der Marklamellen der Nervenfasern eine Abnahme der Anzahl myelin-
reicher Markfasern in Richtung auf den Bulbus. Während im Tractus opticus die
Markfasern mit 23—24 Myelinlamellen die zahlenmäßig größte Gruppe darstellten,
war es im N. opticus die Fasergruppe mit 18 Myelinlamellen. Obgleich ähnliche Untersuchungen am N. opticus der Ratte nicht vorliegen, vermuten wir, daß die *Zunahme
des Volumenanteils der Astroglia* auch hier mit einer *Abnahme des Markscheiden-*

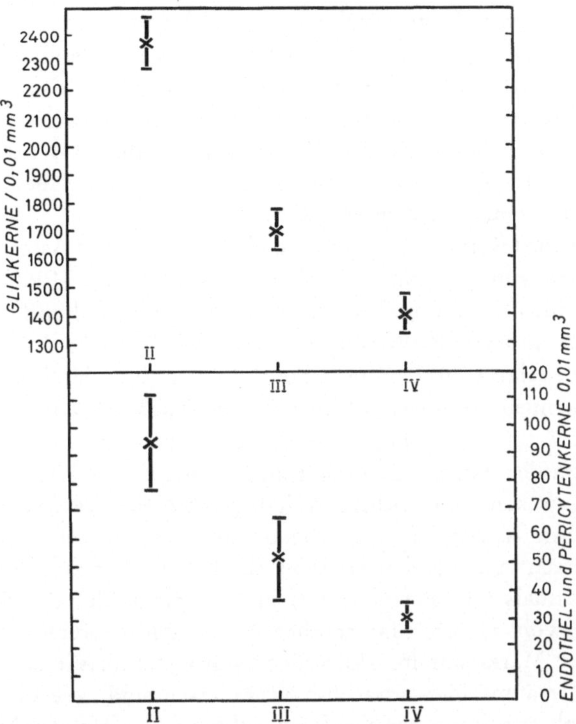

Abb. 51. Mittlere Häufigkeit der *Gliazellkerne* (oben) und der *Endothelzell- und Pericyten-kerne* (unten) pro Flächeneinheit im normalen N. opticus der Ratte. Lichtmikroskopische Zäh-lung an 7 μ dicken Paraffinschnitten in verschiedenen Abständen *II, III* u. *IV* (vgl. Abb. 49) vom Bulbus oculi. Mittelwerte und Konfidenzbereich nach Zählungen an 4 Sehnerven ver-schiedener Tiere, nach Berücksichtigung der schnittdickenabhängigen Kernzahlreduktion be-zogen auf einen Kubus von 0,01 mm³ Inhalt. Die Unterschiede von *II* nach *III*, von *III* nach *IV* und von *II* nach *IV* sind statistisch signifikant (Meyer-König)

volumens der Nervenfasern in Richtung auf den Bulbus oculi korrespondiert; dabei wird *vorausgesetzt, daß sich der Axondurchmesser nicht ändert.* Dies bedeutet, daß die Oligodendrocyten in den cerebralen Opticusabschnitten im Durchschnitt Markscheiden mit größeren Lamellenzahlen, also mit mehr Wickelungen, herstellen als die Oligo-dendrocyten im orbitalen Abschnitt des N. opticus. Friede und Hu weisen darauf hin, daß die Myelinisation des N. opticus während der Entwicklung von cerebral nach orbital fortschreitet, daß also der orbitale Abschnitt zuletzt und, bezogen auf die Zahl der Axone, die gleich bleibt, am schwächsten myelinisiert wird. Mit der Abnahme der Markscheidendicke in Richtung auf den Bulbus oculi könnten die Beobachtungen nach Triäthylzinnvergiftung eine Erklärung finden, die eine kontinuierliche *Abnahme des vacuolären Markmantelödems im N. opticus in orbitaler Richtung* zeigen (Schein-berg et al., 1966).

Die Zahl der Zellkerne der Astrocyten ist im N. opticus — abgesehen vom prä-laminären und vom laminären Abschnitt (Lamina cribrosa) — durchweg geringer als die Zahl der Oligodendrocytenkerne. Da das interfasciculäre und interstitielle Glia-fortsatzgeflecht (Gliopil) ganz überwiegend aus filamenthaltigen Zellfortsätzen der Astrocyten besteht, *muß ein Astrocyt vergleichsweise ungemein fortsatzreicher sein als ein Oligodendrocyt,* dessen Fortsatzvolumen pro Zelle recht gering sein dürfte. Die Fortsätze der Oligodendrocyten sind bereits beim Verlassen des Perikaryons schmal (600—1000 Å), ihr Durchmesser nimmt im weiteren Verlauf stellenweise bis auf Doppelmembranbreite ab. An den Oberflächen der Markfasern erweitern sich die Fortsätze zu den äußeren Gliazungen der Markscheiden (Abb. 54). Ein vollständiges gliöses Hüllplasma, wie es die Markscheiden peripherer Nerven besitzen (Schwannsche Scheide) fehlt den zentralen Nervenfasern.

Die morphologischen Kennzeichen der Oligodendrocyten und Astrocyten im N. opticus entsprechen den von Mugnani u. Walberg (1964), Bunge (1968) und Wendell-Smith et al. (1966) für die Glia im ZNS der Säugetiere mitgeteilten Daten. Die *Kernformen bieten keine sicheren Anhaltspunkte für eine Unterscheidung.* Oligodendrocyten sind an ihrem relativ dichten, an Ribosomen und granulären Cisternen reichen Cytoplasma zu erkennen. In Zweifelsfällen ist der *Nachweis von Mikrotubuli ausschlaggebend für die Identifizierung einer Zelle als Oligodendrocyt.* Das lockerer strukturierte Plasma der Astrocyten enthält im N. opticus stets Filamente, deren Zahl in den Zellfortsätzen zunimmt. Sichere Anhaltspunkte für die Existenz von Übergangsformen zwischen Astrocyten und Oligodendrocyten sind, in Übereinstimmung mit den Beobachtungen von Wendell-Smith et al. (1965), nicht zu gewinnen. Zonulae occludentes, die erstmals von Peters (1962) im N. opticus des Frosches beschrieben wurden, kommen sowohl zwischen faserreichen Astrocytenfortsätzen als auch zwischen den Oberflächen der Markmänteln, also Oligodendrocytenfortsätzen, verbreitet vor. Ob die Extracellularräume hier tatsächlich verschlossen sind, wie es von Peters angenommen wurde, ob es sich um *permeable intergliöse Kontaktzonen* handelt (Brightman, 1969) oder ob Präparationsartefakte vorliegen, muß zunächst noch offen bleiben.

Mikrogliazellen sind im N. opticus der Ratte nicht nachweisbar. Im N. opticus der Katze fanden Wendell-Smith et al. (1965) ebenfalls keine Mikrogliazellen. Cammermeyer (1968) sah im ZNS der Ratte auch an anderen Orten keine mit Sicherheit als Mikroglia identifizierbaren Zellen. Er weist daraufhin, daß das Vorkommen von Mikrogliazellen im normalen Hirngewebe speciesabhängig ist; so sind beim Kaninchen (Cammermeyer) und beim Goldhamster (Blinzinger) Mikrogliazellen licht- und elektronenmikroskopisch in großer Zahl nachgewiesen worden.

Der 0,5 mm vor dem Bulbus oculi beginnende *prälaminäre Opticusabschnitt,* der zwiebelförmig erweitert ist (Abb. 7 u. 49), läßt in seiner Ultraarchitektonik erhebliche Abweichungen vom Hauptteil des N. opticus erkennen. Der Übergang ist verhältnismäßig scharf. Die Axone sind im prälaminären Abschnitt bereits überwiegend marklos. Sehr voluminöse interfasciculäre, säulenförmige Astrocytenverbände führen zu der auffälligen Vergrößerung des Opticusquerschnittes, der hier 0,185 mm² erreicht, während er zwischen Bulbus oculi und Chiasma sonst 0,14—0,16 mm² beträgt. *Mit den Markscheiden fehlen im prälaminären Abschnitt auch die Oligodendrocyten.* Wendell-Smith et al. (1965) fanden den prälaminären Abschnitt des N. opticus der Katze ebenfalls frei von Oligodendrocyten und bezeichnen ihn als besonders günstiges Objekt zum Studium einer reinen Astrocytenpopulation. Die Astrocyten sind hier filamentreich, ihre Zellmembranen grenzen unmittelbar an die Axolemmata der Nervenfasern. Da die Astrocytenfortsätze überwiegend quer zum Verlauf der Nervenfasern orientiert sind, entsteht ein *Gefüge, in dessen Maschen die marklosen Axone offenbar besonders geschützt gegenüber Abscherkräften bei Bulbusbewegungen* liegen. Die mechanische Beanspruchung des prälaminären Opticusabschnittes ist vermutlich der Grund für die Anwesenheit so zahlreicher faserbildender Astrocyten in diesem Bereich. Der prälaminäre Abschnitt ist wesentlich reicher capillarisiert als der Hauptteil des N. opticus. Die Gefäße sind hier überwiegend quer zum Verlauf der Nervenfasern angeordnet, während sie im Hauptteil des N. opticus in verschiedenen Richtungen orientiert sind. Beim Nachweis der unspezifischen Esterasen, die in den Gefäßwänden lokalisiert sind, und eine elektive Gefäßwanddarstellung erlauben, zeigt sich diese Anordnung deutlich (Abb. 6 c, d). Nach den Angaben von Scheinberg et al. (1966) sind im N. opticus des Menschen orbital breitere interstitielle Septen — dort mesenchymaler Natur — ausgebildet als im cerebralen Abschnitt. Ein besonderer, durch strukturelle Merkmale und größeren Querschnitt abgrenzbarer prälaminärer Abschnitt fehlt dem N. opticus der Primaten einschließlich des Menschen, die Markscheiden enden nicht prälaminär, sondern erstrecken sich bis in den Bulbus oculi (Papilla n. optici). Die speciesabhängige, unterschiedliche Ausdehnung der Markscheiden in Richtung auf den Bulbus oculi ist von Bedeutung für die *Auslösbarkeit einer Stauungspapille* beim Hirnödem. Die *extracellulär* in der Marksubstanz *sich ausbreitende Ödemflüssigkeit* (Bakay, 1964) *kann im N. opticus offenbar nur dort vordringen, wo markhaltige Fasern vorliegen*, nur dort ist die Ultraarchitektonik des Gewebes günstig für die Ausbreitung extracellulärer Ödeme. Experimentell ist es bisher nicht gelungen, bei Ratten und Kaninchen über ein perifokales, kollaterales Hirnödem Stauungspapillen zu erzeugen. Das gleiche gilt für das durch Triäthylzinnvergiftung erzeugte Ödem, das sich innerhalb der Markmäntel manifestiert. Auch dieses Ödem schreitet nur fort, soweit die Markmäntel reichen. Im N. opticus ist daher der cerebrale Abschnitt stärker betroffen als der orbitale (Scheinberg et al., 1966; Novikoff, 1967), während bei Primaten die Papilla n. optici beteiligt ist (Hedges u. Zaren, 1969).

Ohne Übergangszone schließt sich an den prälaminären, zwiebelförmig aufgetriebenen Abschnitt des N. opticus der Ratte der laminäre Abschnitt an, der in die Sklera eingeschaltet ist *(Lamina cribrosa)*. Die gliösen Zellsäulen enden an der Grenze zwischen beiden Abschnitten. In der Lamina cribrosa hat der N. opticus seinen geringsten Durchmesser, er besteht hier nur aus marklosen Axonen und einigen wenigen, disseminierten Astrocyten. Hier finden sich *capilläre Spezialgefäße mit weiten extracellulären Räumen*, die von mesenchymalen Zellteilen und kollagenen Fasern erfüllt sind. Derartige Capillaren sind innerhalb des ZNS der Wirbeltiere nur in einigen Gebieten der Umgebung des 3. Ventrikels (Tuber cinereum, Lamina terminalis, Area postrema) bekannt, in denen die Funktion der Blut-Hirnschranken modifiziert ist. Die Gemeinsamkeit dieser periventrikulären Bezirke mit der Lamina cribrosa des N. opticus besteht in *Mangel bis Fehlen markhaltiger Nervenfasern* („markarmer Hypothalamus") und in den *unmittelbaren räumlichen Beziehungen zu mesenchymalen Hüllgeweben*, wie sie im Hypothalamus mit der Nachbarschaft der basalen Leptomeninx, in der Lamina cribrosa mit der Einschaltung in den Skleraring gegeben ist. An diesen Orten liegt nicht mehr die für zentralnervöses Gewebe typische Ultraarchitektonik vor. Es ist zu erwarten, daß in der Lamina cribrosa ebenso wie in den paraventrikulären Bezirken die Blut-Hirnschranke modifiziert ist. Allerdings besitzen die Spezialgefäße der Lamina cribrosa kein Porenendothel wie die Area postrema (Hashimoto u. Hama, 1968) und die Lamina terminalis (Weindl, 1969). Auffällig sind Haftzonen zwischen den perivasculären Astrocytenfortsätzen und den angrenzenden Basalmembranen. Sie haben den Bau von *Hemi-Desmosomen* und dienen wahrscheinlich der Stabilität des glio-mesenchymalen Strukturzusammenhanges.

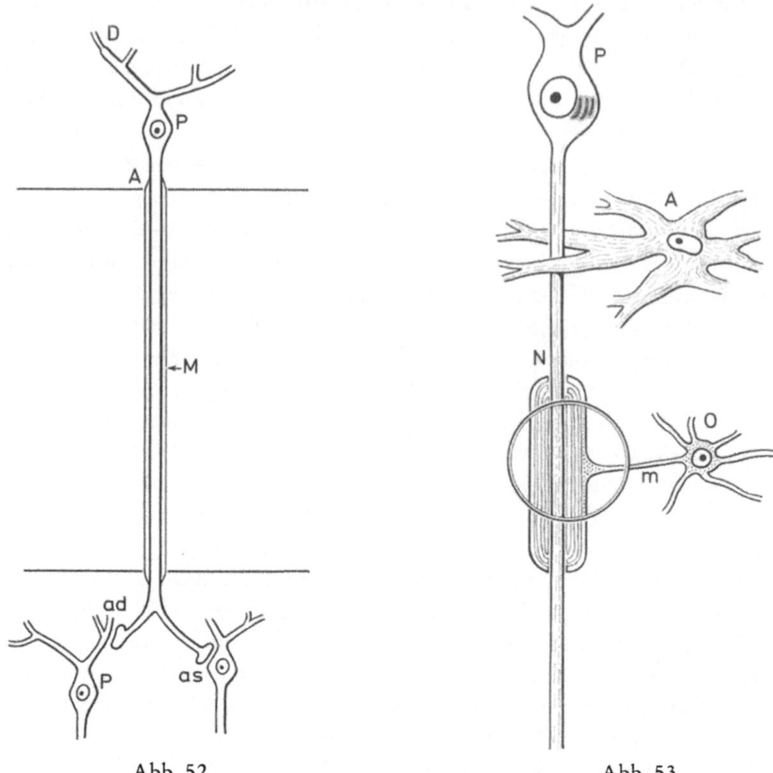

Abb. 52   Abb. 53

Abb. 52. *Verlauf des axonalen Zellfortsatzes eines Neurons im ZNS* aus der grauen Substanz (Beispiel: Hirnrinde) durch weiße Substanz (Beispiel: zentrales Marklager) in graue Substanz (Beispiel: Thalamus). *P* Perikarya der Nervenzellen. *A* Axonaler Zellfortsatz (Neurit). *M* Markscheide. *D* Dendriten. *a. d.* Axodendritische Synapse. *a. s.* Axosomatische Synapse

Abb. 53. *Gewebselemente im N. opticus der Ratte.* Schematische Darstellung nach einem Längsschnitt. *N* Markhaltige Nervenfasern. *A* Astrocyt mit filamentreichen Fortsätzen, die vorwiegend quer zum Verlauf der Nervenfasern orientiert sind. *O* Oligodendrocyt mit Fortsätzen in verschiedenen Richtungen. *m* Markmantelbildender Fortsatz der Zelle. *P* Perikaryon der Nervenzelle in der Retina. *Im Kreis:* die zentrale markhaltige Nervenfaser als morphologische Einheit aus perikaryafernen Fortsätzen zweier verschiedener Zelltypen

Die im Axoplasma der Opticusfasern auftretenden unverzweigten, bis zu 1000 Å langen Filamenten *(Axonfilamente)*, die nach OsO_4-Fixierung einen Durchmesser von 84 Å haben, lassen sich von den etwa ebenso breiten Filamenten der Astrocyten (Gliafilamente) durch *knopfförmige, stärker kontrastgebende Verdickungen* (Abb. 3) unterscheiden, die oft in Abständen von 250—260 Å entlang der Axonfilamente auftreten. Ob diesen Verdickungen periodische Kaliberschwankungen der Filamente zugrunde liegen oder ob es sich um einen durch die OsO_4-Fixierung bedingten Kontrastierungseffekt handelt, ist unklar. Diesem Aspekt der Axonfilamente kommt wahrscheinlich nur die Bedeutung eines Äquivalentbildes (Bild der Osmiumverteilung) zu.

Die *Strukturarmut des Grundcytoplasmas der Axone* nach OsO_4-Fixierung, die für Axoplasma im allgemeinen gilt und in zahlreichen Untersuchungen an zentralen und peripheren Nervenfasern vorgefunden wurde, beruht vor allem auf dem Verlust niedermolekularer, wasserlöslicher Eiweißkörper während Fixierung und Einbettung. Ultradünne Kryostatschnitte durch den mit Glutaraldehyd vorfixierten, nicht eingebetteten N. opticus (Schlote, 1968) zeigen nach Negativkontrastierung ein wesentlich strukturreicheres Axoplasma, in dem sich Mikrotubuli durch Positivkontrast der Lumina hervorheben (Abb. 5 a). Vergleichbare Ergebnisse wurden nach Anwendung der Gefrierätzmethode an markhaltigen Nervenfasern (Bischoff u. Moor, 1967) erzielt. In den ultradünnen Gefrierschnitten ist die Detailauflösung geringer, da die Schnittdicke bisher noch nicht den von eingebettetem Material hergestellten Dünnschnitten entspricht. Die Gefrierschnittmethode hat jedoch den Vorteil, nicht Abdrucke von Objektbruchflächen, sondern Schnittpräparate zu liefern, an denen weitere Untersuchungen möglich sind. Bei —80° C arbeitende Zusatzgeräte zu handelsüblichen Ultramikrotomen werden die Herstellung ultradünner Gefrierschnitte in befriedigender Qualität auch von sehr wasserreichen Gewebsteilen wie den Axonen markhaltigen Nervenfasern erlauben.

Acetylcholinesterase und saure Phosphatase lassen sich an den markhaltigen Fasern des normalen N. opticus der Ratte lichtmikroskopisch an Kryostatschnitten *nicht nachweisen.* Bernsteinsäuredehydrogenase ist spurenweise vorhanden, entsprechend der geringen Zahl axonaler Mitochondrien. Bemerkenswert ist in Kryostatschnitten durch den *N. ischiadicus* der Ratte, die zusammen mit dem N. opticus im gleichen Arbeitsgang inkubiert und nachbehandelt wurden, die *deutliche Enzymaktivität der Acetylcholinesterase entlang des Axolemms* der Nervenfasern (Metz, 1970). Dies entspricht der Lokalisation des Enzyms bei elektronenmikroskopischer Untersuchung (Lewis u. Shute, 1966; Kasa, 1968), wobei Reaktionsprodukt entlang des Axolemms und innerhalb von Mikrotubuli im Axoplasma erscheint. *Im N. opticus der Ratte* ist entweder die *Enzymaktivität so gering, daß sie sich dem Nachweis mit der empfindlichsten heute verfügbaren Methode entzieht,* oder es ist ein anderes Transmittersystem wirksam. Über die Art der Transmittersubstanz, die von den retinalen Ganglienzellen der Wirbeltiere produziert wird, liegen bisher keine Mitteilungen vor. Anhaltspunkte für eine cholinerge Erregungsleitung in den Opticusfasern fehlen (Hebb et al., 1953).

Die Markmäntel der Opticusfasern haben sehr unterschiedliche Breite. Marklose Axone konnten wir nicht auffinden, stets waren mindestens 2—3 Myelinlamellen ausgebildet, die Schichtung war bei den markarmen Fasern meist locker. An vielen Fasern sind die inneren oligodendrocytären Hüllplasmen und die äußeren Gliazungen nachweisbar. Diese Zellteile entsprechen in ihrem Organellengehalt Oligodendrocytenfortsätzen in der Nähe der Perikarya. Die äußeren Gliazungen stellen Anschnittprofile von Plasmaleisten dar, die die Markscheiden in der Längsrichtung von Schnürring zu Schnürring begleiten. Von diesen Leisten erstrecken sich feine, plasmaarme Zellfortsätze zu den Perikarya der Oligodendrocyten (Abb. 53). Diese Verbindungen sind im N. opticus der normalen, erwachsenen Ratte nicht nachweisbar, sie wären nur in Serienschnitten auffindbar. Während der Embryogenese ist die Verbindung aber verfolgt worden (Bunge, Bunge u. Pappas, 1962), im reifen Gewebe ist sie ebenfalls in einigen günstigen Fällen nachgewiesen worden (Hirano, 1968). Unter bestimmten pathologischen Bedingungen (s. S. 54) können diese plasmatischen Beziehungen wieder deutlich in Erscheinung treten. Die Oberflächen benachbarter Markscheiden bilden häufig Membrankontakte, die Außenflächen der oligodendrocytären Plasmamembranen zweier Markmäntel berühren sich streckenweise unter Ausbildung von Zwischenlinien wie im Markmantel selbst.

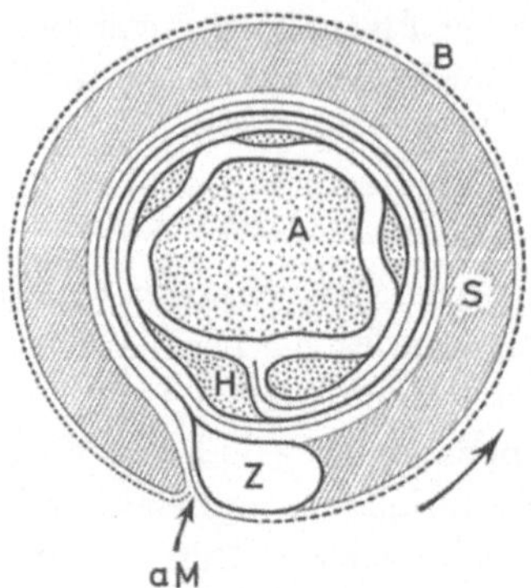

Abb. 54. *Aufbau der Markscheide im Zentralnervensystem.* Schematische Darstellung eines Faserquerschnittes. *A* Axon. *H* Inneres oligodendrocytäres Hüllplasma. Äußeres Hüllplasma auf Plasmazunge beschränkt (äußere Gliazunge *Z*). Denkt man diese Zunge in Pfeilrichtung verlängert, so liegt ein vollständiges äußeres Hüllplasma (Schwannsche Scheide *S*, Basalmembran der Schwannschen Scheide *B*) und äußeres Mesaxon *aM* vor, wie es Markfasern des peripheren Nervensystems besitzen

Die strukturellen Daten zeigen, daß *die markhaltigen Nervenfasern im ZNS* Gebilde sind, die *aus langen, unverzweigten Fortsätzen zweier verschiedener Zelltypen* — Nervenzellen und Oligodendrocyten — in bestimmter Weise zusammengefügt sind; kennzeichnend ist die *weite räumliche Entfernung beider Fortsatztypen von den Perikarya der zugehörigen Zellen.* Diese räumliche Entfernung führt zu einer relativen metabolischen Emanzipation der spezialisierten Fortsätze, die sich an Axon und Markscheide unter pathologischen Bedingungen jeweils in charakteristischer Weise auswirkt.

II. Die ischämische Nekrobiose des orbitalen Abschnittes nach Totaldurchtrennung oder heftiger Quetschung

Durchtrennung des N. opticus einschließlich der an seiner Basalfläche verlaufenden A. n. optici führt zur ischämischen Nekrobiose des Abschnittes orbitalwärts der Läsion einschließlich der Ganglienzellschicht und der inneren reticulären und Körnerschicht der Retina; die übrigen retinalen Schichten, die von der Lamina vasculosa der Choreoidea versorgt werden, bleiben intakt. Die gleiche Strukturveränderung erfolgt nach heftiger Quetschung des N. opticus mit irreversibler Wandschädigung der A. n. optici. Der Abschnitt cerebralwärts des Läsionsortes bleibt zunächst, bevor die sekundäre Faserdegeneration einsetzt, erhalten. Die Erfassung des Zeitpunktes, zu dem strukturelle Veränderungen nach Unterbrechung der Blutzufuhr im orbitalen Opticusabschnitt einsetzen, war nicht Ziel unserer Untersuchung. Unsere Beobachtungen beginnen 12 Std nach dem Eingriff. Zu diesem Zeitpunkt sind markhaltige Nervenfasern und Gliazellen im Zerfall begriffen, einige pericapilläre Astrocyten und einige Capillaren sind noch nicht geschädigt, in einigen Capillaren sind Erythrocyten enthalten. Es ist anzunehmen, daß von den Aa. ciliares über Anastomosen mit der A. n. optici im Bereich der Lamina cribrosa ein *Restkreislauf* aufrechterhalten werden kann. Derartige Anastomosen stellen wahrscheinlich einen *Circulus vasculosus n. optici* her, entsprechend den bei den Primaten bestehenden Verhältnissen (Circulus arteriosus Zinn,

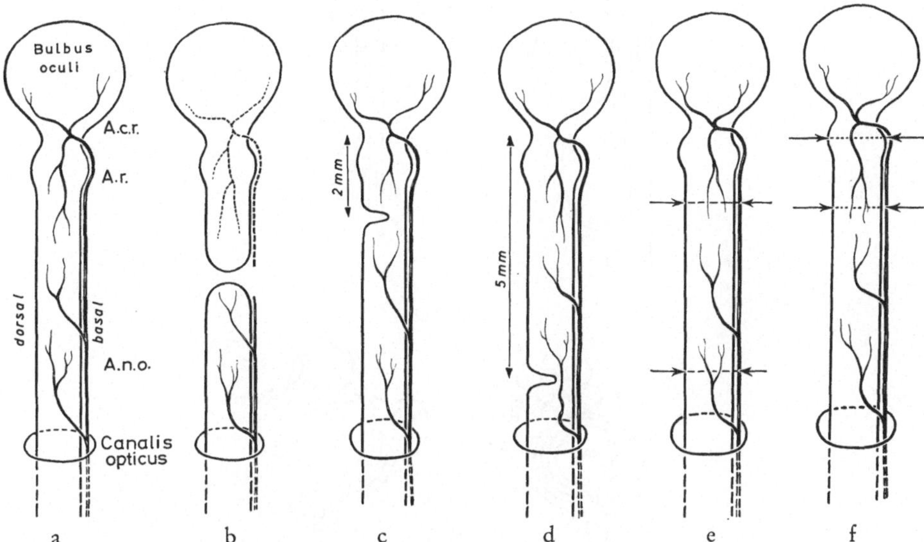

Abb. 55. *Art der vorgenommenen experimentellen Eingriffe am N. opticus der Ratte. a* Normaler N. opticus, *A. n. o.* Arteria nervi optici. *A. r.* Arteria recurrens. *A. c. r.* Arteria centralis retinae. *b* Totaldurchtrennung oder Quetschung mit Unterbrechung der A. n. optici. *c* Teildurchtrennung bulbusnah, Verschonung der A. n. optici. *d* Teildurchtrennung bulbusfern, Verschonung der A. n. optici. *e* Leichte Quetschung mit Kontinuitätstrennung der Nervenfasern ohne Schädigung der Gefäßversorgung. *f* Leichte Druckausübung ohne Kontinuitätstrennung der Nervenfasern (Contusio n. optici). *e* und *f* jeweils bulbusnah oder bulbusfern

Haller). Auch die Tatsache, daß pericapilläre Myelophagen auftreten, spricht für einen solchen Restkreislauf. Da 12 Std nach dem Eingriff noch keine Einwanderung mesenchymaler Zellen aus dem Hüllgewebe stattgefunden hat und die Myelophagen allseits von zerfallender Marksubstanz umgeben sind, ist anzunehmen, daß *hämatogene Zellen* (Monocyten) *in das Gewebe eingewandert* sind und sich hier in Makrophagen umgewandelt haben. Nach den autoradiographischen Beobachtungen von Koenigsmark u. Sidman (1963) und Ticer u. Tietz (1969) stammen etwa 50⁰/o der nach Schädigungen im zentralnervösen Gewebe auftretenden nicht-astrocytären Makrophagen (Gitterzellen, Fettkörnchenzellen) aus dem strömenden Blut. Schwellung perivasculärer Astrocytenfortsätze und Schwellung der Endothelzellen mit Lumenverschluß, wie sie nach experimenteller Ischämie in der grauen Hirnsubstanz beobachtet wurden (Ames et al., 1968; Chiang et al., 1968), sind im N. opticus nicht nachweisbar. Die Endothelzellen zerfallen, ohne Anzeichen für eine vorangegangene Flüssigkeitsaufnahme.

Der Zerfall der markhaltigen Fasern ist uniform, überall bietet sich das gleiche Bild. Sämtliche Fasern sind betroffen. Die Nekrobiose des Axoplasmas verläuft unter dem Aspekt herdförmiger, flockiger Verdichtung des axonalen Grundcytoplasmas bei Auflösung der axonalen Organellen. Anhaltspunkte für eine vorangegangene Axonschwellung (Axonödem), wie sie von Webster u. Ames (1965) an Opticusfasern des Kaninchens in vitro nach Inkubation in einem glucose- und sauerstoff-freiem Medium beobachtet wurden, fehlen. *Ischämische Schädigung der Opticusfasern in vivo führt also zur Koagulationsnekrose der Axone.* Mitochondrien sind in dem verdichteten Axoplasma zunächst erhalten, auch sie sind nicht geschwollen.

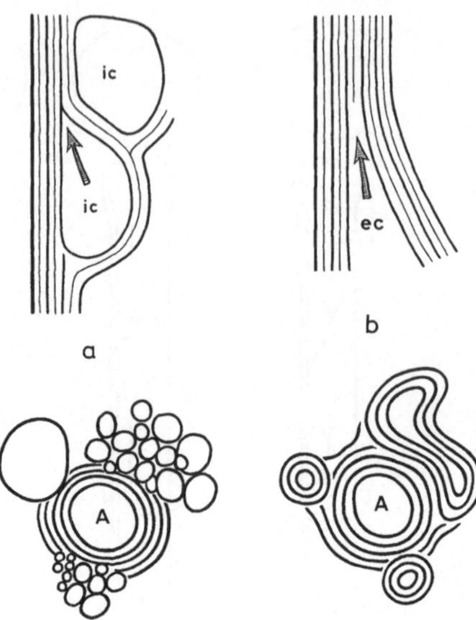

Abb. 56 a u. b. *Zwei Typen des exogen ausgelösten Markscheidenzerfalls:* ischämische Nekrobiose und sekundäre Faserdegeneration. a *Ischämische Nekrobiose* mit *wabenförmigem Zerfall* der Markscheiden. Auftrennung der Hauptlinien, die zwischen ihnen entstehenden Räume
entsprechen intracytoplasmatischem Milieu, i. c. b *Sekundäre Faserdegeneration* mit *Markballenbildung.* Lösung zweier benachbarter Hauptlinien voneinander unter Verlust der
Zwischenlinien. Die entstehenden Räume entsprechen extracellulärem Milieu, e. c.

Der Myelinzerfall erfolgt auf dem Wege einer sehr charakteristischen Strukturveränderung der Markmäntel, die als *wabenförmige Desintegration der Markscheiden*
bezeichnet wird. Der Zerfall beginnt mit einer *Aufspaltung der Hauptlinien bzw. der
Hauptlamellen* der Markmäntel, d. h. mit einer Wiederauftrennung der beiden oligodendrocytären Plasmamembranen, die während der Myelogenese durch Membran-
kontaktbildung und Schwund des intracellulären Raumes die Hauptlamellen der
Markmäntel bilden. Die zwischen den beiden Membranen jetzt wieder auftretenden
Räume, die formal oligodendrocytärem Plasmamilieu entsprechen, sind leer. Durch
Frakturierung der aufgetrennten Lamellen und durch Kurzschlußbildung der benachbarten, ebenfalls aufgetrennten Hauptlamellen entsteht das Wabenmuster der ischämisch
geschädigten Markscheide. Einzelne Waben sind zu großen intramyelinären Vacuolen
angeschwollen. Aufspaltung der Markscheiden entlang der Zwischenlinien kommt zusätzlich vor, spielt aber nicht die für die Bildung des Wabenmuster relevante Rolle
(Abb. 56).

Dieser primäre, ischämische, intravitale Markscheidenzerfall, der zugleich mit der
Nekrobiose der Axone oder — wie Beobachtungen in vitro 5—6 Std nach Explanta-
tion gezeigt haben — noch vor den axonalen Veränderungen erkennbar wird, ist
Folge einer Unterbrechung des lokalen Energiestoffwechsels der markhaltigen Fasern.
Bei indirekt ausgelöster, sekundärer Faserdegeneration kommt wabenförmige Myelindesintegration nicht vor. Auch bei postmortaler Gewebsautolyse wird dieser Typ des
Markzerfalls nicht beobachtet. *Die Aufrechterhaltung der komplizierten Schichten-
struktur des Myelins als einer Stapelbildung lebender Zellmembranen fordert offenbar
ständigen Energieaufwand.* Die Energiegewinnung erfolgt vermutlich im Bereich der

organellenreichen äußeren und inneren gliösen Hüllplasmen und in den paranodalen gliösen Plasmaräumen der Markscheiden. Eine Energiezufuhr über die meist weit entfernten Perikarya der zugehörigen Oligodendrocyten kommt nicht in Betracht. Im ZNS haben sich — im Unterschied zum peripheren Nervensystem — während der Myelogenese die markbildenden Zellen von den Markmänteln weit entfernt. Die verbindenden schmalen plasmaarmen Zellfortsätze enthalten keine Organellen, die eine Energieversorgung der Markscheiden von den Perikarya aus gewährleisten. Hinweise für eine Energiegewinnung im Bereich der Markmäntel sind bisher nur aus Untersuchungen an peripheren Nervenfasern bekannt, die ein wesentlich breiteres äußeres Hüllplasma (Schwannsche Scheide) besitzen als die zentralen Fasern. Miani et al. (1969) zeigten biochemisch, daß die Myelinfraktion des N. ischiadicus Enzyme des glykolytischen Stoffwechsels (Glyceroaldehyd-phosphat-dehydrogenase) enthält und daß die Markscheiden zur Synthese von Adenosintriphosphat über den Embden-Meyerhof-Weg fähig sind. Die selective Schädigung zentraler Markscheiden ohne Nekrobiose der Perikarya der Oligodendrocyten, wie sie im Corpus callosum der Ratte nach subakuter Cyanidintoxikation hervorgerufen werden kann (Hirner, 1969), spricht dafür, daß der Energiestoffwechsel im Perikaryon und in den markscheidenbildenden Zellfortsätzen der Hüllzellen unabhängig voneinander gestört werden kann. Dies ist im peripheren Nerven offenbar nicht in diesem Ausmaß möglich. Über den *Energiestoffwechsel der Marksubstanz* ist bisher wenig bekannt. 1—3 Std nach Applikation von U-^{14}C-Glucose läßt sich in der Myelinfraktion des Rückenmarks von Ratten ein Glucoseeinbau nachweisen, wobei die Myelinproteine höhere Aktivität zeigen als die Myelinlipide (Smith, 1969). Die O_2-Aufnahme der Marksubstanz ist im Säugetiergehirn um mindestens die Hälfte geringer als die der grauen Substanz (McIlwain, 1959), wahrscheinlich ist ihr Anteil noch kleiner (Gänshirt, 1957). In vitro atmet die weiße Substanz durchschnittlich 5fach (3—10fach) geringer als die graue Substanz (Dixon u. Meyer, 1936). *Bezogen auf die einzelne Zelle (Gliazelle) der Marksubstanz ist jedoch der O_2-Verbrauch in der weißen Substanz höher als in der grauen Substanz* (Heller u. Elliott, 1957). Da die Marksubstanz allgemein — und auch im speziellen Fall des N. opticus der Ratte — mehr Oligodendrocyten als Astrocyten enthält, ist zu vermuten, daß der hohe O_2-Verbrauch vorwiegend in den *Oligodendrocyten* stattfindet. Hierfür spricht auch die Plasmaorganisation der Oligodendroglia im Vergleich mit der Astroglia. Enzymhistochemische Beobachtungen (Friede, 1966) deuten daraufhin, daß der Glucoseabbau in den Oligodendrocyten teilweise über den Pentosephosphat-Shunt verläuft; dabei entsteht $NADPH_2$, das nach den gegenwärtigen Vorstellungen überwiegend bei der Fettsäuresynthese eingesetzt wird. Es ist anzunehmen, daß der *hohe Energiestoffwechsel der Oligodendrocyten im Dienst der Erhaltung der Markscheiden* steht. Für das Verständnis des Markzerfalls bei ischämischer Nekrobiose ist von Bedeutung, daß die Desintegration des kompakten Myelins mit einer *Lösung derjenigen Verbindung* einsetzt, *die durch Kontaktbildung der Innenflächen der Plasmamembranen* der Oligodendrocytenfortsätze entstanden ist. Dieser Membrankontakt stellt nach Abschluß der Myelogenese offenbar keine unlösbare Verbindung dar, eine „Fusion" der beiden Plasmamembranen ist offenbar nicht erfolgt. Gegen eine Fusion spricht auch die Permeation von Phosphorwolframsäure im Bereich dieser Hauptlamellen der Markscheiden bei Negativkontrastierung uneingebetteter Kryostatschnitte (Abb. 5 b). Die Lösung der Verbindung bei Unterbrechung der Energieversorgung spricht dafür, *daß es dieser Membrankontakt ist, der unter Energie-*

verbrauch aufrechterhalten wird. Außerdem wäre daran zu denken, daß die nekrobiotische Auflösung des gliösen Hüllplasmas und damit der Wegfall des Turgors auf den Markmantel zur Aufspaltung der Lamellen beitragen könnte. Gegen einen solchen Mechanismus sprechen jedoch die Vorgänge bei sekundärer Faserdegeneration, wobei ebenfalls der Turgor, unter dem die Markscheiden stehen, herabgesetzt ist, eine allgemeine Aufspaltung der Hauptlinien aber nicht einsetzt.

Während des wabenförmigen Zerfalls des Myelins treten *zwischen den Außenflächen der oligodendrocytären Plasmamembranen* verbreitet „Zwischenlinien" auf, sie sind Ausdruck *mechanischen Kontaktes* zwischen den Außenflächen von Plasmamembranen, ihre Entstehung ist nicht an eine bestimmte Stoffwechselsituation gebunden. Diese Kontakte können auch artifiziell während der Gewebepräparation (Schrumpfungsvorgänge) hervorgerufen werden (Karlsson, 1966).

Elektronenmikroskopische Untersuchungen an Teilstücken des N. opticus der Ratte 6 Std nach Inkubation in einem glucosefreien Medium unter O_2-Abschluß lassen darauf schließen, daß die *wabenförmige Desintegration nach Einsetzen der Ischämie nur langsam in Gang kommt,* sie ist nach 6 Std noch nicht abgeschlossen, wie der Vergleich mit den Befunden nach 12 Std zeigt. Die ischämische Koagulationsnekrose des axonalen Grundcytoplasmas hat zu diesem Zeitpunkt erst begonnen. Aus biochemischen Untersuchungen am *N. ischiadicus* der Ratte geht hervor, daß 3 min nach Einsetzen einer Ischämie noch die Hälfte des Phosphokreatins vorhanden ist, nach 8 min ist noch die Hälfte des ursprünglichen Glucosegehalts, nach 20 min die Hälfte des ATP-Gehalts nachweisbar (Steward et al., 1965). Während der ATP-Abnahme steigt der Gehalt an ADP und AMP an, was auf fortgesetzte Energiegewinnung schließen läßt. Während der Abnahme des Glucosespiegels steigt in den ersten 30 min der Lactatgehalt um den Faktor 10 an — ein Zeichen für die einsetzende anaerobe glykolytische Energiegewinnung. Zwischen 30 und 60 min erfolgt dann keine weitere Zunahme des Lactatgehalts mehr, die Energiegewinnung sistiert. In der *Marksubstanz des ZNS* nehmen ATP und Phosphokreatingehalt wesentlich rascher ab; noch rascher ist der Abfall in der grauen Substanz des ZNS (Maker et al., 1969). Unter diesen Gesichtspunkten muß die langsame Entstehung der wabenförmigen Myelindesintegration, die *morphologische Manifestationszeit der ischämischen Nekrobiose der Markscheiden,* beurteilt werden.

Wabenförmige Myelindesintegration ist unter verschiedenen pathologischen Bedingungen bereits beschrieben worden, so bei Randentmarkung des Rückenmarkes nach experimentellen Liquordruckschwankungen (Bunge et al., 1960), in Hinterwurzelfasern nach Röntgenbestrahlung in vitro („schaumähnliche, reticuläre Desintegration des Myelins", Masurovsky et al., 1967) und im N. ischiadicus bei Bleiintoxikation (Lampert u. Schochet, 1968). In den beiden letztgenannten Fällen wurde *zugleich mit dem Markmantelzerfall eine Nekrobiose der Schwannschen Zellen* beobachtet; die Auftrennung der Markmäntel erfolgte im Bereich der Haupt-, in geringerem Maße auch der Zwischenlinien. Hager (1968, S. 272) beschreibt den gleichen „Zerfall von Markmänteln in eigenartige kleinwabige Anordnungen und Netze" bei ischämischer Kolliquationsnekrose des Großhirnmarklagers von Hamstern, er hält diesen Typ der Markmanteldesintegration für die Folge eines ischämisch ausgelösten Ödems. Hiergegen spricht jedoch, daß weder bei perifokalem, extracellulärem Hirnödem (Schröder u. Wechsler, 1965 a) noch bei intramyelinärem Ödem nach Triäthylzinnvergiftung (Hirano et al., 1965 b) derartige wabenförmige Desintegration der Markscheiden erfolgt; auch nach Einwirkung hypotoner Lösungen auf die Markmäntel (Robertson,

1958) kommt es nicht zu wabenförmigem Zerfall, sondern zur lamellären Aufsplitterung, ausgelöst durch paarweise Lösung der Marklamellen entlang der Zwischenlinien (Finean u. Bunge, 1963). *Wir sehen die wabenförmige Myelindesintegration als unmittelbare Folge energetischer Insuffizienz im oligodendrocytären Hüllplasma an, die zur Lösung des unter Energieverbrauch aufrecht erhaltenen Membrankontakts entlang der Hauptlamellen der Markscheide führt.* Die Störung oder Unterbrechung der energieliefernden Prozesse kann, wie die aufgezählten Beispiele zeigen, auf unterschiedliche Weise entstehen.

Der celluläre Abbau verläuft ebenso wie bei ischämischer Nekrobiose der Marksubstanz im Großhirn. 3—4 Tage nach der Läsion wandern mesenchymale Makrophagen aus der Vagina externa n. optici (∼ Dura mater), die von den Ciliararterien versorgt, wird, in das nekrotische zentralnervöse Gewebe ein und nehmen die anfallenden Zerfallsprodukte auf. Inwieweit hämatogene Makrophagen auch hier beteiligt sind (Koenigsmark u. Sidmann, 1963), können wir nicht beurteilen. Gefäßreiches Bindegewebe sproßt von der duralen Opticushülle in den Nekrosebezirk ein. In einer ausgedehnten extracellulären, relativ dichten Matrix treten präkollagene und kollagene Fasern auf, auch zwischen den Zellfortsätzen der Fibroblasten sieht man überall Bündel kollagener Fasern aufschießen. Die lipidbeladenen mesenchymalen Makrophagen werden dabei derart eingemauert, daß im Untersuchungszeitraum bis zu 4 Monaten kein Abtransport der Zerfallsstoffe aus den Lipophagen zu beobachten ist. Der nekrotische Opticusabschnitt bietet dann den Aspekt eines „Schaumzellengranuloms". Sind Teile des astrocytären Interstitiums erhalten geblieben, dann beteiligen sich diese an der Defektdeckung. Bindegewebe und Glia bleiben jedoch, wie auch in anderen Teilen des ZNS bei gemischter Reparation (Blinzinger u. Hager, 1963), stets durch Basalmembranen getrennt.

III. Die Reaktion der Axonstümpfe beiderseits der Läsion

1. Bedingungen der unterschiedlichen Verhaltensweise der orbitalen und der cerebralen Faserstümpfe

In den Veränderungen der Axonstümpfe nach mechanischer Faserschädigung bei Erhaltung der Blutversorgung kommen Reaktionsfähigkeit und Reaktionsmöglichkeiten des axonalen Zellfortsatzes zum Ausdruck. In zahlreichen licht- und elektronenmikroskopischen, enzymhistochemischen und biochemischen Untersuchungen der letzten Jahre wurden diese umschriebenen reaktiven Phänomene an den Axonen nach Faserdurchtrennung oder Druckschädigung studiert (Tabelle 2 u. 3). Die Beantwortung der Frage, wie die beobachteten Organellen- und Enzymhäufungen im Axoplasma zustande kommen, hat sich als schwieriger erwiesen, als zunächst angenommen wurde. Mehrere Mechanismen sind beteiligt, die sich zeitlich überlagern, teilweise miteinander konkurrieren, teilweise einander entgegengesetzt wirken. Besonderes Interesse fand einer der vermutlich beteiligten Mechanismen, die von Weiss (1944) entdeckte proximodistal gerichtete Plasmabewegung in den Axonen peripherer Nervenfasern, deren Existenz durch eingehende autoradiographische Untersuchungen von Droz u. Leblond (1963) bestätigt wurde. Danach finden sich unter den im Perikaryon der Nervenzelle synthetisierten Proteinen Nicht-Transport-Proteine, die im Perikaryon verbleiben,

Tabelle 2. *Zunahme von Enzymaktivitäten, Anhäufung von Transmitterstoffen und von Neurosekret in den Axonstümpfen durchtrennter Nervenfasern beiderseits der Läsion (lichtmikroskopische Beobachtungen)*

Lokalisation	Species	nachgewiesener Stoff	Autoren
N. ischiadicus	Kaninchen	saure Phosphatase	Samorajski, 1957
Tractus supraoptico-hypophyseus	Ratte	Neurosekret	Christ, 1962
Präganglionäre Fasern des Sympathicus	Ratte	Noradrenalin	Dahlström u. Fuxe, 1962
N. ischiadicus	Ratte, Kaninchen, Hund	Acetylcholinesterase	Zelena u. Lubinska, 1962
N. ischiadicus	Ratte	DPN-Diaphorase, LDH, MDH, SDH	Kreutzberg, 1963 (a)
Rückenmark, Hinterstränge	Ratte	DPN-Diaphorase, LDH, MDH, SDH, Cytochromoxidase	Kreutzberg, 1963 (b)
Periphere Nervenfasern	Hund, Katze	Acetylcholinesterase	Lubinska et al., 1963
N. ischiadicus	Ratte	Acetylcholinesterase	Blümcke, 1964
N. ischiadicus	Ratte	SDH, LDH, Aldolase, β-Glucuronidase, β-Galactosidase, DPN-Diaphorase	Hanefeld, 1965
N. opticus	Ratte	LDH, SDH, saure Phosphatase	Metz, 1968
N. ischiadicus	Ratte	Acetylcholinesterase, saure Phosphatase	Thomas, 1969

Tabelle 3. *Anhäufung von Organellen und Strukturelementen im Axoplasma der Stümpfe durchtrennter Nervenfasern beiderseits der Läsion (elektronenmikroskopische Beobachtungen)*

Lokalisation	Species	proximaler Stumpf	distaler Stumpf	Autoren
N. ischiadicus	Meerschweinchen	Vesikeln, Mitochondrien, dichte Cytosomen		Estable et al., 1957
Rückenmark, Hinterstränge	Ratte	Endoplasmareticulum, Vesikeln, Mitochondrien		Schlote u. Hager, 1960
N. ischiadicus	Ratte	Kleintubuläres Endoplasmareticulum, Vesikeln, Mitochondrien, dichte Cytosomen		Wechsler u. Hager, 1962
N. ischiadicus	Meerschweinchen		Mitochondrien und dichte Cytosomen	de Webster, 1962
Rückenmark, Hinterstränge	Ratte	Endoplasmareticulum, Vesikeln, Mitochondrien, dichte Cytosomen, Riesenmitochondrien, Filamente		Schlote, 1962, 1964
dorsale Spinalnerven	Maus	Vesikeln, Mitochondrien, dichte Cytosomen. Umwandlung Vesikel → Tubuli → Filamente		Wettstein u. Sotelo, 1963

Tabelle 3 (Fortsetzung)

Lokalisation	Species	proximaler Stumpf	distaler Stumpf	Autoren
Periphere Nervenfasern	Insekten	Endoplasmareticulum, Mitochondrien		Melamed u. Trujillo-Cenoz, 1963
N. ischiadicus	Kaninchen		Mitochondrien und dichte Cytosomen	Lee, 1963
Rückenmark, Hinterstränge	Ratte	Endoplasmareticulum, multivesiculäre Körper, Mitochondrien, dichte Cytosomen, Riesenmitochondrien, Filamente, Canaliculi		Lampert u. Cressman, 1964
N. ischiadicus	Kaninchen	Mitochondrien, dichte Cytosomen, Lamellenkörper. Umwandlung Filamente → Tubuli → Vesikel → Endoplasmareticulum		Blümcke u. Niedorf, 1964
N. ischiadicus	Kaninchen	Lamellenkörper, vesico-tubuläres Endoplasmareticulum, Mitochondrien		Blümcke u. Niedorf, 1965
Tractus supraoptico-hypophyseus	Kaninchen		Endoplasmareticulum, Tubuli, Elementargranula	Christ u. Nemetschek-Gansler, 1965
N. opticus	Ratte		Mitochondrien, dichte Cytosomen, vesico-tubuläres Endoplasmareti-reticulum	Schlote, 1966
N. ischiadicus	Ratte		Mitochondrien, dichte Cytosomen, Endoplasmareti.-culum. Submikroskopischer Nachweis saurer Phosphatase in den dichten Cytosomen	Holtzman u. Novikoff, 1965

und Transport-Proteine, die in das Axon abgegeben und distalwärts bewegt werden. Auch am N. opticus wurden die Transportvorgänge studiert (Sjöstrand u. Karlsson, 1969; Peterson, Hurwitz u. Lindsay, 1967). Wenn diese Kenntnisse bei der Deutung der Axonveränderungen nach Faserdurchtrennung eingesetzt werden sollen, muß die Zuordnung zu proximalen bzw. distalen Abschnitten der Axone gewährleistet sein, da die Situation in beiden Abschnitten grundsätzlich verschieden ist und der erwähnte Stofftransport normalerweise nur in einer Richtung läuft. Bei Beobachtungen an peripheren Nerven ist die Zuordnung einfach, da die Perikarya der Nervenzellen — gleichgültig, ob zentrifugal oder zentripetal leitende Fasern vorliegen — sich sämtlich proximal von der Läsion befinden. Im ZNS bietet der N. opticus mit den in der Retina gelegenen Perikarya vergleichbare Verhältnisse. Nach neuroanatomischen Untersuchungen muß zwar damit gerechnet werden, daß einzelne entgegengesetzt orientierte Neurone vorkommen (s. S. 5), sie fallen quantitativ aber nicht ins Gewicht.

Bei unseren ersten Experimenten mit scharfer Durchtrennung des N. opticus schädigten wir zugleich die A. n. optici und erhielten eine ischämische Nekrobiose des orbitalen Abschnitts, dessen Axonstümpfe keine Möglichkeit zur Reaktion hatten, während im cerebralen Stumpf, dessen Blutversorgung ungestört blieb, nach 12 Std organellenreiche Endauftreibungen der Axone entstanden waren. Als Teildurchtrennungen mit Verschonung der A. n. optici vorgenommen wurden, traten im orbitalen Stumpf lediglich organellenarme Axonschwellungen (Axonödeme) auf, es fehlten wiederum die organellenreichen Axonauftreibungen, die in den cerebralen Stümpfen in großer Zahl entstanden waren. Die weitere Untersuchung ergab, daß *die kurze Entfernung (1 mm) zwischen Läsion und Bulbus oculi Ursache des unterschiedlichen Verhaltens der Stümpfe zu beiden Seiten der Läsion* war. Wenn die Läsion mindestens 2 mm entfernt vom Bulbus oculi angelegt wurde, erschienen auch in den orbitalen Stümpfen organellenreiche Axonauftreibungen, jedoch immer noch in geringerer Zahl als im gegenüberliegenden cerebralen Stumpf. Neben großen kugeligen Axonauftreibungen, deren Organellenmuster demjenigen in den cerebralen Stümpfen entsprach, fanden sich in den orbitalen Stümpfen lange, schlauchförmig erweiterte Axonstümpfe, die nicht den Umfang der großen kugelförmigen Auftreibungen erreichten und die sich durch geringere Organellendichte, Fehlen der regulären Axonfilamente und Anwesenheit feinster Fäden, Vesicel sowie eigenartiger doppelwandiger Strukturelemente auszeichneten (s. S. 97).

Die *großen organellenreichen Axonauftreibungen* entsprechen den von Cajal (1907) am Großhirn von Hunden, von Spatz (1921) am Rückenmark des Kaninchens nach experimentellen Läsionen und von Marburg (1909) und Jakob (1927) an menschlichen Gehirnen in der Umgebung traumatischer Läsionen beobachteten Gebilden. Cajal hatte nach Metallimprägnation feine netzförmige Strukturen (endoplasmatische Reticula) in ihnen dargestellt; Spatz und Jakob hatten gehäuft säurefuchsinophile Granula (Mitochondrien) in ihnen nachgewiesen. Cajal und Spatz hoben hervor, daß die Axonauftreibungen zu *beiden* Seiten der Läsion in nahezu gleicher Häufigkeit auftreten; licht- und elektronenmikroskopische Beobachtungen am Rückenmark der Ratte nach Durchtrennung der Hinterstränge bestätigen dies (Schlote, 1962; Lampert u. Cressman, 1964). Am N. opticus hatte Tello (1907) bei Kaninchen, Katzen und Hunden bei Durchtrennung am Chiasma nach 24 Std ebenfalls in *beiden* Stümpfen große Axonendkolben vorgefunden. Aus diesen Beobachtungen zusammen mit unseren Befunden an den cerebralen Axonstümpfen des N. opticus ergibt sich, daß allein aus dem Auftreten organellenreicher Axonauftreibungen nach Läsionen nicht auf proximale Faserstümpfe geschlossen werden kann. Es kann sich auch um die entsprechenden Vorgänge an den distalen Axonstümpfen handeln.

Cajal (1907) hatte die peritraumatischen Axonauftreibungen unter der Bezeichnung „traumatische Degeneration" beschrieben, um sie von der sekundären und retrograden Faserdegeneration zu trennen, er hatte die Vorgänge jedoch bereits als „actos vitales" im Axoplasma gedeutet. Auch Spatz (1921) betonte, *daß nicht degenerative, sondern reaktive Phänomene* vorliegen; er verglich die Reaktion des distalen Axonstumpfes mit derjenigen kernfreier Plasmafortsätze anderer Zellen und zog vor allem die einzellige Alge Acetabularia zum Vergleich heran, die wie die Nervenzelle einen langen Plasmafortsatz hat, der nach Abtrennung vom kerntragenden Teil weiterlebt (s. S. 106). Wenn man die Axonreaktion der distalen Stümpfe zur sekundären Waller-schen Faserdegeneration rechnet, wie dies gelegentlich noch geschieht (Barron u. Doolin, 1967), wird man dem Phänomen nicht gerecht. „Degenerative" Veränderun-gen setzen in den Axonauftreibungen auf beiden Seiten erst 2—5 Tage nach der Läsion ein. Die Stumpfreaktionen der Axone haben andererseits auch zu der Fehl-deutung geführt, daß „beide Schnittenden einer durchtrennten Nervenfaser die gleiche Fähigkeit zur Regeneration" besitzen sollten (Guillery, 1965). *Reaktions- und Rege-nerationsfähigkeit des Axons sind pathogenetisch verschiedene Kategorien;* erstere ist ein *primäres* und lokales Phänomen an beiden Stümpfen, letztere ein *sekundärer,* an die plasmatische Kontinuität mit dem Perikaryon gebundener Vorgang und nur von den proximalen Stümpfen aus möglich (Schlote, 1966 b).

Die Reaktion der distalen Axonstümpfe ist von manchen Autoren, die enzym-histochemisch an peripheren Nerven arbeiteten, vermißt worden. Ausbleiben positiver Enzymreaktionen in den distalen Faserstümpfen ist meist mit zu späten Untersuchungs-zeitpunkten zu erklären. Die Aktivitätszunahme setzt früh ein — 30 min bis 3 Std nach der Läsion — und schwindet nach 24—48 Std allmählich wieder. Weiter ist zu berücksichtigen, daß an peripheren Nerven bei Kontinuitätstrennung auch die im Perineurium verlaufenden Gefäße verletzt werden können und die Reaktion der distalen Stümpfe dann unterbleibt. Im N. opticus sind die Verhältnisse gerade um-gekehrt; Neurone und versorgende Gefäße verlaufen einander entgegengesetzt, so daß bei Durchtrennung stets der proximale (orbitale) Abschnitt der Fasern nutritiv ge-fährdet ist. *In den distalen (cerebralen) Faserstümpfen des N. opticus läuft die Axon-reaktion mit einer bemerkenswerten Konstanz und Gleichförmigkeit ab,* unabhängig von der Art der Läsion und von der Entfernung zwischen Läsion und Bulbus oculi. Die Frage nach der Herkunft der in den Axonstümpfen angehäuften Strukturelemente und Organellen soll daher auf der Grundlage der Beobachtungen an diesen cerebralen Axonstümpfen behandelt werden. Die Deutung der Vorgänge ist hier nicht durch zu-sätzliche Faktoren kompliziert, wie sie in den orbitalen Stümpfen gegeben sind, die mit den Perikarya der Zellen noch in plasmatischer Verbindung stehen.

2. Die Vorgänge in den cerebralen Axonstümpfen

Die cerebralen Abschnitte der durchtrennten Opticusfasern stellen als *kernlose Plasmafragmente der Nervenzellen* ein günstiges Modell zum Studium solcher Vor-gänge dar, die ohne unmittelbaren Einfluß des Zellkernes und des Perikaryons nach Ausschaltung proximodistaler Transportvorgänge stattfinden. Von ihnen sind Auf-schlüsse über den Strukturstoffwechsel des Axons und den Grad seiner metabolischen Emanzipation zu erwarten. Die Blutversorgung über die lokalen Capillarnetze ist in vollem Umfang erhalten. Aus neurophysiologischen Untersuchungen ist bekannt, daß periphere Nervenfasern unter diesen Bedingungen über relativ lange Zeit die Fähig-keit zur Erregungsleitung und zur Erregungsübertragung auf nachgeschaltete Erfolgs-organe behalten. Bei Säugetieren kann nach Durchtrennung des N. facialis, medianus, ulnaris oder ischiadicus die Erregungsübertragung an den Muskelendplatten über *48—128 Std* intakt bleiben (Ranvier, 1878; Cook u. Gerard, 1931; Landau, 1953; Gutmann u. Mitarb., 1955), bei Kaltblütern bis zu *20 Tagen* (Parker, 1933; Titeka, 1935), bei Fischen bis zu *6 Wochen* (Ranvier, 1878). Auf- und Abbau der Transmitterstoffe laufen in den präsynaptischen Axonendigungen in diesen Zeiträumen weiter ab. *Der Zeitraum ist um so länger, je länger das vom Perikaryon isolierte Faserteilstück ist* (Gutmann et al., 1955). Auch Davidovich u. Luco (1956) fanden nach Durchtrennung präganglionärer Fasern des cervicalen Sympaticusgrenzstranges, daß eine Störung der Erregungsübertragung an den Synapsen um so eher erfolgt, je kürzer der präganglionäre Abschnitt ist. Das Axoplasma der abgetrennten Fasern stellt also ein Reservoir an Stoffen dar, von dessen Volumen die Überlebenszeit der Faserabschnitte mit abhängt.

Aus den elektronenmikroskopischen Beobachtungen geht hervor, daß sich das Axolemm nach der Faserdurchtrennung rasch wieder schließt und blinde, sackförmige Enden bildet, denn ausgeflossenes, freies Axoplasma ist im Bereich der Stümpfe nicht nachzuweisen. Die Elastizität der axonalen Plasmamembran wurde von Lubinska (1964, S. 32) untersucht. Ähnliche Eigenschaften der neuronalen Plasmamembranen sind aus Untersuchungen mit Mikroelektroden und -pipetten an den Perikarya der Nervenzellen bekannt; nach dem Einstich schließen sich die Membrandefekte rasch und stellen die Integrität der äußeren Oberfläche wieder her. Bei derart rascher „Abdichtung" der Axonstümpfe dürften *passive Plasmaströmungen* in Richtung der Läsion im Sinne eines Druckausgleichs *keine wesentliche Rolle* spielen. Wenn man das Axon als einen plasmagefüllten Schlauch auffaßt, in dem ein bestimmter Innendruck herrscht, wären stumpfwärts gerichtete Axonbewegungen allein als Folge eines Druckausgleichs denkbar, solange das Axon eine freie Öffnung besitzt. Wir haben die Quellkegel, die innerhalb 3—5 min nach Durchtrennung des N. opticus an beiden Stümpfen entstehen, elektronenmikroskopisch untersucht. In den vorquellenden Faserteilen, die sich über den durchtrennten Durarand hinausschieben, ist das Axoplasma strukturarm bis strukturlos, die Axonfilamente meist zerfallen. Es kommt weder zu Axonaufschwellungen noch zu einer Verlagerung von Axoplasma oder Organellen in Richtung der Stümpfe als Folge des Druckausgleichs. Die Volumenzunahme in den vorgequollenen Opticusstümpfen erklärt sich überwiegend durch Aufsprengung und Zerfall der interfasciculären gliösen Zellteile und Erweiterung der extracellulären Räume. Die im Laufe von 12 Std nach der Läsion in halbkugelförmigen Axonstümpfen und den anschließenden Abschnitten sich häufenden Strukturen können als Resultat *aktiver, intraaxonaler Prozesse* angesehen werden. Neben Organellen, die in geringer Zahl auch im normalen Axoplasma vorkommen (Mitochondrien, Lysosomen, Vesikel, Filamente) treten Gebilde auf, die nicht zum Organellenbestand des normalen Axoplasmas gehören. *Durch Akkumulation präexistenter Strukturelemente allein lassen sich die Vorgänge also nicht erklären.*

Wirbelförmige Anordnung der Axonfilamente zwischen den angehäuften Organellen und Anschoppung der Organellen entlang des Axolemms (Randstromphänomen) sind Hinweise auf *Plasmaströmungen in Richtung auf die geschlossenen Stumpfenden.* Nach den Beobachtungen von Lee (1963) und de Webster (1962) an den stumpfnahen distalen Abschnitten durchtrennter peripherer Nervenfasern häufen sich Mitochondrien und dichte Lysosomen jeweils *distal* der Ranvierschen Schnürringe an. Auch dies spricht für eine disto-proximalwärts gerichtete Bewegung in den distalen Axonstümpfen, die also *entgegengesetzt zu den normalen Stofftransportvorgängen* (Weiss; Droz u. Leblond) verläuft.

In den letzten Jahren haben sich zahlreiche Hinweise für eine aktive Rolle der *Fadenorganellen* bei Plasmabewegungen ergeben, besonders aus Untersuchungen an

Protozoen (Nachmias, 1968; Nagai u. Rebhun, 1966; Beck et al., 1969). Die *Neuro-tubuli* sind mit den Spindelfasern der Mitose eng verwandt, wahrscheinlich identisch (Gonatas u. Robbins, 1964); diese steuern die Plasmabewegungen, die die Zelldurchschnürung einleiten. Für enge strukturelle und genetische *Beziehungen zwischen Mikrotubuli und Filamenten im Axoplasma* (und auch in den Fortsätzen von Astrocyten) sprechen die Untersuchungen von Peters u. Vaughn (1967) sowie Wisniewski et al. (1968). Nach primärer Osmiumtetroxydfixierung sind im Axoplasma nur die filamentären Elemente nachweisbar, während Tubuli nach primärer Glutaraldehydfixierung sichtbar werden (Sandborn et al., 1964; Behnke, 1964), wie dies in unseren ultradünnen Kryostatschnitten durch den glutaraldehydfixierten N. opticus der Fall ist. Dagegen sind die Mikrotubuli der Dendriten und der Oligodendrocyten auch in primär osmiumfixiertem Gewebe nach unseren Erfahrungen regelmäßig und eindeutig darstellbar; dies spricht für eine Sonderstellung der axonalen Mikrotubuli und stützt die Vermutung struktureller Beziehungen zwischen ihnen und den zugleich in großer Zahl anwesenden Filamenten. Colchicin hat einen hemmenden Einfluß sowohl auf die Spindelbildung während der Mitose als auch auf Plasmabewegungen in postmitotischen Zellen. Colchicin wird dabei an die Proteinkomponente der Neurotubuli gebunden (Schmitt u. Samson, 1968). Auch zahlenmäßige Abnahme der Mikrotubuli in motorischen Vorderhornzellen nach Colchicingabe ist nachgewiesen (Wisniewski et al., 1968). Nach Applikation von Colchicin in das Perineurium peripherer Nerven konnten Kreutzberg (1969) und Kreutzberg u. Schubert (1969) die Bildung von AChE-positiven Axonauftreibungen proximal von Läsionen verhindern. Biochemische Untersuchungen an Neurofilamenten und -tubuli haben ergeben, daß der Grundbaustein der Organellen ein fadenförmiger Eiweißkörper vom Molekulargewicht 120 000 ist, der dem Aktin der Muskelfasern ähnelt (Shelanski, 1968). Elektronenmikroskopisch konnten Schlaepffer, La Valle u. Torack (1969) ATPase-Aktivität an den Neurofilamenten peripherer und markhaltiger Nervenfasern der Ratte nachweisen. Es ist daher damit zu rechnen, daß sich die Organellen unter Energieverbrauch bewegen und Plasmabewegungen induzieren können (Schmitt, 1968), und daß diese Plasmabewegungen nach Faserdurchtrennung stumpfwärts gerichtet sind. Derartige stumpfwärts gerichtete Plasmaströmungen allein (Lubinska, 1964) erklären aber nicht die Änderung des Organellenmusters in den cerebralen Opticusstümpfen.

3. Herkunft der Organellen in den cerebralen Axonstümpfen

Im Hinblick auf die Bedeutung der Vorgänge für das Verhalten kernfreien neuronalen Cytoplasmas soll die Herkunft der einzelnen Strukturelemente und Organellen in den cerebralen Axonstümpfen eingehender erörtert werden. Beobachtungen an Zellen und Zellteilen anderer Organe werden zum Vergleich herangezogen, da es sich um Probleme der allgemeinen Cytologie handelt.

a) Mitochondrien

Die in den Stümpfen vorliegende Konzentration der Mitochondrien auf engem Raum kann nicht allein durch Anhäufung präexistenter Organellen zustande kommen. Die Zahl der Organellen übersteigt die Zahl der in den anschließenden Axonabschnitten verfügbaren Organellen. Geht man von dem — quantitativ bisher nicht erfaßten — regulären Verhältnis Mitochondrienzahl pro Raumeinheit Axoplasma aus, dann müßte eine ungleich größere Menge Axoplasma zu den Stümpfen bewegt werden, um eine derartige Menge von Mitochondrien hier zu konzentrieren. Die Axonauftreibungen müßten dann ein enormes Ausmaß erreichen. Eine Ansammlung durch Wanderung der Organellen aus eigener Kraft ist zwar in Betracht zu ziehen, die Konsequenz wäre aber eine Verarmung der anschließenden Axonabschnitte an Mitochondrien, die nicht eintritt. Nach Berechnungen an distalen Faserstümpfen des N. ischiadicus gelangte de Webster (1962) zum gleichen Ergebnis. *Für eine echte Vermehrung der Mitochondrien sprechen die vielen kreisförmigen mitochondrialen Anschnittprofile*, die nach eigenen Untersuchungen an Schnittserien nicht von quergetroffenen fadenförmigen, sondern *von kugelförmigen Organellen stammen, die normalerweise im Axoplasma nicht vorkommen.* Entweder haben sich also die präexistenten Organellen geteilt oder es sind neue Mitochondrien entstanden. Die elektronenmikroskopischen Beobachtungen bieten Hinweise für beides. Die dichtgefügten Mitochondrienformationen mit gemeinsamen äußeren Hüllmembranen zeigen Teilungsvorgänge an. Hager (1968) nimmt Wanderung der Organellen in Richtung der Stümpfe *und* Vermehrung durch Unterteilung an. Manche Axonstümpfe des N. opticus sind fast ausschließlich von kugelförmigen Mitochondrien erfüllt. *In anderen Axonauftreibungen herrschen vesiculäre und tubuläre Anschnittprofile vor*, die ein- oder doppelwandig sind; die Innenwand ist häufig eingefaltet, *beginnende Innenlamellenbildung* ist erkennbar. Eine stufenlose Folge der Organellenentwicklung bis zu voll ausgebildeten Mitochondrien läßt sich aufstellen. Es ist nicht ohne weiteres erlaubt, eine solche Aneinanderreihung morphologischer Varianten als Entwicklungsreihe eines Organellentypes zu deuten. Da aber derartige Strukturen im normalen Axoplasma fehlen und da celluläre Degradationsprodukte dieser Art nicht bekannt sind, neigen wir zu der Auffassung, daß hier nicht ein Strukturzerfall, sondern ein Strukturaufbau vorliegt, *daß also Mitochondrien aus kleinsten makromolekularen Bauelementen im axonalen Grundcytoplasma entstehen.* Die intensive Aktivität der Succinodehydrogenase in den cerebralen Axonstümpfen des N. opticus 12—24 Std nach der Läsion (Metz) spricht für die funktionelle Aktivität der Organellen. Die beiden Mechanismen — Teilung der Mitochondrien mittels Querdurchschnürung und Entstehung von Mitochondrien aus molekularen, mitochondrialen Bauelementen — sind mit den heute gültigen Vorstellungen über die Mitochondriogenese vereinbar.

Querteilung von Mitochondrien und Wachstum der Teilstücke unter Einbau von markiertem Leucin aus dem Cytoplasma wurden an pflanzlichen Zellen nachgewiesen (Luck, 1965). Eine Umwandlung „fadenförmiger" in „körnige" Mitochondrien ist mit lichtmikroskopischer Methodik in verschiedenen Zellen, vor allem in Leberzellen, beobachtet und als „granulärer Zerfall" oder „staubförmiger Zerfall" der normalen fadenförmigen Mitochondrien beschrieben worden (Altmann, 1955). Der Vorgang wird als Umwandlung in eine aktive Form der Mitochondrien, als Zeichen stärkerer funktioneller Leistung mit Oberflächenvergrößerung des Chondrioms gedeutet (Altmann, 1955).

Von vielen Autoren sind nicht-mitochondriale, präexistente Organellen des Zellplasmas als Bildungsorte oder Vorstufen von Mitochondrien bezeichnet worden, ohne daß diese Vermutungen auf die Dauer bestätigt werden konnten. Hierzu gehört die Annahme, Mitochondrien könnten aus dichten Cytosomen (Weissenfels, 1958), aus dem endoplasmatischen Reticulum (Bade, 1964), aus der Kernmembran (Pannese), aus dem Golgi-Apparat oder aus der Zellmembran (de Robertis) hervorgehen. Die

Mehrzahl der Untersucher neigt heute zu der Auffassung, daß *Mitochondrien nur aus Mitochondrien oder mitochondrialen Bausteinen hervorgehen* können (siehe bei Bruns, 1966; Parsons u. Rustand, 1968). Die Diskussion ähnelt derjenigen, die im vergangenen Jahrhundert über die Frage „omnis cellula e cellula" oder Urzeugung geführt worden ist. Der Vergleich gewinnt an Relevanz, wenn man berücksichtigt, daß gegenwärtig keine Zweifel mehr an dem DNS- und RNS-Gehalt der Mitochondrien und an ihrer Fähigkeit zur Proteinsynthese bestehen (Nass u. Nass, 1963; Swift et al., 1964; Gibor u. Granick, 1964; Droz u. Bergerson, 1965; Tuppy u. Wintersberger, 1966; Charret u. Andre, 1968). Wahrscheinlich besitzen die Mitochondrien die genetische Information für die Synthese zumindest ihrer Strukturproteine, in die in bestimmtem räumlichem Muster Enzymproteine eingefügt werden. Mitochondrien stellen damit relativ eigenständige Organellen innerhalb der Zelle dar, die zur Autoreproduktion fähig sind. Für Bildung von Mitochondrien aus kleinsten, elektronenmikroskopisch zunächst nicht nachweisbaren Bausteinen, die diese Information besitzen, sprechen die Beobachtungen von Brosemer, Vogell u. Bücher (1963), die das Chondriom im Flugmuskel der Wanderheuschrecke untersuchten, welches während der Ontogenese um das 60fache zunimmt; die Mitochondrien entstehen aus kleinen, nicht-membranösen Strukturelementen. Bei Züchtung von Hefezellen in anaerobem Milieu (Schatz, 1966) verschwinden die Mitochondrien zunächst aus dem Zellplasma, die Cytochromoxydase-Aktivität fällt ab, es restieren *vesiculäre Organellen,* die noch Succinodehydrogenase enthalten; nach Sauerstoff- und Energiezufuhr treten Mitochondrien und Cytochromoxydase wieder auf. Auch Racker et al. (1963) beobachteten Rekonstruktion von Mitochondrien aus nicht-membranösen Komponenten, sie stellten aus mitochondrialem Material eine elektronenmikroskopisch amorphe Proteinfraktion her; nach Zusatz von Phospholipid und ATPase-aktiven Partikeln, die zuvor von den Cristae der Mitochondrien getrennt worden waren, formierten sich *vesiculäre Organellen,* die überwiegend aus den für Mitochondrien typischen Strukturproteinen bestanden und Enzymproteine der Atmungskette inkorporierten. In all diesen Fällen handelt es sich also *nicht* um eine Entstehung der Organellen *de novo.* Unter Berücksichtigung dieser Beobachtungen nehmen wir an, daß in den *cerebralen Axonstümpfen* des N. opticus während der auf die Durchtrennung folgenden 24 Std eine *Zunahme der Mitochondrienzahl auf 3 Wegen* erfolgt:

a) *Migration* präexistenter Mitochondrien im Rahmen der stumpfwärts gerichteten Plasmaströmung.

b) Auftreten kugelförmiger Mitochondrien durch *Querabschnürung* von den präexistenten schlauchförmigen Mitochondrien.

c) *Entstehung* von Mitochondrien aus elektronenmikroskopisch nicht erkennbaren, makromolekularen, mitochondrialen Bestandteilen des Axoplasmas *über vesiculäre Zwischenstufen.*

Der cerebrale Stumpf des durchtrennten N. opticus stellt insofern ein besonderes Modell zum Studium der Mitochondriogenese im Neuroplasma dar, als ein Nachschub aus dem Perikaryon nicht möglich und die Organellen im normalen Axoplasma sehr weit voneinander entfernt liegen. Die hier für eine Mitochondrienvermehrung in loco nach Faserdurchtrennung erörterten Mechanismen finden im normalen Axon wahrscheinlich nicht statt. Es ist anzunehmen, daß normalerweise die axonalen Mitochondrien sämtlich dem Perikaryon der Zelle entstammen und mit einer Geschwindigkeit von 1—2 mm/Tag proximo-distalwärts wandern (Scharf, 1966; Weiß u. Pillai, 1965).

b) Dichte Cytosomen (Lysosomen)

Kennzeichen der gemeinsam mit den Mitochondrien in den cerebralen Axonstümpfen erscheinenden dichten rundlichen und ovalen Körper sind die osmiophile feingranuläre Matrix, konzentrisch angeordnete Lamellenpakete und die einfache Hüllmembran. Die enzymhistochemisch an Kryostatschnitten nachgewiesene intensive Aktivität der sauren Phosphatase in den cerebralen Axonstümpfen (Metz, 1968) in zeitlicher Korrelation mit den elektronenmikroskopischen Befunden spricht für die *lysosomale Natur der Körper.* Die Organellen, die in Perikaryon und Dendriten der Nervenzellen regelmäßig vorkommen, sind im Axoplasma normalerweise nur im Bereich der Ranvierschen Schnürringe vereinzelt anzutreffen (Holtzmann u. Novikoff, 1965), im Internodium fehlen sie. *Im normalen N. opticus* haben wir auch im nodalen Bereich der Nervenfasern *keine axonalen Lysosomen* gefunden. In peritraumatischen organellenreichen Axonauftreibungen peripherer und zentraler Nervenfasern und in Axonauftreibungen im Rahmen neuronaler Stoffwechselstörungen (neuroaxonale Dystrophie Seitelberger) sind dichte Cytosomen gemeinsam mit den Mitochondrien obligatorischer Strukturbestandteil. Wegen dieses gemeinsamen Auftretens wurden genetische Beziehungen zwischen beiden Organellentypen angenommen und die Cytosomen als regressiv transformierte Mitochondrien aufgefaßt (Blümcke, Niedorf u. Rode, 1966). Wir hatten anfangs ebenfalls derartige Beziehungen vermutet (Schlote, 1966 a), können nach Übersicht über ein größeres Material den Verdacht aber nicht aufrechterhalten. Wir konnten bei der großen Zahl innerhalb kurzer Zeit auftretender Organellen in den Axonstümpfen keine eindeutigen Übergangsformen feststellen. Die Nekrobiose der angehäuften Mitochondrien in den Axonauftreibungen verläuft unter dem Bild der Vergrößerung und Abrundung der Organellen mit tubulo-vesiculärer Transformation der Cristae; die Zahl der Lysosomen nimmt während dieser Zeit nicht mehr zu. Wir vermuten daher, *daß in den cerebralen Axonstümpfen Lysosomen im Axoplasma an Ort und Stelle entstehen.* Wanderung präexistenter Organellen kommt nicht in Betracht. Ob die Organellen aus präexistenten lysosomalen Bauelementen oder aus anderen Plasmabestandteilen — endoplasmatisches Reticulum — entstehen, bleibt unklar; formal verläuft ihre Entstehung wie die der Mitochondrien *über vesiculäre Zwischenstufen,* in denen während der Größenzunahme dichte Matrixsubstanz auftritt und die dann zu Lysosomen heranreifen. In Nervenzellen wurde Entstehung von Lysosomen aus dem Golgi-Apparat nachgewiesen (Seljelid, 1967; Kreutzberg u. Hager, 1966); unter pathologischen Bedingungen können die Organellen aber auch aus dem endoplasmatischen Reticulum hervorgehen, wie nach experimenteller Schädigung von Nervenzellen des Ganglion nodosum beobachtet wurde (Holtzmann u. Albala, 1966; Holtzmann, Novikoff u. Villaverde, 1967). In den distalen Stümpfen durchtrennter Ischiadicusfasern der Ratte treten wie in den Opticusstümpfen innerhalb weniger Stunden kleine Cytosomen mit feingranulärer Matrix auf, die im Ultradünnschnitt reichlich Reaktionsprodukt der sauren Phosphatase enthalten (Holtzmann u. Novikoff, 1965); die Mitochondrien bleiben frei von Reaktionsprodukt. Auch hier war die Frage der Abkunft aus präformierten Organellen oder aus dem Grundcytoplasma nicht zu klären. Auf welche Weise Enzyme, vorwiegend saure Hydrolasen, in derartigen Fällen in die Organellen hineingelangen, wurde von Thoenes et al. (1968) unter experimentellen Bedingungen am Nierentubulus studiert. Denkbar ist, daß die Enzyme in intakter Form bereits im Cytoplasma vorliegen und nach Konzentration in den Organellen dort aktiviert werden. Diese Ansicht vertreten auch Holtzmann und Novikoff mit Bezug auf die Axonstümpfe. Lichtmikroskopisch konnte Wolman (1965) zeigen, daß Lysosomen außerordentlich rasch — innerhalb weniger Stunden — im Cytoplasma erscheinen können. An peripheren Nervenfasern sah Thomas (1969) bereits 2 Std nach Verletzungen in einer 2 mm breiten Zone des distalen Stumpfes herdförmige Häufung von saurer Phosphatase, auch er nimmt an, *„daß die Vermehrung der sauren Phosphatase auf einer lokal bleibenden Reaktion beruht".*

Die Frage, welche Funktion die Lysosomen in den organellenreichen Axonstümpfen nach mechanischer Faserschädigung haben, ist von allgemeinerer Bedeutung, sie gilt in gleicher Weise für die organellenreichen Axonauftreibungen im Rahmen der neuroaxonalen Dystrophie Seitelberger. Daher soll hier eine Erklärung versucht werden. Zunahme von Lysosomen in Nervenzellen zeigt eine Zellschädigung an, die zu *irreversibler Alteration von Zellbestandteilen oder Plasmabezirken* geführt hat. Die alterierten Plasmabestandteile, die in der Zelle als Fremdstoffe wirken, werden vom Ensemble der vermehrten lysosomalen Hydrolasen aufgespalten und abgebaut. Zur Vermehrung von Lysosomen kann es nur kommen, wenn die Zellschädigung leicht — reversibel — war und die Zelle reaktionsfähig geblieben ist. Diese Interpretation wird durch zahlreiche Beobachtungen der letzten Jahre nahegelegt, beispielsweise durch die Zunahme der Lysosomenzahl der motorischen Vorderhornzellen nach kurzer ischämischer Schädigung (Khattab, 1967) und der Purkinje-Zellen nach lokaler Applikation von Diphtherietoxin (Barron, 1961). Auch Novikoff (1967) vertritt die Auffassung, daß zerfallende Zellbestandteile während struktureller und metabolischer Umbauprozesse sowie nach Zellschädigung durch Lysosomen aufgeschlossen werden. Er vermutet, daß Peptide und Aminosäuren, die während hydrolytischer Degradation präexistenter Proteine anfallen, in nicht teilungsfähigen Zellen wie den Nervenzellen und ihren Fortsätzen beim Aufbau neuer Proteine verwendet werden. Vor kurzem haben Lim u. Agranoff (1969) unter Hinweis auf den vergleichsweise langsamen Austausch der Proteine im Hirngewebe eine solche „salvage of partially degraded proteins" erneut diskutiert und als möglich bezeichnet. Wir deuten das Auftreten der zahlreichen an saure Phosphatase reichen Lysosomen (Abb. 44 b) in den Axonstümpfen des N. opticus als Folge der *Alteration von Bestandteilen des Axoplasmas im Zeitpunkt der Läsion* und als Zeichen der *Reaktionsfähigkeit* der betroffenen Axonabschnitte. Der Vorgang ist auf die Stumpfzonen beschränkt; es bestehen keine Beziehungen zur sekundären Faserdegeneration, die später einsetzt und in deren Verlauf keine Lysosomen im Axoplasma erscheinen.

c) Schichtenkörper

Die durch ihre Größe auffallenden vielschichtigen Körper entsprechen den von Blümcke u. Niedorff (1965) im Axoplasma proximaler Ischiadicusstümpfe vorgefundenen Gebilden. Nach Beobachtungen an Schnittserien handelt es sich um *abgeplattete ovale oder kugelförmige Körper, die aus übereinander gestapelten, schalenförmig gewölbten, in sich geschlossenen Lamellensystemen bestehen; der Innenraum kommuniziert mit dem umgebenden Axoplasma* (Schlote, 1966 a). Während Blümcke und Niedorff annahmen, daß Lipidkörper ohne Organellencharakter vorliegen, in denen nach Art von Myelinfiguren Lipoproteide schichtweise angeordnet sind, sprechen unsere Beobachtungen für einen Aufbau aus Cytomembranen (unit membranes), die durch

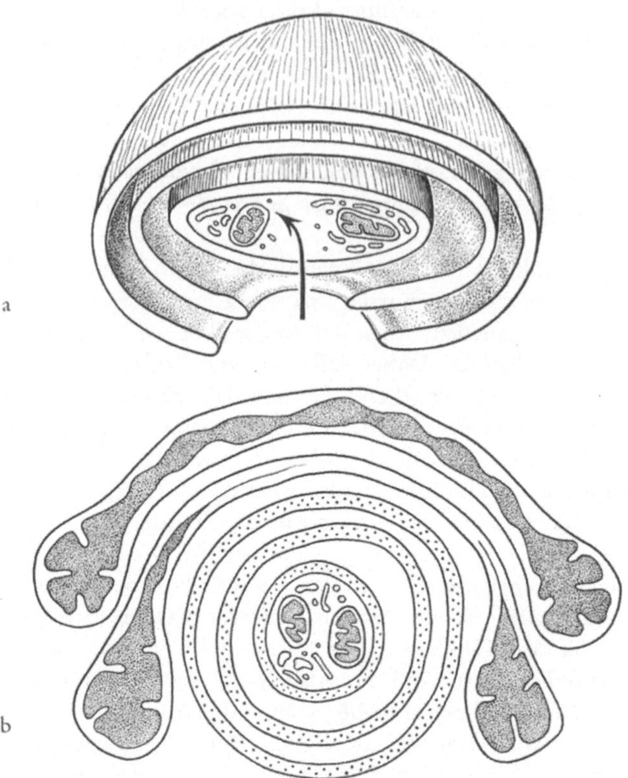

Abb. 57 a u. b. Strukturelemente in den organellenreichen Axonauftreibungen der cerebralen —
von den Perikarya isolierten — Faserstümpfe. a *Mehrschichtige Rundkörper (Schichtenkörper)*. Zwischen den Umschlagstellen der Doppellamellen kommuniziert der Innenraum der
Körper mit dem umgebenden Axoplasma (Pfeil). b *Mitochondrien vom Buckelschildtyp
(cupped disc mitochondria)*, hier einem Schichtenkörper aufgelagert. Die Mittelabschnitte der
Organellen sind, unter Verlust der Innenlamellensysteme, in gewölbte Scheiben umgewandelt

Fusion sich ausweitender endoplasmatischer Zisternen entstehen und in sich geschlossene Membranschlingen bilden (Abb. 57 a). Am Innen- und Außenrand der Schichtenkörper laufen diese Vorgänge fortgesetzt ab, wie die räumlichen Beziehungen zu
endoplasmatischen Zisternen der Umgebung und des Innenraumes zeigen, und führen
zur Apposition weiterer Schichten. Wir haben Schichtenkörper mit bis zu 36 Lamellen
(18 Lamellenpaare) gesehen. Gleichartige Schichtenkörper sind von Wolfe (1965) und
Anderson (1965) in der normalen Epiphyse von Ratten und von Rindern vorgefunden und als Knospenkörper (vernate bodies) beschrieben worden. Die Gebilde bestehen
dort ebenfalls aus (3—20) Lamellenpaaren, der Innenraum kommuniziert mit dem
Zellplasma und ist von regulären Zellorganellen erfüllt. Über die Bedeutung der
Schichtenkörper in den Epiphysenzellen werden keine Angaben gemacht.

Außerhalb des ZNS sind aus Membranpaaren aufgebaute Schichtenkörper unter
verschiedenen Bedingungen beschrieben worden. Moe u. Behnke (1962) fanden sie im
Dünndarmepithel neugeborener Ratten; in Serienschnitten konnte dort Kontinuität
zwischen den Hüllschichten und benachbarten Zisternen des endoplasmatischen Reti-

culums nachgewiesen werden; Größenzunahme der Körper durch Apposition neuer
Schichten aus fusionierenden endoplasmatischen Zisternen wird angenommen. Schichtenkörper mit den gleichen Beziehungen zum endoplasmatischen Reticulum wurden in
reaktiven Leberzellen der Ratte nach Thiohydantoin- und Phenobarbitalbehandlung
(Herdson u. Kaltenbach, 1965), in regenerierenden Leberzellen bei experimenteller
Cirrhose (Stenger, 1966) und in proximalen Tubuluszellen der Nieren 48 Std nach
einseitiger Nephrektomie und Röntgenbestrahlung (Leak u. Rosen, 1966) beobachtet.
Von allen Autoren werden die Körper als *besondere Zustandsform des endoplasmatischen Reticulums* und als *Zeichen einer Neubildung endoplasmatischer Zisternen* angesehen. Wir haben keinen Anlaß, das Auftreten der Schichtenkörper in den cerebralen
Opticusstümpfen anders zu interpretieren. Es gibt keine Anzeichen dafür, daß sie
durch Degradation oder passive Akkumulation präexistenter Organellen entstehen,
also regressiven Charakter haben sollten.

d) Mitochondrien vom Buckelschildtyp

Die halbkugelförmig und lamellär umgewandelten Mitochondrien, die häufig den
Schichtenkörpern aufgelagert sind (Abb. 57 b), aber auch frei im Axoplasma der cerebralen Faserstümpfe vorkommen (Schlote, 1966 a), sind als Tassenkopf- oder Buckelschild-Mitochondrien (mitochondria of cupped disc type; dump bell shaped mitochondria) in Zellen metabolisch aktiver oder rasch sich teilenden Zellen beschrieben
worden: in Leberepithelzellen neugeborener (Stempak, 1967) und erwachsener Ratten
(Stephens u. Bils, 1964), vermehrt 60 min nach Tetrachlorkohlenstoff-Intoxikation
(Reynolds, 1963), in Betazellen der Pankreasinseln (Munger, 1958), in Oncocyten
(Hübner, 1967), in mitochondrienreichen Zellen des Warthinschen Tumors der Glandula parotis (Tandler u. Shipkey, 1964), im Gelbkörper trächtiger oder mit mammotrophem Hormon behandelter Ratten (Enders u. Lyons, 1964), in Leydigschen
Zwischenzellen der Testes der Ratte (Christensen u. Chapman, 1959), in Spermatocyten (Andre, 1962) und in den Wurzelspitzenzellen der Bohne (Newcomb, 1967).
Derartige Mitochondrien können bei konzentrischer Anordnung und lamellärer Umwandlung mehrschichtige Rundkörper bilden, die sich von den oben beschriebenen
Schichtenkörpern nur durch die unverändert bleibenden kolbenförmigen Endabschnitte
der Mitochondrien unterscheiden.

Die Zusammenstellung zeigt, daß Mitochondrien vom Buckelschildtyp *in metabolisch besonders aktiven Zellen* auftreten; die Bedeutung der eigenartigen Form ist
noch unbekannt. Es gibt keine Anhaltspunkte dafür, daß dieser Organellentyp regressive Zellveränderungen anzeigt.

e) Endoplasmareticulum

Die vesiculären und tubulären Anschnittprofile verschiedener Größe, die 24 Std
nach der Läsion im Axoplasma auftreten, lassen keine lokalen Beziehungen zu den
präexistenten axonalen Mikrotubuli oder -filamenten (Sandborn, 1964; Blümcke u.
Niedorff, 1964) erkennen. Filamentbündel und endoplasmatisches Reticulum bilden
in den Axonstümpfen oft umschriebene Felder, die scharf voneinander abgegrenzt
sind. Auch die Tatsache, daß die endoplasmatischen Zisternen einschließlich der kleinsten vesiculären und tubulären Profile aus dreischichtigen Cytomembranen (unit
membranes) bestehen, Filamente und Mikrotubuli aber aus fädigen Elementen ohne
Membrancharakter, spricht gegen fakultative Transformationen zwischen beiden

Organellenklassen. Schrägschnitte durch tubuläre endoplasmatische Zisternen können derartige Beziehungen vortäuschen. In den proximalen Stümpfen *peripherer* Nervenfasern hat Hager (1966) ebenfalls vesico-tubuläre endoplasmatische Reticula beschrieben; er nimmt wie wir an, daß die Bläschen überwiegend de novo an Ort und Stelle entstehen, schließt aber eine Bildung aus präexistenten Strukturelementen nicht aus.

4. Bedeutung der reaktiven Vorgänge in den cerebralen Axonstümpfen im Rahmen der posttraumatischen Faserveränderungen

Welche Bedeutung hat die axonale Reaktion in von den Perikarya getrennten Faserstümpfen im Rahmen der posttraumatischen Vorgänge? Die proximo-distalwärts gerichteten Stofftransportvorgänge aus dem Perikaryon, die wir als axonalen *Longitudinalstoffwechsel* bezeichnen, sind unterbrochen, während der Stoffaustausch über die lokalen Capillarnetze entlang der Fasern, den wir als axonalen *Transversalstoffwechsel* bezeichnen, erhalten ist. Die Bedeutung der Vorgänge ergibt sich daraus, daß nach der Läsion im gesamten Abschnitt zwischen Läsionsort und präsynaptischen Endausläufern in den Axonen diese Situation — Trennung vom kerntragenden Zellteil bei erhaltener Blutversorgung — gegeben ist, daß aber nur in unmittelbarer Nähe der Läsion die reaktiven Vorgänge mit stumpfwärts gerichteter Plasmaströmung und Organellenhäufung stattfinden. Die Veränderungen sind also Ausdruck einer *lokalen anabolen Reaktion des Axons als Antwort auf die exogene, mechanische Schädigung.* Auf Grund eingehender enzymhistochemischer Untersuchungen nach Verletzung peripherer Nervenfasern gelangte auch Thomas (1969) zu der Auffassung, daß „schnell einsetzende Syntheseleistungen des Axoplasmas distal und proximal neben der Verletzungsstelle anerkannt werden müssen".

Die Annahme *anaboler Reaktionen in kernfreien Zellteilen des Neurons* im adulten Säugetiergehirn mag zunächst überraschend erscheinen. Aber abgesehen davon, daß sich keine ausreichend begründbare Alternative für eine Deutung der Vorgänge bietet, ist das Verhalten der übrigen Faserstrecke zwischen Läsion und präsynaptischer Nervenendigung, die morphologisch 2 Tage lang intakt und funktionsfähig bleibt, im Grunde ebenso erstaunlich. Die Erhaltung der Erregungsleitfähigkeit im Axon während 2 Tagen nach der Durchtrennung ist an einen geregelten Ionenaustausch entlang der Plasmamembran gebunden, der wiederum ein bestimmtes Stoffwechselniveau zur Voraussetzung hat. Das gleiche gilt für das Fortbestehen der Fähigkeit zur Erregungsübertragung an den Synapsen der abgetrennten Fasern. Auf- und Abbau von Synapsenbläschen findet dort weiter statt; auch dies ist eine metabolische Leistung des abgetrennten Zellteils.

Eine Deutung der Vorgänge als anabole Reaktion im Axoplasma ist nur haltbar, wenn vorausgesetzt werden kann, *daß im Axon Proteinsynthese möglich ist.* Dies wurde bisher allgemein bezweifelt, auch von denjenigen Autoren, die Stoff- und Enzymhäufungen in den Stümpfen der abgetrennten Fasern beobachteten. Vor allem das Fehlen von Ribosomen im Axoplasma wurde angeführt; ultraspektrophotometrisch konnte RNS im Axoplasma bisher nicht nachgewiesen werden (Nurnberger, 1952). Biochemische Untersuchungen von Edström et al. (1969 a) an den Riesenaxonen von Mauthner-Fasern beim Goldfisch ergaben jedoch einen geringen RNS-Gehalt des Axoplasmas; es handelte sich teilweise um mitochondriale, DNS-abhängige, teilweise um DNS-unabhängige axonale Ribonucleoproteide (Edström et al., 1969 b). Neuere biochemische Untersuchungen an isolierten, mikromanupulatorisch von ihren Markscheiden befreiten Axonen des N. hypoglossus des Kaninchens (Koenig, 1965) zeigten, daß auch *im Axoplasma von Säugetierfasern RNS in geringer Konzentration* vorkommt, die etwa $^1/_{500}$—$^1/_{1000}$ der Konzentration im Perikaryon der Nervenzellen beträgt; das Verhältnis von Adenin zu Guanidin läßt auf eine axonale RNS vom *ribosomalen Typ* schließen. An myelinfreien Wurzelfasern des N. accessorius des Kaninchens fand der gleiche Autor nach Markierung mit ^{3}H-Orotsäure, daß sich die axonale Gesamtaktivität aus einer kleinen, durch RNase angreifbaren und einer größeren, durch RNase nicht angreifbaren Fraktion (85—96%) zusammensetzt (Koenig, 1967). Unterteilung in die beiden Fraktionen gelang auch nach Anwendung von Actinomycin D, das die DNS-abhängige RNS-Synthese hemmt. DNS-abhängige Proteinsynthese im Axon wies Koenig (1967) am Beispiel der Bildung von AChE nach. Vom Perikaryon isolierte Fasern des N. hypoglossus behalten die Fähigkeit zur AChE-Synthese 48 Std lang; die intraaxonale Enzymsynthese läßt sich durch Puromycin hemmen. Aus diesen Befunden, denen grundsätzliche Bedeutung zukommt, folgt, daß intraaxonale Proteinsynthese nicht auf die Mitochondrien beschränkt ist, deren Fähigkeit zu rascher, DNS-abhängiger Inkorporation von Aminosäuren erwiesen ist (Chantrenne, 1961; Droz u. Bergeron, 1965). Edström u. Sjöstrand (1969) konnten zeigen, daß die Axone der Mauthner-Fasern beim Goldfisch nach Isolierung vom kerntragenden Zellteil zur Proteinsynthese fähig sind, wobei überwiegend mikrosomales und nur wenig mitochondriales Protein erzeugt wird; die Hemmung der Proteinsynthese durch Actinomycin D war gering, die Hemmung durch Puromycin deutlich ausgeprägt.

Bray u. Austin (1968) zeigten am N. ischiadicus von Hühnchen, daß ^{3}H-Orotsäure, die im Perikaryon in Ribonucleoproteide eingebaut wird, mit gleicher Geschwindigkeit wie markierte Proteine im Axon proximo-distalwärts transportiert wird und daß diese intraaxonale RNS sich bei Sedimentation wie RNS vom ribosomalen Typ verhält. Im N. opticus des Hühnchens war die intraaxonale Fraktion markierter RNS vergleichsweise gering, der größere Teil der Radioaktivität erschien in Gliazellen. Mit ^{3}H-Uridin markierte RNS dagegen konnten Rahmann u. Kortmeier (1965) sowie Rahmann (1964, 1966) bei Fischen und Mäusen in den Nervenfasern nicht nachweisen; Aktivität erschien nur im Perikaryon der Nervenzelle. Es muß also mit der Möglichkeit gerechnet werden, daß Transport-RNS, d. h. in das Axoplasma abgegebene RNS, und nicht transportierte RNS nebeneinander vorkommen, ebenso wie dies für die im Neuron synthetisierten Proteine gilt (Droz u. Leblond, 1963).

Proteinsynthese in kernfreien Plasmateilen anderer tierischer Zellen ist unter verschiedenen experimentellen Bedingungen nachgewiesen worden, die Ergebnisse derartiger Beobachtungen sind zusammengestellt bei Brachet (1959, S. 1—33), Chantrenne (1961, S. 48), Bourne (1962, S. 173) und Grundmann (1966, S. 31). Kernlose Plasmafragmente von Amöben leben beispielsweise 10—14 Tage lang, markierte Aminosäuren werden 10 Tage lang — bei abnehmender Rate — eingebaut. Nach mikromanipulatorischer Entfernung des Kernes nimmt bei Amöben die Fraktion von Proteinen mit rascher Austauschrate auf Kosten der Fraktion von Proteinen mit langsamer Austauschrate zu; auch dies kann als eine anabole Reaktion auf die Trennung vom kerntragenden Zellteil aufgefaßt werden (Goldstein u. Prescott, 1968). Zum Verhalten der einzelligen Alge Acetabularia nach Kernverlust s. S. 106. Fortdauer der

Proteinsynthese in kernlosen Plasmaabschnitten ist nur möglich, solange mRNS, rRNS und tRNS — die nicht mehr ersetzt werden — zur Verfügung stehen. Diese Situation ist offenbar in abgetrennten Nervenfaserteilen gegeben. Wenn bisher ein Einbau markierter Aminosäuren in traumatisch (Kreutzberg, 1967) und metabolisch ausgelösten (Roessman u. Friede, 1967) organellenreichen Axonauftreibungen nicht eindeutig nachzuweisen war, kann dies daran liegen, daß die hier synthetisierten Proteine in ihrem Aufbau von den im Perikaryon des Neurons produzierten abweichen und daher die Einbaurate der angebotenen Aminosäure intraaxonal vergleichsweise gering ist. Sie läßt sich dann autoradiographisch nicht sicher erfassen. Auch der Untersuchungszeitraum ist zu berücksichtigen, da die Syntheserate pro Zeiteinheit intraaxonal generell geringer sein dürfte als im Perikaryon, auch während anaboler Reaktionen.

Zusammenfassend ist festzustellen, daß *im Axoplasma* normalerweise in einem geringen Umfang Proteine synthetisiert werden und daß die *Proteinsynthese nach Abtrennung der Fasern vom kerntragenden Zellteil zunächst fortgesetzt wird*. In diesem Rahmen können peritraumatische anabole Reaktionen in den Axonstümpfen verstanden werden.

Bemerkenswert ist das Auftreten *organellenreicher Axonauftreibungen in zunehmender räumlicher Entfernung vom Läsionsort mit zunehmendem zeitlichem Abstand vom Zeitpunkt des Eingriffes;* im gleichen Zeitraum verschwinden die Axonauftreibungen aus der unmittelbaren Nachbarschaft der Läsion. Wir haben noch nach 6 bis 7 Tagen große Axonauftreibungen ohne degenerative Veränderungen 1 mm entfernt von der Stumpfzone im cerebralen Opticusabschnitt vorgefunden, während die meisten benachbarten Fasern bereits das Bild der sekundären Degeneration zeigten (Abb. 46). Möglicherweise entstehen in den auf den Eingriff folgenden Tagen als Folge der bindegewebig-gliösen Organisation im Traumabereich weitere Axonstümpfe in zunehmender Entfernung von der Läsion, an denen dann Axonreaktionen stattfinden (Abb. 61 b); die abnehmende Fähigkeit zu anabolen Leistungen des Axons ist an dem geringen Organellengehalt dieser sekundären Auftreibungen abzulesen; möglicherweise entstehen sie ausschließlich durch stumpfwärts gerichtete Plasmabewegungen. Vergleichbare Beobachtungen wurden nach Durchtrennung der Hinterstränge am Rückenmark des Kaninchens gemacht (Spatz, 1921), wo Axonauftreibungen mit fuchsinophilen Granula (Mitochondrien) nach 4 Tagen in weiterer Entfernung von der Läsion zahlreicher waren als in der Stumpfzone; nach 7 Tagen waren sie nur noch in weiterer Entfernung nachweisbar. Die gleichen Verhältnisse fanden wir am Rückenmark der Ratte vor (Schlote, 1964).

5. Die Vorgänge in den orbitalen Axonstümpfen

Die Vorgänge an den orbitalen, durch intakte Faserteile mit den Perikarya in der Retina verbundenen Axonstümpfen des N. opticus sind wesentlich schwieriger zu beurteilen als die Veränderungen an den cerebralen Stümpfen. Das liegt zunächst daran, daß die elektronenmikroskopischen und enzymhistochemischen Befunde nicht konstant waren, außerdem wird die Deutung dadurch erschwert, daß sich hier lokale Phänomene und proximo-distale, von den Perikarya gesteuerte Transportvorgänge überlagern. Eine *Schädigung der A. n. optici wurde durch Teildurchtrennung* des N. opticus *vermieden* und damit Durchblutungsstörungen des orbitalen Opticusabschnittes einschließlich der Retina verhindert; der Erfolg wurde jeweils am *Ausbleiben einer ischämischen Nekrobiose des orbitalen Abschnittes* zwischen Läsion und Bulbus oculi ab-gelesen. Die enzymhistochemischen und elektronenmikroskopisch faßbaren *Reaktionen der orbitalen Axonstümpfe* waren auch dann stets *geringer* als die in den gegenüber-liegenden Stümpfen. Dieses zunächst paradox wirkende Resultat erklärt sich aus der relativ kurzen Entfernung zwischen Läsionsort und Perikaryon der Zellen, denn die Reaktion der orbitalen Stümpfe war gelegentlich — nicht regelmäßig — deutlicher ausgeprägt, wenn die Läsion mindestens 2 mm vom Bulbus oculi entfernt angelegt wurde. Nach Durchtrennung *peripherer Nervenfasern* werden regelmäßig heftige Axonreaktionen in den homologen Stümpfen enzymhistochemisch und elektronen-mikroskopisch beobachtet. Hier werden die Faserdurchtrennungen meist in mehr oder weniger weiter Entfernung vom Perikaryon der Zellen, nicht wenige Millimeter von den Spinalganglienzellen oder den motorischen Vorderhornzellen entfernt, vorgenom-men. Zahlreiche Beobachtungen an peripheren und zentralen Fasern zeigen, daß die Reaktionsweise sowohl der Perikarya als auch der proximalen Faserstrecke entschei-dend von der Entfernung zwischen Läsion und Perikaryon — außerdem von der Art der Läsion abhängt (Spatz, 1921; Brodal, 1939). *Je kürzer die Entfernung und je heftiger das Trauma, desto mehr neigen Perikaryon und proximale Faserstrecke zum Zerfall,* desto geringer ist die Wahrscheinlichkeit, daß es im Perikaryon zur retro-graden Reaktion mit folgender Restitutio ad integrum kommt. Auch bei Elektro-coagulationen im Tuber cinereum zeigten Engelhardt u. Diepen (1957), daß, je näher die Läsion an den Ursprungsort des supraoptico-hypophysären Systems heranreicht, um so eher mit dem Untergang der Neurone zu rechnen ist. Umgekehrt kommt es nach Zahnextraktionen, die einen geringfügigen Axonverlust in weiter Entfernung vom Perikaryon mit sich bringen, zu nur leichter, vorübergehender retrograder Reak-tion der Perikarya im Trigeminusganglion, anschließend zur Restitutio ad integrum (Strassburg, 1967).

Bei kurzer Entfernung zwischen Läsionsort und Perikaryon wird also die *axonale Reaktion der proximalen Faserstümpfe unterdrückt.* Unter Berücksichtigung der Be-obachtungen von Friede (1964) ist daran zu denken, daß die am Ort der Läsion ent-stehenden, nach beiden Richtungen sich ausbreitenden Verletzungsströme eine Rolle spielen; sie könnten bei kurzer proximaler Faserstrecke einen stärker hemmenden Ein-fluß auf die Vorgänge im Perikaryon und im Axon ausüben, während sie bei großer Distanz an Bedeutung verlieren.

In den orbitalen Opticusstümpfen traten nach Läsionen bei mindestens 2 mm Ent-fernung vom Bulbus oculi neben großen, organellenreichen Axonauftreibungen mit Filamentwirbeln, die denjenigen im cerebralen Faserstumpf entsprechen, zwischen 24 Std und 7 Tagen außerhalb der Stumpfzone zusätzlich *länglich-schlauchförmig erweiterte Axone* auf, die durch *lockeren Organellengehalt* mit vesiculärem Material und feinsten fädigen Gebilden ohne Bündelung und ohne wirbelförmige Anordnung sowie durch Fehlen von Schichtenkörpern von den großen kugelförmigen organellen-reichen Axonauftreibungen der Stumpfzone zu unterscheiden waren. Eigenartige *doppelwandige Anschnittprofile* (Abb. 34 b), die in den cerebralen Axonabschnitten nicht vorkommen, sind typisches Strukturelement anderer, meist markloser Axon-endigungen außerhalb der Stumpfzone. Da derartige Formationen in den proximalen Stümpfen peripherer Nervenfasern (Wechsler u. Hager, 1961) und im Rücken-mark (Lampert u. Cressman, 1964) als aussprossende Axone identifiziert wur-den, nehmen wir an, daß auch in den orbitalen Opticusstümpfen *Axonregene-*

rate vorliegen. Ähnliche Beobachtungen machte bereits Rossi (1912), der den N. opticus von Kaninchen kurz vor dem Chiasma opticum durchtrennte und nach 7 Tagen mit Metallimprägnationsmethoden im orbitalen Stumpf neben einigen großen, kugelförmigen Axonauftreibungen zahlreiche schmale, längliche Axonstümpfe nachwies, die Ausgangspunkt feiner, sich verzweigender Axonsprosse waren. Eine ähnliche *zweistufige Axonreaktion* hat Blümcke (1964) in proximalen Faserstümpfen des *N. ischiadicus* nachgewiesen; er beobachtete initiale, stumpfnahe Endauftreibungen der Axone, die von später und weiter proximal auftretenden, besonders AChE-reichen axonalen „Wachstumsendkolben" gefolgt wurden. Im N. opticus konnte AChE-Aktivität allerdings weder normalerweise noch in den reaktiven und regenerativen Axonendigungen des orbitalen Stumpfes enzymhistochemisch nachgewiesen werden (Metz, 1970). 10 Tage nach der Läsion fanden wir die schmalen, schlauchförmigen Axonregenerate von astrocytären Zellfortsätzen eingeschlossen, später waren sie nicht mehr auffindbar. Wie die Untersuchung der Fasern zwischen Stumpf und Bulbus oculi ergab, setzt zwischen 10. und 30. Tag nach der Läsion die retrograde Faserdegeneration ein (s. S. 114), die zugleich das Ende der regenerativen Vorgänge bedeutet. Nach den Beobachtungen von Rossi (1912) am N. opticus des Kaninchens ist zu erwarten, daß nach Läsionen in größerer Entfernung vom Bulbus oculi — Durchtrennung in der Nähe des Chiasmas opticum — die regenerativen Vorgänge über einen längeren Zeitraum verfolgt werden können, da die retrograde Faserdegeneration unter diesen Bedingungen später einsetzt oder ausbleibt. Wir erzeugten traumatische Läsionen maximal 5 mm entfernt vom Bulbus oculi; dies entspricht bei der Ratte etwa der Hälfte der Entfernung zwischen Bulbus und Chiasma.

Seit den Untersuchungen von Spatz (1921) sind die Axonreaktionen des proximalen Stumpfes und die „primäre Reizung" der Perikarya der Zellen oft als pathogenetisch gleichartige Vorgänge unter der Bezeichnung „primäre retrograde Reaktion" der Perikarya bzw. Axone beschrieben worden (Scholz, 1957; Hager, 1968). Ein Überblick zu dieser Frage ergibt jedoch, daß die *initiale Axonreaktion der Faserstümpfe beiderseits der Läsion zeitlich und pathogenetisch unabhängig von der primären Reizung des Perikaryons* verläuft. Sie ist ein *lokal* ausgelöstes, peritraumatisches Phänomen, während die primäre Reizung des Perikaryons eine indirekte oder Fernreaktion (*réaction à distance* Marinesco, 1896) ist, die auch nichttraumatisch ausgelöst werden kann und mit Zustandsänderungen der Nucleoproteide und Organellenverlagerung beginnt. Die zeitliche Verschiebung zwischen initialer Axonreaktion und chromatolytischer Reaktion des Perikaryons ist erheblich. Elektronenmikroskopisch sind bereits 30 min nach Läsionen reaktive Veränderungen in den Axonstümpfen von Spinalwurzelfasern der Maus nachweisbar (Wettstein u. Sotelo, 1963), enzymhistochemisch sind die ersten Veränderungen an den Stümpfen nach 1 Std zu erkennen (Thomas, 1969). Dagegen setzen die Vorgänge in den Perikarya wesentlich später ein. An den motorischen Vorderhornzellen beobachteten Thomas u. Exss (1967) nach Durchtrennung des N. ischiadicus bei Untersuchung zwischen 4 Std und 15 Tagen erst am 3. Tag Änderungen des Enzymmusters; bis zu diesem Tag waren nur Abrundung und Vergrößerung des Zelleibes nachweisbar. Nach den Beobachtungen von Francoer u. Olszewski (1968) ist nach der Läsion zunächst über mehrere Stunden die axonale Transportrate der im Perikaryon synthetisierter Proteine vermindert; erst allmählich folgt ein Anstieg über die normale Transportgeschwindigkeit hinaus mit einem Maximum am 7. Tag und Rückgang auf normale Transportrate bis zum

30. Tag nach der Läsion. Die regenerativen Vorgänge (Axonsprossung) sind, im Unterschied zur initialen Axonreaktion, an die Umbauprozesse im Perikaryon und die mit ihnen einsetzende gesteigerte Proteinsynthese (Edström, 1959; Watson, 1965) und erhöhte Transportrate der Proteine gebunden.

Unterbrechung der Faserkontinuität bildet keine unbedingte Voraussetzung für die Entstehung der reaktiven organellenreichen Axonauftreibungen. Sie lassen sich auch durch *leichten Druck auf die Fasern (Contusio n. optici)* auslösen und sind nach Teildurchtrennung des N. opticus im paratraumatischen Feld zu beobachten. Diesen in den Verlauf der Axone eingeschalteten organellenreichen Axonauftreibungen *fehlen* bezeichnenderweise meist die *wirbelförmig angeordneten Filamentbündel,* die in den Stümpfen durchtrennter Fasern stumpfwärts gerichtete Plasmabewegungen anzeigen. Solche Bewegungen werden offenbar nur nach Kontinuitätstrennung der Fasern ausgelöst. Spatz (1921) hatte am Rückenmark des Kaninchens an intakten Fasern in der Nachbarschaft der Läsion Axonauftreibungen mit fuchsinophilen Granula gesehen; Kreutzberg (1963) beobachtete enzymhistochemisch Axonauftreibungen ·mit hoher Oxidoreduktase-Aktivität in der Nachbarschaft geschädigter Fasern nach traumatischer Läsion der Hinterstränge des Rückenmarkes. Elektronenmikroskopisch wurden 2—24 Std nach Kompression des Hirngewebes durch Aufblasen eines Ballons im Epiduralraum bei Katzen (Hajano, 1967; Tani u. Evans, 1965) massenhaft organellenreiche Axonauftreibungen im Großhirnmarklager, meist ohne Filamentwirbel, vorgefunden. Friede (1964) konnte elektrophoretisch an unverletzten peripheren Nervenfasern Axonauftreibungen erzeugen. Er gelangt zu dem Schluß, daß die Veränderungen auf einem komplexen Zusammenspiel lokaler Phänomene und echter Plasmastauung beruhen, daß sie *aber auch unabhängig von intraaxonalen Plasmaströmungen* auftreten können. Unsere Untersuchungen am N. opticus haben gezeigt, daß sich durch lokale Druckwirkung auf die Fasern überall die Bildung organellenreicher Axonauftreibungen auslösen läßt, *auch in unmittelbarer Nähe der Perikarya* der Nervenzellen (Contusio n. optici im prälaminären, marklosen Abschnitt der Opticusfasern). Die Regel der Unterdrückung der lokalen axonalen Reaktion bei zunehmender Annäherung der Läsion an das Perikaryon der Zelle (s. S. 97) bezieht sich nur auf Eingriffe, die zur Kontinuitätstrennung der Fasern führen.

Im Tractus hypothalamo-hypophyseus kommen normalerweise kleine und große, von Neurosekret erfüllte Axonauftreibungen vor, die als *Herringkörper* bekannt sind. Sie wurden von Hild (1954) auch in der Gewebekultur beobachtet, wo sie sich entlang der Axone auf- und abbewegten; die distalwärts gerichtete Bewegung war deutlicher. Nach Durstbelastung treten in der Erholungsphase in diesen Axonauftreibungen bei Ratten massenhaft Phagolysosomen und Mitochondrien auf, während die Elementargranula verschwinden können (Pilgrim, 1969). Hier handelt es sich um *funktionell ausgelöste Axonreaktionen in vorgebildeten Auftreibungen.*

Bei einer Reihe pathologischer Prozesse werden im peripheren und zentralen Nervensystem organellenreiche Axonauftreibungen vorgefunden, ohne daß sich im einzelnen Fall aufklären läßt, ob die Reaktionen durch unmittelbare Einwirkung des jeweiligen pathogenen Agens ausgelöst wurden oder ob Stumpfreaktionen nach Axonunterbrechung vorliegen. Hierzu gehören die organellenreichen Axonauftreibungen bei perifokalem Hirnödem (Schröder u. Wechsler, 1965 a), bei experimenteller allergischer Encephalomyelitis (Bubis u. Luse, 1964; Lampert, 1967), bei Swayback der Schafe — zusammen mit chromatolytischer Reaktion der Perikarya der Nervenzellen — (Cancilla et al.,

1966), bei Scrapie (Field u. Raine, 1964), bei Morbus Alzheimer (Terry et al., 1964), bei experimentellem Vitamin-B-1-Mangel in Gebieten spongiöser Gewebsauflockerung (Collins et al., 1964), an Trigeminusfasern nach Plasmocidvergiftung (d'Agostino, 1964), an spinalen Wurzelfasern nach Bestrahlung mit 185 MEV-Elektronen (Andres, 1963).

6. Vergleich der traumatisch ausgelösten mit metabolisch bedingten Axonreaktionen („neuroaxonale Dystrophie")

Die im Rahmen neuronaler Stoffwechselstörungen *spontan* an Axonen des Zentralnervensystems auftretenden organellenreichen Axonauftreibungen (neuroaxonale Dystrophie Seitelberger) kommen wahrscheinlich auf der Grundlage lokaler intraaxonaler Umbauprozesse und anaboler Vorgänge zustande, denn ober- und unterhalb der organellenreichen Axonabschnitte zeigen die Fasern morphologisch keine Besonderheiten. Derartige Axonauftreibungen treten auf bei der Hallervorden-Spatzschen Krankheit, besonders verbreitet bei ihrer infantilen Form (Seitelberger u. Mitarb., 1963), bei Jakob-Creutzfeldtscher Krankheit (Kreindler et al., 1968), im Alter (Sung, 1964; Fujisawa, 1967), bei Neurolathyrismus (Ule, 1962), bei Malabsorptions- und Malnutritionssyndromen im Rahmen verschiedener Grundkrankheiten (Mucoviscidose, Leberkrankheiten, chronischer Alkoholismus) und bei experimentellem Vitamin-E-Mangel (Lampert u. Pentschew, 1964). Diese dystrophischen Axonauftreibungen werden von Jellinger (1968) als Ausdruck einer durch enzymatische Störungen bedingten *„primären metabolischen Dysfunktion des Axons"* aufgefaßt und als physiologisches bzw. grenzphysiologisches Degenerationsphänomen gedeutet, wobei als gemeinsamer pathogenetischer Grundmechanismus chronischer Vitamin-E-Mangel eine Rolle spielen könnte. In jüngster Zeit sind vergleichbare Vorgänge auch an den präsynaptischen Endabschnitten der Axone bekannt geworden, die sich mit tubulo-vesiculären Zisternen und Mitochondrien anfüllten, so bei einer Erkrankung unbekannter Ätiologie mit fokalen Krampfanfällen, Hypsarrhythmie und Blindheit im frühen Kindesalter (Gonatas u. Goldenson, 1965; Gonatas, Evangelista u. Walsh, 1967) und bei Morbus Pick (Roizin et al., 1968).

In den dystrophischen Axonauftreibungen finden sich die gleichen Strukturelemente und Organellen, die auch nach exogener Schädigung in den Axonen auftreten: Mitochondrien, Lysosomen, endoplasmatische Zisternen und Filamente. Zusätzlich werden in dystrophischen Axonauftreibungen gewundene und konzentrisch geschichtete Membranschlingen, eigenartige halbkreisförmige Tubuli, multivesiculäre und multigranuläre Körper sowie fehlgebildete Mitochondrien (Riesenmitochondrien) und große leere Vacuolen vorgefunden. Diese Strukturelemente sind jedoch *nicht sämtlich spezifisch* für die dystrophischen Axonveränderungen. Die gleichen dichtgepackten systemartig angeordneten Tubuli („multitubuläre Körper"), Riesenmitochondrien mit fleckförmigen Substanzverdichtungen und großen Vacuolen sind — wenn auch seltener — in reaktiven Axonauftreibungen nach Durchtrennung der Hinterstränge des Rückenmarkes beschrieben worden (Lampert u. Cressman, 1964). Die konzentrisch geschichteten Membranaggregate der dystrophischen Axonauftreibungen haben Ähnlichkeit mit den Schichtenkörper im Axoplasma der Opticusstümpfe (Schlote, 1966 a), Membranschlingen und mehrschichtige Membranwirbel wurden von Lampert et al. (1968) in Axonauftreibungen des N. opticus bei experimentellem, akutem Glaukom lediglich durch

Erhöhung des intraoculären Druckes ausgelöst. *In den dystrophischen Axonauftreibungen überlagern sich reaktive und regressive Vorgänge,* ihr Axoplasma ist „stellenweise nicht von dem in reaktiven und regenerierenden Axonen zu unterscheiden" (Lampert, 1967). Auch nach den Beobachtungen von Fujisawa (1967) zeigt das Phänomen der organellenreichen Axonauftreibungen überraschende Ähnlichkeit in seinen wesentlichen Merkmalen ungeachtet seiner verschiedenartigen Ursachen. Die auffallende Vielgestaltigkeit des Organellenmusters in den dystrophischen Axonauftreibungen wird vielleicht verständlich, wenn man sich vor Augen hält, daß diese in lebensfähige Axone eingeschaltet sind und über lange Zeit fortbestehen, wobei reaktive und regressive Vorgänge abwechseln und sich beeinflussen. Die proximo-distalen Stofftransportvorgänge sind bei der neuro-axonalen Dystrophie *nicht* unterbrochen. Es kommt hier nicht zur Nekrobiose des Axoplasmas. Die traumatisch ausgelösten Axonauftreibungen dagegen folgen einer mit dem schädigenden Eingriff beginnenden, zeitlich festliegenden Gesetzmäßigkeit reaktiver und anschließender regressiver Veränderungen. Das Organellenmuster ist in diesen „banalen" reaktiven Axonauftreibungen daher jeweils einheitlicher. Die Vorgänge bei neuroaxonaler Dystrophie sind morphologisch und histochemisch durch Stoffanhäufungen gekennzeichnet, die weder primär-regressiver Art noch durch Ansammlung einheitlicher, substanztypischer Strukturelemente wie bei den Stapelungsdystrophien bedingt sind, sondern die als *gestaltlicher Ausdruck herdförmiger anaboler Reaktionen im Axon im Rahmen neuronaler Stoffwechselstörungen* aufgefaßt werden können.

Das Problem der Herkunft der Organellen in den dystrophischen Axonauftreibungen stellt sich in ähnlicher Weise wie für die traumatisch ausgelösten. Trotz des sehr geringen Einbaues von ^{3}H-Leucin in die Axonauftreibungen bei experimentellem Vitamin-E-Mangel (Roessman u. Friede, 1967) möchten wir — mit Jellinger (1968) — eine Entstehung in loco nicht ausschließen. Die Vorgänge verlaufen wahrscheinlich phasenhaft und so langsam, daß eine höhere Einbaurate bisher nicht erfaßt werden konnte. Weitere Untersuchungen in dieser Richtung sind notwendig. Wir halten die Entstehung der Mehrzahl der Strukturelemente an Ort und Stelle für wahrscheinlich. Eine metabolisch ausgelöste Anstauung von Axoplasma an umschriebener Stelle („Axostase" Chou u. Hartmann, 1964) allein erklärt die komplizierten Vorgänge aus den bereits erwähnten (s. S. 86) Gründen nicht ausreichend.

7. Axonaler Longitudinalstoffwechsel und axonaler Transversalstoffwechsel als Grundlage physiologischer Aktivität des Axons

Zahlreiche Untersuchungen der letzten Jahre über den normalen Axonstoffwechsel haben zu der Erkenntnis geführt, daß mehrere intraaxonale Stofftransportprozesse, die mit unterschiedlicher Geschwindigkeit ablaufen, sich überlagern und Konzentrationsgradienten entlang der Axone bilden. Dieser intraaxonale Stofftransport, den wir als *axonalen Longitudinalstoffwechsel* bezeichnen, interferiert mit den lokalen Stoffaustauschprozessen zwischen Axoplasma, extracellulärem Raum und lokalen periaxonalen Capillarnetzen, den wir als *axonalen Transversalstoffwechsel* bezeichnen. Die bisher bekannten, an diesen beiden Stoffwechselwegen im Axon beteiligten Prozesse sollen anschließend zusammengestellt werden. Störungen dieser Teilvorgänge nach Läsionen peripherer und zentraler Nervenfasern werden unter Berücksichtigung unserer Beobachtungen am N. opticus erörtert (Abb. 58 und Tab. 4, S. 108).

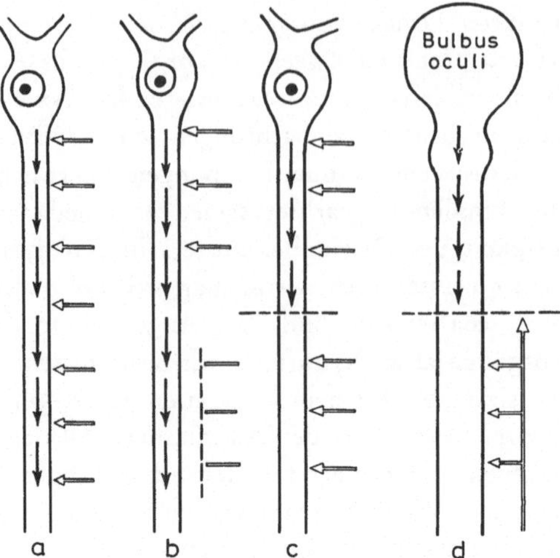

Abb. 58 a—d. *Zwei Mechanismen des Stofftransports und Stoffaustauschs im Axon* und ihre Störung unter experimentellen Bedingungen. a Normale Verhältnisse. ——> *Longitudinaltransport* (intraneuronaler Stofftransport) und ⊏▷ *Transversaltransport* (Stoffaustauschvorgänge über die lokalen Capillarnetze). b Nach Unterbrechung der Blutzufuhr ist der Transversaltransport unterbrochen, der Longitudinaltransport ungestört. c Nach Axondurchtrennung ist der Longitudinaltransport unterbrochen, der Transversaltransport ungestört. d Situation im N. opticus nach Totaldurchtrennung (Unterbrechung der Nervenfasern und der A. n. optici): für die Axone im *orbitalen* Abschnitt ist der Transversaltransport unterbrochen, der Longitudinaltransport erhalten, für die Axone im *cerebralen* Abschnitt ist der Longitudinaltransport unterbrochen, der Transversaltransport erhalten.

a) Longitudinalstoffwechsel

α) Massenbewegung des axonalen Grundcytoplasmas (Geschwindigkeit: 1—2 mm pro Tag). Der Anstoß zum Studium der longitudinalen Transportvorgänge stammt von P. Weiss (1944) in Zusammenarbeit mit H. B. Hiscoe, H. M. Cavanaugh, H. Davis, A. C. Taylor u. P. A. Pillai sowie von J. Z. Young (1944) mit E. Gutman u. R. P. Medawar. Aus der Beobachtung, daß nach lokaler Constriction peripherer Nervenfasern proximal, vor der Einengung, eine Volumenzunahme des Axons mit Bildung kugeliger und korkenzieherartiger Verdickungen erfolgt, distal der Axondurchmesser vermindert ist, schlossen die Autoren auf eine ständige Verschiebung von Axoplasma in distaler Richtung. Die für periphere Nervenfasern der Ratte errechnete Geschwindigkeit der Plasmaverschiebung wurde mit 1—2 mm/Tag angegeben. Ein Vergleich dieser Transportrate mit der Wachstumsgeschwindigkeit aussprossender Axone während der Ontogenese und bei der Regeneration peripherer Nervenfasern ergab, daß die Längenzunahme der Axone pro Tag in der gleichen Größenordnung lag. Der proximo-distale Plasmastrom wurde daher als Voraussetzung und Quelle des embryogenetischen Längenwachstums des Axons und seiner ständigen plasmatischen Erneuerung im Nervensystem des adulten Organismus angesehen.

Nachdem Weiss zunächst angenommen hatte, daß die treibende Kraft für die Plasmaverschiebung ausschließlich im *Perikaryon* der Zellen liege, hat er später dem *Axon,* dann auch den Schwannschen Zellen und den *Oligodendrocyten* die Fähigkeit zu peristaltischen Bewegungen mit „Massagewirkung auf das Axon" zugeschrieben, die den Plasmatransport in Gang halten sollten (Weiss, 1961). Verschiebung einer bis zu 1 m langen Plasmasäule in einem Capillargefäß von 0,2—10 μ Durchmesser, wie es das Axon darstellt, läßt sich bei Annahme einer vis a tergo allein im Perikaryon mit den geltenden physikalischen Gesetzmäßigkeiten schwer in Einklang bringen; vom Perikaryon müßten enorme Kräfte ausgeübt werden, der Druckabfall bereits im Anfangsteil des Axons bliebe dennoch hoch. Peristaltische Bewegungen des Axons oder der begleitenden Gliazellen würden nicht erklären, warum der Transport nur proximodistalwärts erfolgt. Begünstigt würde eine Plasmaverschiebung, wenn distal ein „Verbrauch" und damit Verlust an Axoplasma stattfände, so daß ständig ein Druckgefälle vorläge und ein Nachschub erfolgen könnte, ohne daß dabei, abgesehen von der Notwendigkeit der Plasmaproduktion im Perikaryon, größere Kräfte notwendig würden. Einen solchen *„Verschleiß" an Axoplasma* hielt Weiss (1947) bereits für denkbar („Das Kaliber einer Nervenfaser kann als Ausdruck eines Gleichgewichtszustandes zwischen örtlichem Abbau und zentraler Zulieferung von Axoplasma aufgefaßt werden"). Kritischen Stimmen gegenüber hat Weiss (1956) diese These aufrechterhalten und betont, daß das im Axon distalwärts transportierte Material „eine Säule fertiger Axonsubstanz" sei, es handele sich *nicht* um einen Transport bestimmter Proteine, Enzyme oder Nährstoffe innerhalb des — unbewegten — Axoplasmas. Neuere Beobachtungen nach Applikation radioaktiv markierter Aminosäuren haben die Bestätigung gebracht, daß ein solcher proximo-distaler Transport im Perikaryon synthetisierter Proteine stattfindet, der von schnelleren Bewegungen spezifischer Proteine und Wirkstoffe innerhalb des Axoplasmas unabhängig ist. Es handelt sich um die *langsame Komponente der im Perikaryon des Neurons synthetisierten axonalen Transportproteine*, deren Geschwindigkeit nach den mit ^{3}H-Leucin erhaltenen Daten im N. opticus des Affen etwa 1 mm/Tag (Chou, 1969), im N. opticus der Katze 0,8—1 mm/Tag (Peterson, Hurwitz u. Lindsay, 1967), im N. opticus des Kaninchens 1,5—2 mm/Tag (Sjöstrand u. Karlsson, 1969) beträgt. Biochemisch wurde diese langsame Transportkomponente als lösliche Proteine ohne Organellencharakter identifiziert, die damit wahrscheinlich dem *axonalen Grundcytoplasma* zugehören und im N. opticus des Kaninchens *etwa 85⁰/o der in den Ganglienzellen der Retina synthetisierten Transportproteine* ausmachen. Bei Constriction einer Nervenfaser werden diese langsam wandernden Proteine des axonalen Grundcytoplasmas angestaut, während rasch wandernde spezifische Proteinkörper (s. S. 104) in dem angestauten Axoplasma oberhalb der Constriction nicht entsprechend gehäuft vorgefunden werden (Ochs u. Johnson, 1969). *Plasmamassenbewegung und Transport spezifischer Proteinkörper im Axoplasma folgen also unterschiedlichen Konvektionsmechanismen.* Nach Faserdurchtrennung ist die Transportrate der langsam wandernden Proteine im proximalen Abschnitt mehrere Stunden lang herabgesetzt, da im Perikaryon während der beginnenden retrograden Reaktion mit Umstellung des Stoffwechsels und Depolymerisation der Ribonucleoproteide die Proteinsynthese vorübergehend rückläufig ist (Thomas, 1969). An der Bildung der Axonauftreibungen an den Stümpfen *durchtrennter* Nervenfasern kann die Massenbewegung des axonalen Grundcytoplasmas demnach nicht beteiligt sein, im Unterschied zur Situation nach *Constriction* oder Kompression ohne Kontinuitätstrennung, wo der proximo-distale Transportprozeß fortläuft. Normalerweise werden die niedermolekularen Proteine des Grundcytoplasmas wahrscheinlich ständig während ihres Transportes im Axon abgebaut, in Form ihrer Abbauprodukte durch das Axolemm ausgeschleust und in entsprechender Menge von proximal her ersetzt.

Mit gleicher Geschwindigkeit wie die Proteine des Grundcytoplasmas bewegen sich die axonalen *Mitochondrien* distalwärts. Die Transportrate wird nach statistischen Untersuchungen mit der Treffermethode an fixierten Nervenfasern (Scharf u. Blume, 1966) und nach Beobachtungen an Axonen in vitro (Weiss u. Pillai, 1965) mit 1—2 mm/Tag angegeben. Die SDH-Aktivität der axonalen Mitochondrien nimmt distalwärts ab (Hajos u. Kerpel-Fronius, 1969); damit wird die Annahme gestützt, daß die Organellen normalerweise im Perikaryon gebildet und über längere Strecken axonal transportiert werden und während dieses Transports an Aktivität verlieren.

Ein ähnlicher langsamer unidirektionaler Transport perinucleär synthetisierter Proteine findet in den stäbchenförmigen Photoreceptoren der Retina statt, wo das äußere Segment, das multilamellären Bau hat (Membranscheiben), und dessen äußerste Lamellen jeweils verloren gehen, ständig vom inneren, kerntragenden Teil der Zelle erneuert wird, wie sich nach Applikation von ^{3}H-Methionin zeigen läßt (Young, 1967). Der Transport der markierten Proteine von der Zellbasis zur äußersten Membranscheibe dauert mehrere Tage, wobei die Plasmabestandteile durch das enge, beide Zellteile verbindende Cilium geschleust werden (Young, 1968).

β) Proximo-distaler Transport spezifischer Proteine und Wirkstoffe (Geschwindigkeit: 50—200 mm/Tag). Wesentlich rascher werden bestimmte Proteine und funktionell bedeutsame Plasmabestandteile und Organellen proximo-distalwärts transportiert. Wenn markierte Aminosäuren parenteral angeboten werden, läßt sich meist nicht klären, ob die im Axon distalwärts transportierten Stoffe sämtlich aus dem Perikaryon stammen oder ob ein Teil über die lokalen periaxonalen Capillarnetze direkt in das Axoplasma aufgenommen wurde und dann distalwärts mitwandert. Bei Untersuchungen am N. opticus des Kaninchens umgingen Sjöstrand u. Karlsson (1969) diese Fehlerquelle, indem sie markierte Aminosäuren intraoculär verabfolgten, ein Einbau fand dann nur in den Ganglienzellen der Retina statt. Die *rasch* wandernden Proteine betrugen *etwa 15%% aller im Perikaryon der Zellen eingebauten Transportproteine;* die Geschwindigkeit wird mit 110—150 mm/Tag angegeben, für den N. opticus des Affen mit 80—100 mm/Tag (Chou, 1969). Die biochemische Untersuchung ergab, daß diese rasch wandernden Proteine unlöslich waren und zur Mikrosomenfraktion gehörten, es handelt sich also vorwiegend um Bestandteile von *Organellen und Strukturelementen* im Axoplasma, darunter strukturgebundenen Enzymproteinen. Diese Proteine haben im N. opticus des Affen das Chiasma in 4,8 Std erreicht, während die langsam wandernden Proteine des Grundcytoplasmas erst nach 8—10 Tagen dort eintreffen. Ein „Verbrauch", d. h. Aufspaltung auch dieser rasch wandernden Stoffe während ihres Transports ist anzunehmen. Lajtha (1961) fand im N. ischiadicus von Spider-Affen den Lysingehalt im Axoplasma um so geringer, je weiter distal die Bestimmung durchgeführt wurde, die Minderung des Lysingehalts betrug etwa 4% je 10 mm absteigend. Lubinska, Niemierko, Oderfeld u. Szwarc (1963) bestimmten biochemisch den axonalen Gehalt an Acetylcholinesterase in verschiedenen Abschnitten peripherer Nerven des Hundes (N. hypoglossus, gastrocnemius, supraclavicularis, suralis, pialis, peroneus, saphenus und phrenicus) und fanden ebenfalls eine lineare Abnahme des Enzymgehaltes proximo-distalwärts.

Es ist jedoch anzunehmen, daß einige dieser Stoffe bis zur Axonendigung gelangen und dort für Stoffwechselprozesse bei der Erregungsübertragung zur Verfügung stehen (s. S. 86). Gelegentlich ist die Ansicht vertreten worden, daß auf diesem Wege eine Übermittlung spezifischer Informationen vom Perikaryon zur Axonendigung stattfinde, so daß die Synapsen Träger spezifischer Informationen (Erfahrungen) würden, die sich elektrophysiologisch als Bahnung oder Hemmung der Erregungsübertragung äußerten. Mit dieser These hat sich Schmitt (1966) kritisch auseinandergesetzt und diese Art der Informationsübermittlung für unwahrscheinlich erklärt; vor allem wegen der zu langsamen Transportrate. Ob derartige Mechanismen bei der Ausbildung des Langzeitgedächtnisses eine Rolle spielen könnten, bleibt allerdings offen; wenn man davon ausgeht, daß die Entstehung von Gedächtnisinhalten mit Änderung der Basensequenz in den perikaryellen Ribonucleoproteiden einhergeht (Hyden, 1964), könnte sich dies auch auf die RNS-abhängige Synthese spezifischer Transportproteine auswirken.

Die Transportrate funktionell bedeutungsvoller Proteine und Organellen folgt funktionellen Erfordernissen und kann wahrscheinlich „durch retrograde Einflüsse gesteuert" werden (Hager, 1968, S. 195). Dies läßt sich vor allem an adrenergen Neuronen zeigen, in deren Axonen der Transport von ^{35}S-Cystein in neurosekretorischem Elementargranula nach Trockenkost und während der Lactation rascher erfolgt als normalerweise (Flament-Durand, 1967), während elektrische Reizung der Zellen keinen Einfluß auf die Transportgeschwindigkeit hat (Geffen u. Rush, 1968). Unabhängigkeit der proximo-distalen Konvektion der neurosekretorischen Elementargranula von der Massenbewegung des axonalen Grundcytoplasmas ist daraus erkennbar, daß dieser Transport aufgehalten werden kann, ohne daß die Plasmamassenbewegung gestört ist (Ray u. Ghosh, 1969). Dagegen läuft die distalwärts gerichtete Bewegung der Elementargranula im Axon auch dann weiter, wenn die Organellen vom Perikaryon nicht mehr nachgeliefert werden; dies zeigten Engelhardt u. Diepen (1957) nach Läsionen im Tuber cinereum, wo in nicht unmittelbar geschädigten, funktionell gestörten Neuronen in den distalen, gefäßnahen Endstrecken der Axone Neurosekret angehäuft wurde, während die proximalen Axonabschnitte frei waren. Beobachtungen von Peterson, Bray u. Austin (1968) am N. opticus der Katze ergaben, daß unter der Wirkung von Cycloheximid, das die Proteinsynthese in den Perikarya der Neurone hemmt, die Transportrate der Proteine, die sich bereits im Axon befinden, unverändert bleibt.

Auf die relativ lange erhaltene Erregungsleitung und Erregungsübertragung abgetrennter peripherer Nervenfasern bei Warm- und Kaltblütern wurde bereits hingewiesen (s. S. 85). Lubinska et al. (1964) fanden bei der biochemischen Bestimmung von AChE, daß von den Perikarya abgetrennte Axonabschnitte peripherer Nervenfasern etwa 20 Std lang den proximo-distalen Transport von AChE fortsetzen. Jansco (1965), der die Freisetzung eines humoralen Überträgerstoffes an den sensiblen Nervenendigungen des Nervus ophthalmicus und saphenus bei der Ratte studierte, fand, daß nach Durchtrennung der Nerven der Austoß an Überträgerstoff in den ersten beiden Tagen nach der Läsion weiterlief und sich nicht von dem an intakten Fasern gemessenen unterschied. Auch hier muß ein fortgesetzter proximo-distaler Transport von Proteinen und Wirkstoffen zur präsynaptischen Axonendigung in Betracht gezogen werden, der für die dort stattfindenden Stoffwechselprozesse von Bedeutung ist. Es muß gefordert werden, daß sich darunter Stoffe befinden, die die Information für spezifische synthetische Leistungen an dieser Stelle des Axons enthalten. Nachdem die Anwesenheit ribosomaler RNS im Axoplasma gesichert ist (s. S. 95), kann angenommen werden, daß Ribonucleoproteide bis zur Axonendigung gelangen und dort den Aufbau derjenigen Organellen, biogenen Amine und

Enzymproteine steuern, die nicht aus den Perikarya via Axontransport angeliefert werden. Axonfilamente und Microtubuli gehören vermutlich zu den Organellen, die mit einer Transportgeschwindigkeit von 50—200 mm/Tag im Axoplasma distalwärts transportiert und schließlich abgebaut werden. Die Anwesenheit von Lysosomen in präsynaptischen Axonendigungen (Gordon et al., 1968) läßt darauf schließen, daß Strukturelemente und Organellen hier hydrolytisch abgebaut werden können. Ob in abgetrennten Nervenfasern auch die proximo-distale *Massenbewegung* des axonalen Grundcytoplasmas weiter abläuft, ist noch unklar.

Historisch interessant ist in diesem Zusammenhang der sog. Grundsatzversuch von Bethe (1897) am Nervensystem von Carcinus maenas; dort ist nach experimenteller Abtragung der Perikarya der Nervenzellen die Erregungsübertragung von afferenten Fasern auf die Axone der abgetrennten Nervenzellen, die Antennenmuskeln versorgen, mehrere Tage lang erhalten; hieraus wurde zunächst geschlossen, daß die Nervenzellkörper für die Erregungsübertragung nicht notwendig seien. Wie Stochdorph (1964) mitteilt, erklärt sich die Beobachtung Bethe's aus den besonderen anatomischen Gegebenheiten, nach denen der Neurit nicht vom Perikaryon, sondern von einem Hauptdendriten der Zellen entspringt und die Verbindung Afferenz-Efferenz durch den operativen Eingriff nicht gestört wird. Auch dies war also nur ein Beispiel für das zeitlich begrenzte Weiterleben und -funktionieren eines kernlosen Axonfragments, in diesem Fall unter Beteiligung der Dendriten. Vergleichbare Bedingungen liegen auch bei der einzelligen Schlauchalge Acetabularia vor (Hämmerling, 1944; Werz, 1969), auf deren Verhalten nach Entfernung des Zellkernes bereits Spatz (1921) aufmerksam gemacht hat. In dem 5 cm langen Stiel zwischen kernhaltigem Rhizoid und Hut findet ein Transport artspezifischer morphogenetischer Stoffe statt; kernlose Stielstücke können daher 3 bis 7 Monate weiterleben, sind zur Proteinsynthese und zur Regeneration des Rhizoids oder des Hutes fähig, je nachdem ob apikale oder basale Stielstücke vorliegen. Auch dort erfolgt die Regeneration der Endformationen um so vollständiger, je länger die Teilstücke sind, d. h. je mehr transportable morphogenetische Stoffe — nach Werz (1969) Ribonucleoproteide — zur Verfügung stehen, zur Schnittstelle wandern und zur Formbildung beitragen.

γ) Bidirektionale Rapidbewegung corpusculärer Bestandteile und umschriebener Plasmabezirke im Axon (Geschwindigkeit: etwa 1000 mm/Tag). Wesentlich raschere Bewegungen von Korpuskeln verschiedener Art sowie umschriebener Plasmabezirke können im Axon in Gewebekulturen verfolgt werden. Übereinstimmend haben zahlreiche Autoren über Hin- und Herbewegungen von Granula, pinocytotisch aufgenommenen Vacuolen und von Mitochondrien berichtet (Matzumoto, 1920; Hayden et al., 1964; Hild, 1954; Nakai, 1956; Lubinska u. Zelena, 1963; Rhines, 1969; Pomerat, 1967). Mikrokinematographisch wurden solche Bewegungen von Pomerat (1960) festgehalten. Burdwood (1965) hat diese Beobachtungen mittels Highspeed-Interferenzkontrast-Kinematographie bestätigt und eine Geschwindigkeit der Partikel bis zu 864 mm/Tag errechnet. Ochs et al. (1967) kalkulierten aus der Bewegung von Partikeln, die ^{3}H-Leucin eingebaut hatten, zwischen den motorischen Vorderhornzellen und Vorderwurzelfasern bei der Katze in vivo Geschwindigkeiten bis zu 930 mm/Tag. Diese sehr raschen Bewegungen werden wahrscheinlich von den axonalen Microtubuli und -filamenten (s. S. 87) unterhalten und gesteuert (Schmitt, 1968). Hierfür spricht auch das Verhalten der Axonstümpfe nach Faserdurchtrennung. Der Nachweis von Microtubuli und -filamenten in Wirbelformation in den Axonstümpfen läßt darauf schließen, daß die innerhalb weniger Stunden entstehenden organellenreichen Axonauftreibungen an den Stümpfen beiderseits der Läsion auf der Grundlage dieser raschen, bidirektionalen, von den Fadenorganellen gesteuerten Plasmabewegungen entstehen, während die beiden unidirektionalen, proximo-distalen Stofftransportmechanismen hier *nicht* beteiligt sind. Zusätzlich kommt es dann im Plasma der Axonstümpfe zu vorübergehenden anabolen Reaktionen. Aus der Beobachtung bidirektionaler Plasmabewegungen im Axon hat Lubinska (1964) die Hypothese hergeleitet, im normalen Axon fände ständig ein Transport von Stoffen in beiden Richtungen statt, zunächst vom Perikaryon distalwärts zur Axonendigung, dann von dort wieder zurück zum Perikaryon der Zelle. Eindeutige Anhaltspunkte für einen solchen axonalen Kreislauf von Stoffen liegen bisher nicht vor. Der Einwand von Weiss (1967), daß rasche bidirektionale Bewegungen corpusculärer Bestandteile und umschriebener Plasmabezirke nur unter den veränderten Bedingungen der Gewebekultur auftreten und in vivo keine Rolle spielen sollten, kann jedoch nach den Beobachtungen von Ochs et al. (1967) nicht mehr aufrecht erhalten werden.

b) Transversalstoffwechsel

Unter diesem Begriff werden Transportvorgänge verstanden, die durch das Axolemm vorlaufen, also Stoffaustausch zwischen Axoplasma und extra-axonalem Milieu, sei es Gliacytoplasma, extracellulärer Raum oder Capillaren oder mehrere dieser Kompartimente. Die Zufuhr von Glucose und Sauerstoff über die lokalen periaxonalen Capillarnetze bildet einen wesentlichen Teil dieses Transversalstoffwechsels. Die Energiegewinnung, die im Axoplasma erfolgt, dient der Erhaltung der strukturellen Integrität des Axons, die Unterbrechung der Blutzirkulation führt zur Nekrobiose (s. S. 77). Die Energiegewinnung im Axoplasma dient zum anderen der Erhaltung der funktionellen Integrität des Axons, d. h. der gerichteten Ionenverteilung und des Potentialgefälles am Axolemm, das die Voraussetzung der ständigen Erregbarkeit der Axonmembran ist. Na^+-K^+-abhängige, durch Ouabain hemmbare ATPase (Transport-ATPase) ist an der Innenfläche des Axolemms des Tintenfisch-Riesenaxons nachgewiesen worden (Sabatini et al., 1968). In peripheren Nervenfasern der Ratte haben Lewis u. Shute (1966) AChE im Ultradünnschnitt entlang des Axolemms vorgefunden. Zum lokalen, über das Axolemm verlaufenden Axonstoffwechsel gehören auch anabole Prozesse mit Bildung oder Zustandsänderung (Aktivierung) funktionell bedeutsamer Strukturbestandteile. Das Ausmaß solcher Prozesse im normalen Axon ist noch unbekannt. Eindeutige Resultate gewann man bei Untersuchungen an adrenergen Fasern, deren Axone zur Incorporation von ^{3}H-Noradrenalin fähig sind; dies wurde an den Sympathicusfasern des Herzvorhofes beim Menschen in vitro nachgewiesen (Sachs, 1969). Da dort nach Blockierung des Membrantransports über das Axolemm mittels Desmethylimipramin die Incorporation des markierten Noradrenalins im Axon gehemmt wird, wird geschlossen, daß die Axone die Fähigkeit zur Aufnahme und Konzentration des Stoffes besitzen. An den adrenergen Fasern der Eminentia medialis von Kaninchen ließ sich in vivo der Einbau markierter Aminosäuren nachweisen (Tabakatabe u. Sachs, 1964). Elektronenmikroskopisch fand man in Sympathicusnerven nach Applikation von ^{3}H-Noradrenalin Axonbündel markiert, die die typischen 500 Å großen neurosekretorischen Elementargranula enthielten (Devine u. Simpson, 1968). Auch 7^{3}H-DL-Noradrenalin wird direkt in postganglionäre Fasern

Tabelle 4. *Longitudinale und transversale Stofftransportprozesse im Axon und vermutliches Verhalten dieser Prozesse nach Läsionen verschiedener Art*

Art der Läsion	Longitudinaltransport			Transversaltransport
	proximo-distale Massenbewegung des axonalen Grundcytoplasmas ($\sim$ 1 mm/Tag)	proximo-distaler Transport spezifischer Proteine und Wirkstoffe im Axoplasma ($\sim$ 100 mm/Tag)	Bidirektionale lokale Rapidbewegungen im Axoplasma ($\sim$1000 mm/Tag)	(Stofftransport durch das Axolemm, lokale anabole und katabole Prozesse)
normal (in vivo)	+	+	+	+
normal (in vitro)	+	+	+ +	(+)
Constrictio	+ (Stau)	(+)	+	(+)
Contusio	(+)	+	+ +	+ +
proximale und distale Stümpfe nach Transsectio	−	(+)	+ + +	+ +
sekundäre Faserdegeneration im distalen Abschnitt	−	+ → −	(+)	+ → −
Regeneration	+ +	+ +	+	+ +
Elektrophorese in vitro (Friede, 1964)	+	+ +	+ +	+
neuroaxonale Dystrophie	+	+	+ +	+ +

+ normal; (+) vermindert; + + leicht gesteigert; + + + stark gesteigert; − unterbrochen.

des Sympathicus eingebaut, während die Mehrzahl der zugehörigen Perikarya der Neurone freibleiben können (Taxi u. Droz, 1967). Diese Beobachtungen stehen in Einklang mit den Ergebnissen von Livett et al. (1960), die die Vorstellung entwickelten, daß entlang der Axone proximo-distalwärts der Katechinamingehalt in den neurosekretorischen Vesikeln ständig zunimmt, bis schließlich das für die Erregungsübertragung notwendige Volumen der Vesikel („quantal or maturation size") erreicht ist. Diese Vorstellung wird durch elektronenmikroskopische Befunde am Tractus hypothalamo-hypophyseus gestützt (Zambrano u. de Robertis, 1966); dort erfolgt eine meßbare Vergrößerung der in den Perikarya gebildeten neurosekretorischen Elementargranula während ihres Transportes in den Axonen, und zwar um das 4,3fache des ursprünglichen Durchmessers. Es kann danach als erwiesen gelten, daß Biosynthese von Neurosekret im gesamten Neuron einschließlich des Axons stattfindet. Ob dies auch für die Transmittersubstanzen cholinerger Fasern gilt, ist noch nicht geklärt. Die Transmitter könnten im Perikaryon gebildet, in einer inaktiven Form transportiert und in den Synapsenbläschen konzentriert und aktiviert werden. Das gleiche gilt für die weiteren, an der Erregungsübertragung beteiligten biogenen Amine und Enzymproteine. Es besteht kein Zweifel darüber, daß in den cholinergen Axonendigungen ständig anabole und katabole Vorgänge unter dem Einfluß perikaryeller Ribonucleoproteide stattfinden. Synaptosomen cholinerger Fasern incorporieren in vitro ^{14}C-Leucin (Austin u. Morgan, 1967). Einbau von ^{32}P-markierten Phosphorproteinen und -lipiden in die Hüllmembranen der Synapsenbläschen ist in vitro ebenfalls verfolgt worden (Lepetina et al., 1969). Auch diese lokalen metabolischen Vorgänge in den synaptischen Axonendabschnitten gehören zum Transversalstoffwechsel. Im N. opticus wurde intraaxonale Proteinsynthese nach *intrazisternaler* Applikation von ^{3}H-Leucin demonstriert (Sjöstrand u. Karlsson, 1969). Radioaktivität erschien in Axonen und interfasciculären Gliazellen des Nervus und Tractus opticus. Nach Hemmung der Proteinsynthese in den Perikarya der Ganglienzellen durch einseitige *intraoculäre* Injektion von Puromycin — der Effekt hielt 4,8 Std lang an — war keine Änderung der intraaxonalen Incorporation von ^{3}H-Leucin erkennbar. Die intraaxonale Proteinsynthese ist also von der Synthese der aus dem Perikaryon stammenden axonalen Transportproteine unabhängig. Bemerkenswerterweise wurden die intraaxonalen synthetisierten Proteine nicht distalwärts transportiert, sondern blieben an Ort und Stelle liegen; sie verhalten sich hierin anders als die perikaryell synthetisierten Proteine und haben wahrscheinlich auch funktionell eine unterschiedliche Bedeutung. Intraaxonale Proteinsynthese spielt nach den bisher vorliegenden Beobachtungen normalerweise eine relativ geringe Rolle. Unter pathologischen Bedingungen kann die intraaxonale Synthese nach unserer Ansicht vorübergehend gesteigert sein, wie aus dem Verhalten der Faserstümpfe nach Durchtrennung, aus den axonalen Reaktionen nach Druckeinwirkung ohne Kontinuitätstrennung und aus den Vorgängen bei neuroaxonaler Dystrophie hervorgeht.

Mikroskopische Beobachtungen über Austauschvorgänge am Axolemm in vitro stammen von Waxman (1968), der Mikropinocytose zwischen Axon und periaxonalen Satellitenzellen verfolgen könnte. Über enge anatomische Beziehungen zwischen Mikrogliazellen und Axonen berichten Sulzmann (1963, 1968) und Cammermeyer (1968). Derartige unmittelbare Kontakte zwischen Axolemm und Mikroglia sind nur an den nodalen, markmantelfreien Axonabschnitten möglich. Die extracellulären Räume sind im Zentralnervensystem an diesen Stellen erweitert (Metuzals, 1965). Supravitale Diffusion von Methylenblau in das Axon konnte in peripheren Nerven nur an den Ranvierschen Schnürringen nachgewiesen werden (Lehmann, 1959, S. 543). Ein Stoffwechsel zwischen dem Axoplasma und den Plasmaräumen der Oligodendrocyten oder Schwannschen Zellen ist bisher nicht sicher nachgewiesen.

Stoffaustauschprozesse zwischen Axoplasma und oligodendrocytärem Plasma sind wahrscheinlich nur dort möglich, *wo entfaltete Plasmaräume der Oligodendrocytenfortsätze unmittelbar an das Axolemm grenzen*, also entlang der inneren Mesaxone, an den Schmitt-Lantermannschen Trichtern und in den perinodalen Abschnitten. Ein aktiver Stofftransport durch das kompakte Myelin ist schwer vorstellbar, da dort keine von freier Flüssigkeit erfüllten Räume oder Schichten vorliegen; gegen passiven Austausch (Diffusion) sprechen die erwähnten supravitalen Untersuchungen mit Methylenblau. In der grauen Substanz treten Oligodendrocyten als *Satelliten der Nervenzellkörper* auf, an die sie unmittelbar, ohne Zwischenschaltung anderer gliöser Zellteile, angrenzen; metabolische Beziehungen zwischen beiden können nach den Arbeiten von Hyden (1959) und seiner Schule als gesichert gelten. Es ist zu erwarten, daß die Oligodendrocyten auch als *periaxonale Satelliten* mehr als nur räumliche Beziehungen zu den eingehüllten neuronalen Zellfortsätzen besitzen. Hier sind weitere Untersuchungen erforderlich. Die Kontaktaufnahme zwischen auswachsenden Axonen und Oligodendrocyten bzw. deren Fortsätzen während der Myelogenese und bei der Remyelinisation ist ein Zeichen enger Wechselbeziehungen, die sich jedoch auf Oberflächenkontakte beschränken dürfte (Knoche u. Blümcke, 1962), wie sie bei der Histogenese des zentralnervösen Gewebes allgemein eine bedeutende Rolle spielen. Eine metabolische Leistung des Axons beim Strukturaufbau der Markscheide (Hild, 1956) wird heute nicht mehr angenommen; um so nachhaltiger stellt sich die umgekehrte Frage nach nutritiven Funktionen der periaxonalen Oligodendroglia und der Schwannschen Zellen für das Axon.

IV. Die Vorgänge im gliösen und mesenchymalen Interstitium des peri- und paratraumatischen Feldes

1. Der mobile Abbau in der Trümmerzone (traumatische Nekrobiose)

Die Veränderungen an Glia und Gefäßmesenchym der Opticusstümpfe sind ein Spezialfall peritraumatischer Reaktionen in der Marksubstanz des Zentralnervensystems. Bemerkenswert ist das Fehlen eines perifokalen, extracellulären Ödems im N. opticus, das im Großhirn- und Kleinhirnmarklager nach Läsionen regelmäßig ausgelöst wird (Bakay, 1956; Schröder u. Wechsler, 1965 a); auch Schwellung der Astrocytenfortsätze findet man im N. opticus nur selten. Lediglich ödematös aufgeschwollene Axone (Axonödeme) und intramyelinäre Vacuolen treten vereinzelt auf. Vermutlich bilden einheitlich gebaute Fasersysteme mit parallel orientierten Markfasern und senkrecht zu ihnen verlaufenden, durch Kontaktzonen verbundenen Gliafortsätzen einen festeren Gewebsverband als Markbezirke mit in verschiedenen Richtungen sich kreuzenden Markfasern und Gliazellteilen. Dort neigen die extracellulären Räume, die bereits normalerweise an vielen Stellen zwickelförmig erweitert sind, leichter zur Ausweitung durch extracellulär sich ausbreitende Flüssigkeit (Ultraarchitektonik der Markfasersysteme). Unterschiedliche mechanische Verknüpfung der Gewebselemente wird auch als Ursache der verschiedenen Reaktion der weißen und grauen Substanz beim perifokalen Ödem vermutet (Schröder u. Wechsler, 1965 b; Klatzo, 1966); in der grauen Substanz sind die Gewebselemente fester miteinander verhaftet als in der weißen Substanz, die extracellulären Fugen öffnen sich hier nicht.

In den Stumpfenden wird das *unmittelbar mechanisch geschädigte, nekrotische Gewebe (Trümmerzone)* innerhalb weniger Tage von mesenchymalen Lipophagen (Fettkörnchenzellen) aufgenommen. Die Färbung mit konzentrierter Giemsa-Lösung nach Thoenes (1960) am 0,5 μ dicken Vestopal-Semidünnschnitt gibt ein Äquivalentbild der sonst nur histochemisch faßbaren Zwischenstufen der Degradation der Markscheidenlipide in den Lipophagen. Die anfangs in den Zellen vorherrschenden Markmantelteile und Myelinballen färben sich *blau* an wie die normalen Markscheiden. Zwischenprodukte der chemischen Umsetzung und Aufspaltung der Markballen und -pakete stellen sich rosarot bis *purpurrot* dar. Nach vollständiger Veresterung der Myelinlipide färben sich die hydrophoben Endprodukte (Neutralfette), die in Form kleiner und größerer Tropfen auftreten, leuchtend *grün* — in gleicher Farbe wie der Inhalt ortsständiger Fettzellen im benachbarten periorbitalen Fettgewebe. Im Verlauf der ersten beiden Wochen verschiebt sich der Inhalt der Lipophagen von vorwiegend blau über rot nach grün gefärbten Partikeln.

Da im N. opticus der Ratte keine Mikrogliazellen vorkommen, können die *Lipophagen* nur *aus dem Hüllmesenchym* stammen *oder hämatogene, monocytäre Ele-*

mente sein. Nach den Untersuchungen von Königsmark u. Sidman (1963) sind mesenchymale und hämatogene Zellelemente je etwa zur Hälfte beim Gewebsabbau im Zentralnervensystem beteiligt. Die elektronenmikroskopischen Befunde zeigen, daß Myelinballen in toto, gelegentlich mit eingeschlossenen Axonteilen, von den Zellen aufgenommen und in multilamelläre, sternförmige und polymorphe Gebilde umgewandelt werden, die den purpurroten Einschlüssen der Lipophagen in den Giemsa-Präparaten entsprechen. Diese Gebilde werden allmählich zu homogenen, rundlichen, intensiv osmiophilen Lipidkörpern eingeschmolzen, die in den Giemsa-Präparaten die grünen Einschlüsse bilden und sich sudanophil verhalten. Hager (1962, 1968) hat die gleichen Vorgänge in mesenchymalen Lipophagen (Fettkörnchenzellen) nach traumatischen Läsionen im Großhirn von Goldhamstern beobachtet, die Anfangsstadien der Phagocytose mit Aufnahme ganzer Markmantel- und Axonabschnitte wurden dort nicht erfaßt, obgleich die Untersuchungen nach 48 Std einsetzten. Die Veränderungen an den Markmantelteilen und Markballen, die zur Umwandlung in multilamelläre Körper führen, wurden von Lampert u. Cressman (1966) im Plasmaleib peritraumatischer Makrophagen nach Läsionen im Rückenmark der Ratte verfolgt, wir können diese Beobachtungen im wesentlichen bestätigen. Stets treten verschiedene Stadien des Myelinabbaues nebeneinander in den gleichen Zellen auf. Die enzymatische, intracelluläre Myelinolyse erfolgt in den mesenchymalen Lipophagen wesentlich rascher als in den Astrocyten, die bei sekundärer Faserdegeneration als Makrophagen fungieren (s. S. 123); der Grund liegt in primär unterschiedlicher enzymatischer Ausstattung der beiden Zelltypen. Die polarisationsoptisch in den Lipophagen reichlich nachweisbaren, kristallinen Cholesterinester, die sich mit Sudan III und Scharlachrot *nicht* anfärben (Meyer-Rosa), stellen sich, wie vergleichende Beobachtungen ergeben, elektronenmikroskopisch in Form spangen-, keil- und stapelförmiger Einschlüsse mit optisch leeren Zentren dar; auch nach Carsten u. Merker (1965) werden Cholesterinkristalle während der Gewebspräparation für die Elektronenmikroskopie herausgelöst und erscheinen als Hohlräume, die von Schichtenstapeln umgeben sind.

Verhältnismäßig rasch bewegen sich die Lipophagen in den Opticusstümpfen in Richtung der Capillaren und Präcapillaren, die bereits nach 3 Tagen von dichten Mänteln großer, mit Myelinabbauprodukten strotzend angefüllter Makrophagen umgeben sind. Die Zahl der Lipophagen pro Flächeneinheit erreicht ihren Höhenpunkt 1 Monat nach dem Eingriff (Abb. 60), bei Beginn des 2. Monats sind die Lipophagen wieder verschwunden, die Abräumung der peritraumatischen Zone ist dann beendet.

2. Die anabole Reaktion der Oligodendroglia im orbitalen Stumpf

Die an die Stumpfenden (Trümmerzone) anschließenden Opticusabschnitte, hier als Opticusstümpfe bezeichnet, verhalten sich entgegen der Erwartung orbital und cerebral unterschiedlich. Diese Differenz, die in der Umgebung traumatischer Läsionen im zentralen Marklager mit seinen verschieden gerichteten Fasern unbemerkbar bleiben muß, tritt am Opticusmodell deutlich in Erscheinung. Im *orbitalen* Opticusstumpf überwiegt die *Reaktion der Oligodendroglia,* während die Astrocyten nur gering beteiligt sind. Im *cerebralen* Stumpf kommt es zu einer intensiven Reaktion und Vermehrung *faserbildender Astrocyten,* während die Oligodendroglia sich regressiv verhält.

Die Verhältnisse im orbitalen Stumpf in den auf die Läsion folgenden 5 Tagen sind durch Erhaltung der Faserkontinuität, intakte Axone und *vereinzelten Mark-*

lamellenzerfall gekennzeichnet, der sich an der Innen- und Außenfläche der Markmäntel *im oligodendrocytären Hüllplasma* abspielt; zur Markballenbildung kommt es bei diesem peritraumatischen, disseminierten Markzerfall nicht. Die Axone bleiben intakt. Die Reaktion der Oligodendroglia besteht in Zunahme des Fortsatzvolumens, das zu einer Auffaltung der sonst oft kaum erkennbaren interstitiellen, feinen Fortsätze der Zellen führt; dies zeigt sich auch im inneren und äußeren oligodendrocytären Hüllplasma der Markscheiden. Die Zunahme der Ribosomenzahl in Perikaryon und Fortsätzen der Zellen, wahrscheinlich auch im Karyoplasma, und die erhebliche Dichtezunahme des Grundcytoplasmas verleihen den Zellen einen auffallenden, gegenüber der normalen Oligodendrogliazelle deutlich erhöhten Kontrast im elektronenmikroskopischen Bild. *Diese anabole Reaktion mit intensivierter Proteinsynthese der Oligodendrocyten läßt sich vom ersten bis fünften Tag nach der Läsion erkennen.* Manche Oligodendrocyten haben sich in Myelophagen umgewandelt; Mitosefiguren derartiger Myelophagen sind indirekter Hinweis auf eine Zellvermehrung, die sich zahlenmäßig nicht erfassen ließ. Es ist nicht anzunehmen, daß lediglich eine Reaktion der Zellen auf den disseminierten, insgesamt geringen Markmantelzerfall vorliegt, da die Veränderungen verbreitet und oft lokal unabhängig von diesen Vorgängen auftreten. Es handelt sich zweifellos um eine *Reaktion der Zellen auf den lokalen Reiz des Traumas,* die sich nur in der unmittelbaren Umgebung, *1—2 mm weit,* abspielt, bei Teildurchtrennung *auch im paratraumatischen Feld der nicht unterbrochenen Fasern.* Derartige reaktive Veränderungen der Oligodendroglia sind elektronenmikroskopisch bisher nicht beschrieben worden. Aus lichtmikroskopischen Untersuchungen unter verschiedenen pathologischen Bedingungen ist bekannt, daß Oligodendrocyten meist regressiv auf Schädigungen reagieren, so bei kreislaufbedingten Erweichungen, bei Entzündungen, beim Hirnödem (akute Schwellung der Oligodendroglia, Penfield u. Cone, 1926; Kryspin-Exner, 1952; Schwellung mit Kernhomogenisierung, Jacob, 1965). Über anabole Reaktionen mit Aktivitätszunahme oxidativer Enzyme ist vereinzelt berichtet worden, so bei multipler Sklerose (Wender u. Kozik, 1969), bei Cyanidintoxikation (Ibrahim et al., 1963). Eine progressive Reaktion der Oligodendroglia mit Vergrößerung des Plasmaleibes und der Zellfortsätze wird bei experimenteller allergischer Encephalomyelitis im N. opticus von Hunden beschrieben (Maros u. Lazar, 1968). Gegenüber dem Normalbild vermehrter RNS-Gehalt und erhöhte Proteinsynthese sind bisher nur während der Myelogenese bekannt (Koenig, 1959). Die Vorgänge an den orbitalen Opticusstümpfen lassen sich vergleichen mit der autoradiographisch nachgewiesenen erhöhten Leucin-Inkorporation in Plasma und Kernen der Schwannschen Zellen des *proximalen Stumpfes peripherer Nerven* der Ratte 3—12 Tage nach Durchtrennung (Kreutzberg, 1967); dieser vermehrte Leucineinbau war ebenfalls nur über eine etwa 1 cm lange Stumpfzone nachweisbar, im anschließenden proximalen Abschnitt war der Einbau nicht erhöht. Entsprechende Beobachtungen machten Friede u. Johnston (1967) nach Thymidingabe an den Zellkernen der Schwannschen Zellen. Die erhöhte Proteinsynthese in den proximalen Ischiadicusstümpfen wird von Kreutzberg der beginnenden Faserregeneration zugeordnet. Zunahme des DNS- und RNS-Gehalts bereits 2 Std nach der Läsion in den Schwannschen Zellen des proximalen Ischiadicusstumpfes ist auch biochemisch nachgewiesen worden (Oderfeld-Nowack u. Niemierko, 1969), nach 24 Std hat sich der Nucleotidgehalt verdoppelt. In den Schwannschen Zellen im Stumpfbereich sind darüber hinaus die Aktivitäten mehrerer Enzyme (LSD, SDH, Aldolase, AChE) erhöht (Hanefeld, 1965; Blümcke, 1964); derartige Befunde ließen sich an den Gliazellen des orbitalen Opticusstumpfes bisher nicht erheben (Mayer-Rosa). Gemeinsam ist Schwannschen Zellen und Oligodendrocyten der proximalen Faserstümpfe die gesteigerte Proteinsynthese. Sie setzt so rasch ein, daß ein Zusammenhang mit der möglichen späteren Remyelinisation aussprossender Axone nicht angenommen werden kann; es liegt eine durch das Trauma direkt induzierte Reaktion vor.

3. Die Reaktion faserbildender Astroglia im cerebralen Stumpf

Ganz anders verhält sich der entsprechende Stumpf im cerebralen Abschnitt. Oligodendrocyten sind hier elektronenmikroskopisch nach 24 Std nur noch vereinzelt nachweisbar, sie verschwinden allmählich ganz. Das Bild wird bestimmt durch die *Vermehrung des Filamentgehalts der Astrocyten,* die bereits *nach 2 Tagen,* also mit Einsetzen der sekundären Axondegeneration, erkennbar ist, sie erstreckt sich ebenfalls über einen 1—2 mm langen peritraumatischen Abschnitt. Die von Filamenten dicht erfüllten Fortsätze der Zellen, die überwiegend quer zum Verlauf der Nervenfasern orientiert sind, wie es der Anordnung im normalen N. opticus entspricht, ergeben lichtmikroskopisch das Bild einer *isomorphen Fasergliose* im cerebralen Opticusstumpf. Im anschließenden cerebralen Abschnitt liegen zum gleichen Zeitpunkt helle, faserarme und dunkle, faserreiche Astrocyten nebeneinander vor, eine Zunahme der Faserbildung ist hier noch nicht erkennbar (s. S. 118).

Die unterschiedliche Gliareaktion im orbitalen und cerebralen Opticusstumpf läßt sich nur mit der verschiedenen Situation der zugehörigen Markfaserabschnitte erklären, die selbst allerdings noch keine ultrastrukturellen Veränderungen zeigen. Im gliösen Interstitium liegen cerebral und orbital primär die gleichen Bedingungen vor, *primär-gliöse Faktoren können also nicht maßgebend für diese Differenz sein.*

V. Die retrograde Faserdegeneration im orbitalen Opticusabschnitt

1. Markfasern

Die Frage, welche Gesetzmäßigkeiten für das Verhalten der Faserstrecke zwischen Läsionsort und Perikaryon der Zelle gelten, ist seit den ersten Beobachtungen von Klippel u. Durante (1895) umstritten. In der jüngsten Übersicht zu diesem Thema stellt Cole (1968) fest, daß „noch heute keinerlei Übereinstimmung der Meinungen über das Schicksal des zentralen Abschnittes der Nervenfasern nach Läsionen" vorliegt. Fest steht, daß zumindest für das ZNS eine allgemeine Regel mit bestimmtem Typus und zeitlichem Ablauf der Veränderungen, entsprechend dem Gesetz der Wallerschen Faserdegeneration für den peripheren Abschnitt, nicht existiert (Jacob, 1957). Ähnlich wie die Vorgänge im Perikaryon des Neurons (Nissl, 1892; Brodal, 1939), so scheint auch das Verhalten des proximalen Faserabschnittes vom Alter der Tiere, vom Abstand zwischen Läsion und Perikaryon, von Art und Intensität der Läsion und von Eigenheiten des betroffenen Fasersystems abhängig zu sein. Dies stellte bereits van Gehuchten (1903) fest. Je schwerer die Läsion, je kürzer die Entfernung, desto wahrscheinlicher ist der Zerfall der Markfasern. Sogar nach Vornahme des gleichen Experimentes am gleichen Fasersystem tritt einmal eine retrograde Faserdegeneration auf, ein anderes Mal nicht, wie Busch (1964) am Tractus reticulo-spinalis und anderen medullo-spinalen Fasersystemen feststellte. Van Gehuchten sprach sich ebenso wie Marinesco (1896) dafür aus, daß der Zerfall des zentralen Faserabschnittes kein eigenständiger Prozeß sei, sondern eine Folge irreversibler Schädigung der Perikarya, also eine *„indirekte sekundäre Faserdegeneration"*. Neuere licht- und elektronen-mikroskopische Beobachtungen von Grant u. Westman (1969) an den Nervenzellen und -fasern des Seitenhorns des Halsmarkes nach Axotomie im Mittelhirn bei Katzen haben dies bestätigt.

Im *peripheren* Nervensystem ist das Ausbleiben einer retrograden Faserdegenera-tion die Regel. Nach Durchtrennung peripherer Nerven erholen sich die zugehörigen Perikarya meist rasch, der proximale Abschnitt bleibt erhalten und bietet nach opera-tiver Vereinigung der Stümpfe die Grundlage für die folgende Regeneration. Aller-dings tritt im Laufe von Wochen bis Monaten eine meßbare Abnahme des Axon- und Markscheidendurchmessers ein, eine „einfache Atrophie", die reversibel ist (Aitken u. Thomas, 1962). Nach Vereinigung der Faserstümpfe und Funktionsaufnahme erfolgt eine Zunahme des Faserdurchmessers und Annäherung an die normalen Verhältnisse. Ähnliche Beobachtungen machten im ZNS van Crevel (1958) und Cragg u. Thomas (1961). Für eine allmählich *disto-proximalwärts fortschreitende retrograde Degenera-tion der Pyramidenbahn* nach Läsionen im Rückenmark sprechen Beobachtungen von Jacob (1957), er beschreibt aufsteigenden Faserzerfall bis in Höhe der Medulla oblon-gata, während die anschließende Strecke über die Capsula interna hinaus bis zur Hirn-rinde erst wesentlich später oder überhaupt nicht zerfällt. Auch Klippel u. Durante (1895) hatten einen allmählichen, celluli-petalen Prozeß angenommen. Einen retro-grad von den motorischen Endplatten zum Perikaryon aufsteigenden Zerfallsprozeß beobachteten auch Woolf (1959) bei amyotrophischer Lateralsklerose und spinaler progressiver Muskelatrophie und Klinghardt (1967) bei Nitrofuran-Intoxikation am peripheren und zentralen Nervensystem. Dagegen sahen Cole u. Nauta (1968) nach lokaler Läsion eines Hirnschenkels im Zeitraum bis zu 66 Wochen lichtmikroskopisch keinerlei retrograde Faserdegeneration im zugehörigen Lemniscus medialis, sogar dann nicht, wenn die Perikarya der Neurone im Nucl. gracilis und cuneatus inzwischen untergegangen waren.

Am *N. opticus von Katzen* konnten Altman u. Carpenter (1961) nach experimen-teller Läsion am Colliculus superior keine retrograde Faserdegeneration feststellen. Brindly u. Halasaki (1961) durchtrennten den intracranialen Teil des N. opticus eben-falls bei Katzen und fanden im orbitalen Abschnitt nach 9 Tagen noch keine Ver-änderungen, nach 12 Tagen jedoch zahlreiche zerfallende Fasern, wobei vor allem die dickeren Markfasern betroffen waren. Am *N. opticus des Kaninchens* fand Cragg (1962) 26 Tage nach Quetschung des intracraniellen Teils retrograden Faserzerfall, ebenfalls vor allem an den dickeren Markfasern. Mit diesen Beobachtungen stimmen unsere elektronenmikroskopischen Befunde am N. opticus der Ratte gut überein. *10 Tage* nach dem Eingriff, während die sekundäre Faserdegeneration im cerebralen Abschnitt bereits im vollen Gang ist, zeigen die Markfasern des orbitalen Abschnittes noch keinerlei Veränderungen. Auch die Ganglienzellen der Retina sind intakt. Nach *30 Tagen* hat an zahlreichen Markfasern — etwa die Hälfte der Opticusfasern ist betroffen — der Faserzerfall eingesetzt, der in seinem Ablauf dem bei sekundärer Faserdegeneration im cerebralen Opticusabschnitt völlig gleicht. Verdichtung des axonalen Grundcytoplasmas mit Zerfall der Axonfilamente, Ex- und Invaginationen der Markmäntel mit Abschnürung, Konvolut- und Ballenbildung kennzeichnen den Prozeß. Da zur gleichen Zeit, 30 Tage nach der Läsion, in der Retina Zellschrumpfungen und -ausfälle in der Ganglienzellschicht vorliegen, wie orientierende Untersuchungen ergaben, kann angenommen werden, daß eine *spät einsetzende, verzögert und gestaffelt ablaufende sekundäre Faserdegeneration* vorliegt, *ausgelöst durch retrograde Degeneration der Ganglienzellen in der Retina*. Der Vorgang entspricht also nicht einer retrograden Faserdegeneration i. e. S., die nach der Definition von Beresford (1965) nur dann angenommen werden sollte, wenn ein zentralwärts fortschreitender Faserzerfall („dying back") bei zunächst noch erhaltenen Perikarya der Zellen nachgewiesen ist. Der Prozeß im N. opticus entspricht vielmehr der *„indirekten Sekundärdegeneration"* nach van Gehuchten (1903). Eine genauere Korrelation zwischen den Veränderungen an den Fasern und den Perikarya der Zellen in der Retina war noch nicht möglich, da nach Teildurchtrennung die Zuordnung der geschädigten Fasern zu den zugehörigen Retinaabschnitten Schwierigkeiten bereitet; diese Korrelation ist wahrscheinlich nur an Flächenpräparaten der Retina zu erreichen.

2. Interstitium

Gliöses und mesenchymales Interstitium verhalten sich im orbitalen Abschnitt anders als im gegenüberliegenden *cerebralen* Abschnitt, in dem die sekundäre Faserdegeneration verläuft. Während dort *2 Tage* nach der Läsion die reihen- und streifenförmige Anordnung der interfasciculären Astroglia betont ist, sind *orbital* die Astrocyten disseminiert verteilt (Abb. 44 a). Nach *10 Tagen* und nach *30 Tagen* hat sich diese Tendenz zu *säulenförmiger Anordnung* der vermehrten Astrocyten *im cerebralen Abschnitt* und zu *disseminierter Astrocytenanordnung im orbitalen Abschnitt* noch verstärkt. Der nahezu simultane Markfaserzerfall im sekundären degenerierenden Abschnitt, der mit einer synchronen Gliawucherung einhergeht, gewährt offenbar die Erhaltung der Ultraarchitektonik, wobei nur gleichsam die Markfaserbündel allmählich durch Astrocytenfortsatzfilze ersetzt werden, die Perikarya der Gliazellen aber in interfasciculären säulenförmigen Aggregaten angehäuft bleiben. Erst im Spätstadium, nach 2—3 Monaten, gleicht sich diese Anordnung aus. Im orbitalen Abschnitt, wo der Markfaserzerfall verzögert und gestaffelt stattfindet, kommt es dagegen zu einer Ausfüllung der jeweils entstehenden, disseminierten Lücken durch Astrocyten. Kreutzberg (1966) registrierte im intramedullären Abschnitt des N. facialis des Kaninchens nach Durchtrennung zwischen 4. und 21. Tag eine Zunahme der Gliazellen um 60—100%, während dieser Zeit war die Einbaurate von ^{3}H-Thymidin erhöht. Die Durchmesser der Axone des proximalen Facialis-Abschnitts nahmen im gleichen Zeitraum ab. Diese Beobachtung läßt sich nicht ohne weiteres mit unseren Befunden vergleichen, da ein Markfaserzerfall nicht stattgefunden hatte, die Wirkung auf die Glia also eine indirekte war.

Besonders auffallend sind die *progressiven Vorgänge am Gefäßmesenchym des orbitalen Abschnittes*, die im cerebralen Abschnitt fehlen. Erweiterung der pericapillären Räume, die sich mit ihren Basalmembranen zungenförmig und interdigitierend zwischen die Gliazellteile schieben, wurde gelegentlich bei gliös-mesenchymaler Organisation geschädigter Hirnbezirke nach Traumen und Kreislaufschäden beobachtet und auch an der Hirnoberfläche in Spätstadien von Meningitiden zwischen pialem Bindegewebe und subpialer Glia beschrieben (Blinzinger, 1963). Von Basalmembranen eingehüllte Astrocytenfortsätze beschreibt auch Collins (1967) in spongiösen Herden in der Medulla oblongata bei experimentellem Thiaminmangel. Eine perivasculäre Vermehrung und *Überschußbildung der Basalmembranen mit stapelförmiger Schichtung* wie im orbitalen Opticusabschnitt wurde bisher nicht beobachtet; die Befunde lassen darauf schließen, daß hier eine Reizwirkung auf das Gefäßmesenchym ausgeübt wird, vielleicht ausgelöst durch die Auflockerung des gesamten Gewebsverbandes im orbitalen Abschnitt mit Erweiterung der extracellulären Räume, die eine Raumausfüllung erfordert. Diese *Raumausfüllung* wird also hier, im Gegensatz zum cerebralen Abschnitt, *nicht allein von der Astroglia, sondern auch vom Mesenchym übernommen.* Jacob (1957) berichtete über Reizerscheinungen am Gefäßmesenchym im Bereich retrograder Faserdegeneration im ZNS, die als „systemgebundene retrograde Gefäßirritationen" aufgefaßt werden. Lichtmikroskopisch wurden Kaliberzunahme der Arteriolen, Vermehrung von Capillaren, Schwellung und Proliferation der Capillarendothelien beobachtet. Vermutlich handelte es sich um den gleichen Prozeß, den wir im N. opticus verfolgen.

VI. Die sekundäre Wallersche Faserdegeneration im cerebralen Abschnitt

Die Vorgänge, die sich am distalen Abschnitt durchtrennter Nervenfasern abspielen, folgen dem Gesetz der sekundären Faserdegeneration (Waller, 1850) und gehören zu den am häufigsten untersuchten Veränderungen an Nervenfasern überhaupt. Die Besonderheit der Situation liegt darin, daß ein langer Zellfortsatz vom kerntragenden Teil des Neurons abgetrennt ist, ohne daß die Versorgung mit Sauerstoff und energieliefernden Substraten über die lokalen Capillarnetze gestört ist. Es liegt eine *Unterbrechung des axonalen Longitudinalstoffwechsels bei Erhaltung des axonalen Transversalstoffwechsels* vor. Die nach der Läsion sich abspielenden Vorgänge sind somit eine Folge separater Störung der longitudinalen intraaxonalen Stofftransport- und Austauschvorgänge, sie gewähren Einblick in die Bedeutung dieser Vorgänge für die Erhaltung der strukturellen und funktionellen Integrität des Axons und sind indirekt ein Zeichen für das Ausmaß des „trophischen Einflusses" des Perikaryons oder, mit anderen Worten, für den Grad metabolischer Unabhängigkeit des Axons vom Perikaryon der Zelle. Der Begriff „sekundäre Faserdegeneration" umfaßt Axondegeneration und Markscheidenzerfall der betroffenen Fasern, zwei Prozesse, die örtlich und zeitlich miteinander gekoppelt sind, deren gegenseitige Beziehungen aber noch nicht eindeutig geklärt sind. Es besteht noch keine Einigkeit darüber, ob die Axondegeneration dem Markzerfall vorangehen muß oder ob es Markscheidenveränderungen bereits vor erkennbaren Veränderungen an den Axonen gibt (Thomas, 1969). Fest steht nur, daß die *Faserunterbrechung Voraussetzung der Markscheidendestruktion* ist. Da die Markscheiden von den lokalen Schwannschen Zellen bzw. Oligodendrocyten aufgebaut und erhalten werden, deren Stoffwechsel ungestört bleibt, ist zu fordern, daß den Veränderungen am Axon die auslösende Rolle für den Markzerfall zukommt. Umstritten ist, ob Änderungen von Stoffwechsel oder Funktion des morphologisch noch intakten Axons bereits die Destruktion des Markmantels einleiten können. Hier tritt die Frage nach den metabolischen Wechselbeziehungen zwischen Markmantel und Axon im adulten Nervensystem (s. S. 109) auf, die noch völlig offen ist (Wolman, 1968). In jedem Fall ist der Markscheidenzerfall und die Art und Weise dieses Zerfalls ein Ausdruck der *Abhängigkeit der strukturellen Integrität des Markmantels von der Integrität des Axons.* Diese Beziehung gilt umgekehrt nicht: Axone können nach Zerfall der Markmäntel im peripheren und im zentralen Nervensystem unverändert persistieren und später remyelinisiert werden, wie unter verschiedenen Bedingungen bei einer größeren Zahl von Erkrankungen, vor allem bei den entzündlichen Entmarkungskrankheiten, licht- und elektronenmikroskopisch nachgewiesen ist.

Die ersten eingehenden morphologischen Studien zur sekundären Faserdegeneration im ZNS stammen von A. Knick (1908) und A. Jakob (1912), die letzten zusammenfassenden Darstellungen sind von H. J. Lehmann (1959), H. Jacob (1957) und P. W. Lampert (1968) gegeben worden. Übereinstimmend wird die sehr langsame Degeneration im ZNS (Zeitdauer: mehrere Monate) im Vergleich zur Degeneration peripherer Nervenfasern (Zeitdauer: mehrere Wochen) hervorgehoben. Dieser Unterschied bezieht sich auf den Ablauf des Markscheidenzerfalls und -abbaues, *nicht* auf die Axondegeneration, die in zentralen und peripheren Nervenfasern der Säugetiere nach 1—2 Tagen einsetzt und nach 3—5 Tagen abgeschlossen ist. Elektronenmikroskopische Beobachtungen bei sekundärer Faserdegeneration im ZNS liegen bisher vor von Luse (1958), Luse u. McCaman (1957), McCaman u. Robins (1959), Tani (1964), Lampert u. Cressman (1966), die Beobachtungen stammen vom N. opticus des Kaninchens und vom Rückenmark der Ratte. Eine systematische Untersuchung steht noch aus. Unklarheit besteht vor allem noch darüber, ob die erste Phase des Markscheidenzerfalls lediglich in Formveränderungen, also in physikalischen Veränderungen besteht oder ob bereits in dieser Phase Proteinasen im Myelin wirksam sind, die den Zerfall der Markmäntel einleiten (Wolman, 1968). Verschieden beurteilt wird die Herkunft der Zellen, die die Markzerfallsprodukte phagocytieren und abbauen — Astrocyten, Oligodendrocyten oder mikrogliöse, mesenchymale bzw. hämatogene Makrophagen — und die Frage, aus welchem Grund der Abbau der Markzerfallsprodukte im ZNS langsamer verläuft als im peripheren Nervensystem. Ob die Faserdegeneration distalwärts fortschreitet oder ob sie an der gesamten Faser simultan stattfindet, hat bereits Knick (1908) nach experimentellen Untersuchungen am Rückenmark des Kaninchens an Hand einander widersprechender Mitteilungen in der Literatur ausführlich diskutiert. Er sprach sich ebenso wie Cajal (1928) für einen simultanen Ablauf der Degeneration in der gesamten Faser aus. Demgegenüber beschrieben Parker u. Paine (1934), Causey u. Palmer (1950) sowie Parker (1933) ein proximo-distales Fortschreiten des Markfaserzerfalls; auch die Abnahme der Erregungsleitfähigkeit der Fasern soll allmählich vom Läsionsort aus die distalen Abschnitte der Fasern ergreifen. Unsere elektronenmikroskopischen Beobachtungen am degenerierenden N. opticus der Ratte 10 und 25 Tage nach retrobulbärer Läsion haben ergeben, daß sich *sowohl Axone als auch Markscheiden in der gesamten Faserstrecke jeweils im gleichen Zerfallsstadium* befinden. Geringe Differenzen zwischen benachbarten Fasern beruhen auf dem zeitlich gestaffelten Einsetzen der Vorgänge an den einzelnen Axonen. Im gleichen Sinne sprechen Beobachtungen an den präsynaptischen Axonendigungen nach Faserdurchtrennung. Dort treten regelmäßig nach 2¹/₂ Tagen Verdichtungen im Axoplasma auf, nach 3—4 Tagen sind die Boutons terminaux im elektronenmikroskopischen Bild als dichte, intensiv osmiophile Gebilde nachweisbar; Beginn und zeitlicher Ablauf der

Veränderungen sind auch dort unabhängig von der Länge der abgetrennten Strecke, von dem untersuchten Neuronensystem und von der untersuchten Species (Alksne, Blackstadt, Walberg u. White, 1966). Theoretisch mögliche geringe Abweichungen in Abhängigkeit von der Länge der abgetrennten Faserstrecke (s. S. 86) wurden morphologisch bisher nicht erfaßt. Unterschiedliches Ausmaß des Markscheidenzerfalls entlang des N. opticus auf der Grundlage des orbito-cerebral zunehmenden Myelingehaltes (s. S. 70) ist zu erwarten, morphologisch aber nicht evident.

Das Verhalten der Glia ist dagegen unterschiedlich. Nach 10 Tagen findet man im läsionsnahen Abschnitt fast ausschließlich faserreiche Astrocyten, während im Hauptabschnitt des N. opticus filamentarme und filamentreiche Astrocytenfortsätze nebeneinander vorkommen. Erst nach 25 Tagen ist die Zunahme der Filamentproduktion in der Astroglia des gesamten degenerierenden Nerven nachweisbar. Die *läsio-nahe intitiale Reaktion faserbildender Astrocyten* (s. S. 113) ist nicht auf die beginnende sekundäre Faserdegeneration zu beziehen, sondern als *peritraumatische Reaktion* aufzufassen. Auch Galabov u. Dinova (1967) unterscheiden am Rückenmark der Ratte nach Durchtrennung eine frühe, innerhalb der ersten 5 Tage ablaufende Reaktion der Astroglia in der näheren Umgebung der Läsion von einer späteren, vom 15. bis 30. Tag zunehmenden Gliareaktion in den übrigen Abschnitten der sekundären degenerierenden Faserstrecke.

1. Die Degeneration der Axone

Der Zeitpunkt des Einsetzens elektronenmikroskopisch nachweisbarer Axonveränderungen nach Faserdurchtrennung läßt sich nicht einheitlich angeben, da einige Fasern früher, andere etwas später der Nekrobiose verfallen. Erste morphologisch sichtbare Veränderungen treten im Zeitraum *zwischen 24 und 48 Std* auf, nach 3 Tagen ist die Mehrzahl der Axone irreversibel geschädigt. Die Markscheiden sind 48 Std nach der Durchtrennung morphologisch noch unverändert. Am N. ischiadicus der Ratte fanden Wechsler u. Hager (1962) 12 Std nach Durchtrennung ebenfalls noch keine Veränderungen an den Axonen, die ersten sicheren Verdichtungen im Axoplasma zeigten sich nach 25 Std. Eine Bevorzugung bestimmter Faserkaliber fanden wir, wie Wechsler und Hager, nicht, während nach lichtmikroskopischen Beobachtungen verschiedener Autoren die dicken Fasern früher degenerieren sollen als die dünnen. Eindeutig war jedoch ein früheres Einsetzen der Axonveränderungen in den Fasern am Rand des N. opticus gegenüber den im Zentrum gelegenen. Möglicherweise spielt der Schädigungsmechanismus eine Rolle: die äußeren Fasern werden im Augenblick des Scherenschlages vor der Durchtrennung noch zusätzlich gequetscht, die im Inneren gelegenen Fasern sind von dem Quetschdruck bei Beginn des Vorganges relativ geringer betroffen. Ähnlich wie die retrograden Vorgänge an Fasern und Perikarya könnte also die Art und Schwere der Läsion auch den Ablauf der sekundären Faserdegeneration beeinflussen. Derartige Mechanismen sind anzunehmen, denn nach Ischämie verfallen alle Fasern gleichmäßig der Nekrobiose. *Die Tatsache, daß noch nach 24 Std die Mehrzahl der Axone morphologisch unverändert ist, spricht für eine relativ weit entwickelte metabolische Unabhängigkeit des Axons vom kerntragenden Teil der Zelle im reifen Säugetiergehirn.* Das Axon kommt in dieser Zeitspanne ohne Nachschub von Strukturbestandteilen und Enzymproteinen aus dem Perikaryon aus, es ist auch ohne diesen Nachschub zur Energiegewinnung fähig. Enzymproteine im axonalen

Grundcytoplasma, im endoplasmatischen Reticulum, in den Mitochondrien und in der Plasmamembran des Axons stehen für diesen Zeitraum offenbar zur Verfügung. Mit den axonalen Ribonucleoproteiden (s. S. 95) ist wahrscheinlich auch die Möglichkeit eines Ersatzes von Struktur- und Enzymproteinen in begrenztem Umfange gegeben. Gesteuerter Austausch von Strukturbestandteilen findet ja auch im normalen Axon bis zu einem bestimmten Grade unabhängig vom unmittelbaren Einfluß des Perikaryons statt. Die Stoffaustauschvorgänge über das Axolemm verlaufen nach der Durchtrennung offenbar ohne wesentliche Permeabilitätsveränderungen an der Membran, denn zu keinem Zeitpunkt im Verlauf der sekundären Faserdegeneration kommt es zum Wassereinstrom in das Axon (Axonödem). Die ersten Veränderungen sind granuläre Verdichtung des Grundcytoplasmas und Zerfall der Axonfilamente, schließlich tritt *Koagulationsnekrose des Axons* ein. Früher beobachtete Schwellungen der Mitochondrien im Axoplasma im Frühstadium der sekundären Faserdegeneration (Wechsler u. Hager, 1962) können heute als Fixierungsartefakte angesehen werden. Es ist anzunehmen, daß infolge Minderung des Gehalts an Enzymproteinen, die schließlich nicht mehr ersetzt werden, der intraaxonale Energiestoffwechsel allmählich zum Erliegen kommt und daß daher der Endzustand morphologisch demjenigen bei ischämischer Nekrobiose entspricht.

Vergleichende *biochemische Untersuchungen* am N. ischiadicus der Ratte nach Ischämie und nach Faserdurchtrennung (Steward, Passonneau u. Lowry, 1965) haben ergeben, daß bei sekundärer Wallerscher Degeneration mit erhaltener Blutversorgung der Fasern der Verbrauch energiereicher Phosphate am 2. Tag noch unverändert, am 3. Tag auf 65% und am 4. Tag auf 23% abgesunken ist, der O_2-Verbrauch nimmt im Verlauf der ersten 3 Tage nach der Läsion ebenfalls ab, auch ATP und Phosphorkreatin nehmen allmählich ab. Der Glucosegehalt ist am 3. Tag bis auf 170%, Lactat bis auf 400% der normalen Werte angestiegen, wahrscheinlich infolge Diffusion aus dem Blut durch das allmählich permeabler werdende Axolemm. Am 3. Tag hat die Fähigkeit zur Erregungsleitung deutlich abgenommen, am 4. Tag ist sie erloschen, in Übereinstimmung mit dem feinstrukturellen Bild der Nekrobiose. Diese Ergebnisse sprechen ebenfalls für einen *allmählichen* Rückgang der energieverbrauchenden Prozesse. Einzelne Fasern im N. opticus besitzen noch nach 6 Tagen intakte Axone und Markscheiden, diese Fasern sind auffällig reich an Axonfilamenten. Es kann nicht ausgeschlossen werden, daß hier Fasern gegenläufiger Neurone vorliegen, deren sekundär degenerierende Abschnitte im orbitalen Teil des N. opticus gesucht werden müßten. Wir haben dort allerdings 10 Tage nach der Läsion keine entsprechenden Axonveränderungen nachweisen können. Vereinzelte degenerierende Fasern könnten uns dort aber entgangen sein.

Nach der geltenden Begriffsbestimmung erfüllt die axonale Veränderung nach Faserdurchtrennung durchaus die Voraussetzungen für eine *Einreihung unter die degenerativen Prozesse*. Es liegt zwar zuletzt eine Koagulationsnekrose wie bei ischämischer Schädigung vor, die hierzu führenden Vorgänge sind jedoch nicht primär durch den Zusammenbruch des Energiestoffwechsels gekennzeichnet, sondern durch katabole Veränderungen mit Aufbrauch von Nucleotiden, Enzymproteinen, Polypeptiden und Wirkstoffen — langsam einsetzende intraaxonale Stoffwechselstörungen also, die durchaus der Definition einer *axonalen „Dystrophie"* entsprechen und damit die Beschreibung als degenerativer Prozeß rechtfertigen. Diese Art der Dystrophie des Axons unterscheidet sich von der neuro-axonalen Dystrophie Seitelberger mit ihren organellenreichen Axonauftreibungen durch das *Fehlen einer spezifischen Störung bestimmter Stoffwechselwege* und durch das *Fehlen einer reaktiven Komponente, die zusätzlicher Faktoren bedarf.* Auch während der axonalen Dystrophie nach Faserdurchtrennung sind allerdings reaktive Vorgänge möglich, wie die organellenreichen Axonauftreibungen im cerebralen Opticusstumpf zeigen. Hier liegen die zusätzlichen Faktoren in der Reizwirkung der Läsion. Bei der neuro-axonalen Dystrophie Seitelberger ist sehr wahrscheinlich das gesamte Axon in seinem Metabolismus gestört, aber nur an umschriebenen Stellen entstehen organellenreiche Axonauftreibungen; die hier wirksamen zusätzlichen Faktoren sind noch unbekannt.

Axonale Dystrophie vom Typ der sekundären Wallerschen Faserdegeneration ist nicht nur durch Faserdurchtrennung auslösbar, der gleiche Prozeß kommt auch bei toxischer Schädigung vor. Schlaepffer u. Hager (1964) erzeugten durch INH-Intoxikation im peripheren Nervensystem Veränderungen, die nach dem Ergebnis der elektronenmikroskopischen Untersuchung unter dem Bild sekundärer Faserdegeneration ablief: initiale Degeneration des Axoplasmas, danach Konturveränderungen, Ex- und Invaginationen der Markmäntel und Markballenbildung, erst vom 8. Tag an chemische Veränderungen am Myelin, Reaktion der Schwannschen Zellen, intraplasmatische Desintegration des Myelins und Abgabe der Produkte aus den Schwannschen Zellen an mesenchymale Makrophagen.

2. Der Zerfall der Markscheiden

Der Markscheidenzerfall bei der sekundären Faserdegeneration verläuft morphologisch ganz anders als bei ischämischer Nekrobiose der Marksubstanz. Den Beginn bilden Änderungen der Konfiguration und Konturierung der Markmäntel (Formveränderungen), die zu *Ex- und Invaginationen* und zur Ablösung der ex- bzw. invaginierten Markmantelteile und damit zur *Markballenbildung* führt. Wabenförmige Desintegration der Markmäntel kommt nicht vor. Die von Thomas u. Sheldon (1964) 7 bis 21 Tage nach Durchtrennung eines Astes des N. ischiadicus beschriebene wabenförmige Desintegration der Markscheiden zugleich mit Markballenbildung ist wahrscheinlich auf eine zusätzliche Störung der distalen Blutversorgung bei dem Eingriff zurückzuführen, so daß sich die beiden Markzerfallsprozesse überlagerten.

Die nach 3 Tagen im N. opticus ebenso wie im N. ischiadicus (Wechsler u. Hager, 1962) auftretenden Formveränderungen der Markmäntel, die von Glimstedt u. Wohlfarth (1960) bereits nach 2 Tagen vereinzelt beobachtet wurden, sind Zeichen eines *Markmantelkollaps,* der mit nachlassendem Gegendruck von seiten des degenerierenden Axons, also mit der *Wirkung mechanischer Kräfte,* befriedigend erklärt werden kann. Diese Deutung der Markmantelveränderungen im Frühstadium sekundärer Faserdegeneration haben nach licht- und elektronenmikroskopischen Untersuchungen an peripheren Nervenfasern auch andere Autoren gegeben (Spiegel, 1922; Young, 1944; Terry u. Harkin, 1959; Glimstedt u. Wohlfarth, 1960; Wechsler u. Hager, 1962). Eine Aktion von Proteinasen oder anderen Hydrolasen ist zu diesem Zeitpunkt *histochemisch* nicht nachweisbar. Samorajski (1957), Bubis u. Wolman (1965) und Wolman (1968) haben aus der Zunahme von sauren Hydrolasen (saure Phosphatase, Indoxylesterase, Aminopeptidase) im *peritraumatischen Abschnitt* durchtrennter peripherer Nerven auf eine enzymatisch bedingte Auftrennung der Markmäntel im Frühstadium der sekundären Faserdegeneration geschlossen. Die letztgenannten Autoren nehmen an, daß die Enzyme vom Axon gebildet und freigesetzt werden. Dabei ist nicht beachtet worden, daß die peritraumatischen Vorgänge in den Axonen und an den Markscheiden unabhängig von der sekundären Faserdegeneration sind, die eigenen Gesetzen folgt. Es ist aber wahrscheinlich, daß *nach* Einsetzen der physikalischen Markmantelveränderungen Proteinasen in den Markscheiden wirksam werden, die zur Lösung des kompakten Verbandes im Bereich der Zwischenlamellen führen. Porcellati u. Curtis (1960) haben eine Anstieg von Proteinasen und Aminosäuren im Frühstadium der sekundären Faserdegeneration im peripheren Nerven nachgewiesen. Auch Thomas (1969) vermutet, daß „die in gebundener, also nicht aktiver Form in der Markscheide vorhandenen wenigen hydrolytischen Enzyme wie Proteinasen, Sulfatasen und Glykosidasen beim Zerfall freigesetzt werden und ihre Wirksamkeit entfalten". Proteinasen sind biochemisch normalerweise im Myelin des ZNS in sehr geringer Menge, in peripheren Nerven etwas reichlicher nachweisbar (Adams et al., 1963).

Während elektronenmikroskopisch *in den ersten 5 Tagen* noch keine Auflockerung der Lamellenstruktur der Markmäntel und Markballen zu erkennen ist, läßt sich polarisationsoptisch ein deutlicher *Rückgang der negativ-einachsigen Doppelbrechung der Markmäntel* demonstrieren (Mayer-Rosa); ihm liegt wahrscheinlich eine *Wasseraufnahme zwischen den Myelinlamellen* zugrunde. In peripheren Nerven konnten Majno u. Karnovsky (1958) eine Zunahme des Wassergehalts der Markscheiden in den ersten Tagen nachweisen. Die Vorgänge korrespondieren zeitlich mit der Aktivierung von Proteinasen im Myelin, welche unter diesen Bedingungen möglich wird.

Hinweise auf die *mechanische Labilität der Markmäntel* liegen aus Untersuchungen am normalen Kleinhirn des Frosches vor (Rosenbluth, 1966), wo Marklamellenpakete ex- und invaginieren, sich abspalten und andere Zellteile einschließen und wieder mit dem Hauptteil des Markmantels konfluieren können. Im ZNS der Säugetiere ergaben die Untersuchungen von de Webster (1964) sowie Hirano u. Dembitzer (1967) Anhaltspunkte für eine leichte Verschieblichkeit der Myelinlamellen gegeneinander. An peripheren Nervenfasern wurden ähnliche Beobachtungen an den Markmänteln nach Quetschung gemacht (Schlote u. Boellaard, 1968). Die Verschiebung von Myelinlamellen gegeneinander im Frühstadium der sekundären Faserdegeneration erfolgt hauptsächlich entlang der *Zwischenlamellen,* hier teilen sich die Markmäntel in Lamellenpakete auf. In- und exvaginierende Markscheidenteile haben Neigung zur Abrundung und Konfluenz entlang ihrer Innenflächen. Auf diese Weise entstehen die Markballen (Ovoide, Sphäroide) am Innen- und Außenrand der Markmäntel (Abb. 56). Exvaginierte Markscheidenteile können sich während der sekundären Faserdegeneration auch auf die Außenflächen der Fasern umschlagen und mit den äußeren Marklamellen wieder refusionieren. Der degenerierte Axoplasmarest wird während dieser Vorgänge exzentrisch verschoben oder unterbrochen, er ist daher im Anschnittprofil vieler Fasern bei Querschnitten durch den N. opticus nicht mehr sichtbar. In den Markballen ist die lamelläre Organisation des Myelins zunächst erhalten. Bei histologischer und histochemischer Färbung verhalten sie sich wie Myelin. Daniel u. Strich (1969) fanden lichtmikroskopisch im Rückenmark des Pavians bei sekundärer Faserdegeneration ebenfalls *mehrere Wochen lang* Markballen, die sich färberisch wie Myelin verhielten. Mit einer Modifikation der Marchi-Methode zeigten sich zwar nach 7 Tagen Marchi-positive Markballen, die im Unterschied zu den Marchi-positiven Stoffen der Originalmethode jedoch in Chloroform löslich waren. Möglicherweise führt die erwähnte Zu-

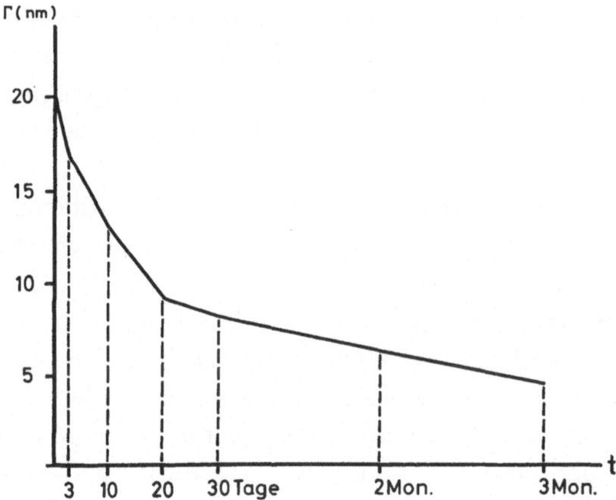

Abb. 59. *Sekundäre Faserdegeneration* im cerebralen Abschnitt des N. opticus nach Totaldurchtrennung. *Abnahme der Doppelbrechung* der Markscheiden und Markscheidenfragmente im Verlauf des Faserzerfalls. Messung des Gangunterschiedes (Angabe in nm) an 10 µ dicken ungefärbten Gefrierschnitten (Mayer-Rosa)

nahme des Wassergehaltes der Markscheiden in den ersten Tagen bereits zu dieser Änderung der Färbbarkeit der Markballen. Die später auftretenden Marchi-positiven Abbauprodukte sind *nicht* in Chloroform löslich. Luse u. McCaman (1957) haben elektronenmikroskopisch am sekundär degenerierenden N. opticus des Kaninchens *nach 15 Tagen* noch gut erhaltene Markmäntel neben formveränderten Markscheiden gesehen. Lampert u. Cressman (1966) sahen am Rückenmark der Ratte noch nach *52 Tagen* intakte und kollabierte, normal färbbare Markmantelteile. Im N. opticus finden sie sich vereinzelt noch nach 90 Tagen.

Chemische Veränderungen treten am Myelin innerhalb der ersten 5 Tage weder im zentralen (McCaman u. Robbins, 1959 a) *noch im peripheren Nervensystem* (Johnsson, McNabb u. Rossiter, 1950) *auf*. Abnahme des Gehalts an Acetalphosphatiden ist nach Thomas (1959) bereits in den ersten 3 Tagen an peripheren Nervenfasern feststellbar; am N. opticus läßt sich dies bei Anwendung der von Thomas angegebenen Methodik nicht nachweisen (Mayer-Rosa).

Während die Markballenbildung im N. opticus zunächst innerhalb der äußeren und inneren gliösen Hüllplasmen stattfindet, die als schmale Säume noch erkennbar sind, finden sich um den *10. Tag* überwiegend „freie" *Markballen,* die aber noch lamellär strukturiert sind. Erst *zwischen dem 7. und 25. Tag* nach der Läsion treten *strukturelle Veränderungen* in Form herdförmiger Verdichtungen entlang der Hauptlamellen und Schwund der lamellären Schichtung in den Markballen auf. Herdförmige Verdichtungen der Hauptlamellen in Markballen sahen auch Terry u. Harkin (1959) im peripheren Nervensystem. Hier handelt es sich also um Strukturveränderungen an den im Myelin vorliegenden Plasmamembranen der Oligodendrocyten, die zeitlich mit den chemischen Veränderungen am Myelin korrespondieren. Sie setzen *vor* der Phagocytose der Markballen ein. Histochemisch liegt der steilste Abfall der Färbbarkeit mit Luxol fast blue — Abbau der Phospholipide — zwischen dem 20. und 30. Tag, während die PAS-reaktiven Stoffe — Cerebroside und Cerebrosidsulfatide — langsamer und relativ gleichförmig abnehmen; noch nach 100 Tagen sind diese Stoffe in verminderter Menge nachweisbar (Mayer-Rosa). Übereinstimmend hiermit fanden an sekundär degenerierenden N. opticus des Kaninchens McCaman u. Robins (1959 a) mit biochemischer Methodik *nach 15 Tagen* noch keine, *nach 45 Tagen* leichte chemische Veränderungen an den Myelinlipiden. *Nach 100 Tagen* waren 45⁰/o der Myelinlipide aus dem Nerven verschwunden, Cholesterin war jedoch nur um 25⁰/o vermindert. *Ein vergleichbares Stadium ist im N. tibialis bereits nach 14 Tagen erreicht.* Dort sind nach Ablauf der 2. Woche Cholesterin, Cerebroside und Serinkephaline auf nahezu die Hälfte reduziert bei Auftreten von Cholesterinestern und Triglyceridestern. Nach 30 Tagen sind die Myelinlipide vollständig verestert und als solche nicht mehr nachweisbar. Im N. opticus sind dagegen noch nach *200 Tagen* biochemisch Myelinlipide nachweisbar (McCaman u. Robbins, 1959 a).

3. Interstitium. Der celluläre Markabbau

Um den *7. Tag* beginnt im N. opticus die Phagocytose der Markballen, die in toto, nicht selten mit eingeschlossenen Axonabschnitten, von reaktiven Astrocyten aufgenommen werden, wie dies auch Tani (1964) beobachtete. Während zungen- und spangenförmig vorgestreckte Fortsätze dieser Zellen die Markballen einschließen und inkorporieren, können diese noch mit Markmänteln zusammenhängen (Abb. 26). Wie die *frühe Reaktion der Astroglia 48 Std nach der Durchtrennung,* also vor Einsetzen der Markmantelveränderungen, ausgelöst wird, ist unklar. Diese Reaktion ist durch *Differenzierung in zwei Richtungen* gekennzeichnet: Neben *filamenthaltigen* und -reichen Astrocyten treten zunehmend helle, *filamentfreie* Astrocyten auf, die anschließend als Myelophagen fungieren. Der Filamentgehalt nimmt in der Folgezeit in diesen *astrocytären Myelophagen* wieder zu. Die Phagocytose spielt sich zunächst nur dort ab, wo Markballen und Astrocytenfortsätze in günstiger Position liegen. Erst im Verlauf der zahlenmäßigen Zunahme der Astrocyten während der ersten beiden Monate erfolgt überall die Aufnahme der Markballen in Astrocyten. Eine Bevorzugung der äußeren, ontogenetisch zuletzt gebildeten Myelinschichten während der Phagocytose (Simon et al., 1969) ist nicht erkennbar.

Knick (1908) erklärte den langsamen zeitlichen Ablauf der sekundären Degeneration im ZNS mit dem fast ausschließlich durch fixe Gliazellen bewältigten Markabbau (*„fixer Abbau"*). Unsere Beobachtungen bestätigen dies. Der Vorgang unterscheidet sich damit grundsätzlich von dem überwiegend *„mobilen Abbau"* mit Auftreten von Fettkörnchenzellen bei ischämischer oder traumatischer Nekrobiose der Marksubstanz im ZNS, wie sie beispielsweise in der Trümmerzone der Opticusstümpfe zu verfolgen ist, wo vom 3. bis 30. Tag zunehmend Fettkörnchenzellen mit sudanophilem Material angehäuft werden. Er unterscheidet sich ebenfalls von der sekundären Faserdegeneration peripherer Nerven, wo die entstehenden Markballen im Cytoplasma der Schwannschen Zellen liegen und dort abgebaut werden, Phagocytose durch ein myelinfremdes Zellsystem primär also nicht notwendig ist. Erst sekundär übernehmen dort mesenchymale und hämatogene (Olsson u. Sjöstrand, 1969) Makrophagen die desintegrierten Myelinbestandteilen aus den Schwannschen Zellen. Nach den Beobachtungen von Nathaniel u. Pease (1962) an durchtrennten Hinterwurzeln der Ratte ist die Desintegration der Markmäntel in den Schwannschen Zellen nach 1 Woche abgeschlossen, dabei nehmen die Ribosomen zu, es treten Filamente im Zellplasma auf. Die Abgabe der veresterten Myelinbestandteile an mesenchymale Makrophagen und Gefäße dauert

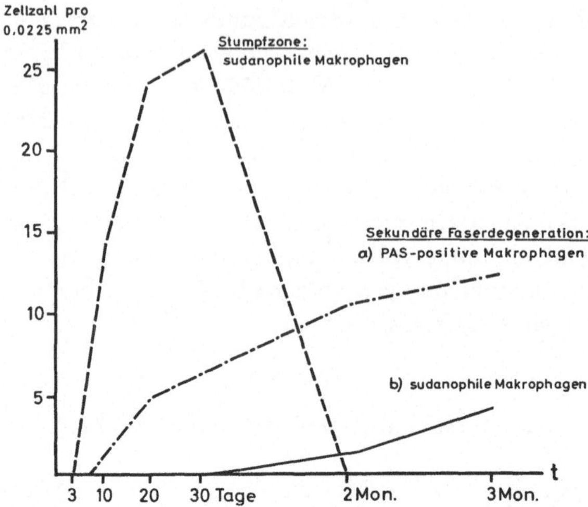

Abb. 60. *Sekundäre Faserdegeneration* im cerebralen Abschnitt nach Totaldurchtrennung. PAS-positive und sudanophile Makrophagen. Auftreten und Vermehrung im Verlauf des Degenerationsprozesses. Zählung an 10 μ dicken Gefrierschnitten (Mayer-Rosa). —·—·— PAS-positive Makrophagen. ——— Sudanophile Makrophagen. Zum Vergleich — — — sudanophile Makrophagen in der Stumpfzone *(traumatische Nekrobiose)*

mehrere Wochen, in einzelnen Schwannschen Zellen Monate. Entsprechende Beobachtungen stammen von Blümcke (1965) und von Blümcke u. Niedorf (1966).

Lichtmikroskopisch sind *Makrophagen* im N. opticus nach unseren Beobachtungen (Mayer-Rosa) erstmals *nach 10 Tagen* nachweisbar. Dies entspricht etwa dem Anstieg der Aktivität von SDH und GDH in Gliazellen des durchtrennten Rückenmarkes bei sekundärer Faserdegeneration *zwischen 14. und 30. Tag* (Sibrik, 1964; Galabov u. Dinova, 1967). Diese Myelophagen, deren Zahl zwischen *10. Tag* und Ende des *3. Monats* um das 12fache zunimmt, enthalten PAS-positives Material, das in Chloroform-Methanol unlöslich ist, während die PAS-reaktive Komponente der normalen Markscheiden — nach Adams and Bayliss (1968) Cerebroside und Cerebrosidsulfatide — in Chloroform-Methanol löslich ist. Die PAS-reaktiven Bestandteile der Myelophagen enthalten offensichtlich Cerebroside und -sulfatide in einer bereits nicht mehr mit Lipidlösungsmitteln angreifbaren Bindung. Sudan-III-färbbare, hydrophobe Lipide treten in den astrocytären Myelophagen im N. opticus erst mit *Beginn des 2. Monats* auf, ihre Zahl nimmt nur geringfügig zu, während im peripheren Nervensystem bereits 8—10 Tage nach der Läsion das Neutralfettstadium erreicht ist (Thomas, 1969). Cholesterinester in kristalliner Form sind vereinzelt bereits *vor Beginn des 2. Monats* in den Myelophagen nachweisbar. Die Zahl der Myelophagen mit Cholesterinesterkristallen nimmt stärker zu als die Zahl der Myelophagen mit Sudan-III-färbbarem Material ohne Kristalle — ein Hinweis auf den Anfall größerer Mengen von Cholesterin aus den Markscheiden. *Fettkörnchenzellen (Gitterzellen)* konnten im N. opticus der Ratte während der auf die Läsion folgenden 4 Monate nur vereinzelt beobachtet werden. *Die Desintegration der Markballen wird bis zum „Neutralfettstadium" überwiegend von den sich vermehrenden Astrocyten bewältigt.* Der langsame Ablauf des fixen Abbauweges spiegelt sich in der Zunahme der Enzymaktivität in den Myelophagen. McCaman u. Robins (1959 b) fanden spektrophoto- und fluorimetrisch, daß im N. ischiadicus das Maximum der Hydrolasen-Aktivität etwa *nach 14 Tagen,* im

N. opticus *nach 100 Tagen* erreicht ist. Wie die veresterten Lipide aus den Myelophagen abgegeben werden, ist unklar. Gegen *Ende des 3. Monats* runden sich die astrocytären Myelophagen ab, sie werden von dem immer dichteren Geflecht faserreicher Astrocytenfortsätze eingeschlossen und bieten Anzeichen der Atrophie. Ein Abtransport der ingestierten Myelinzerfallsprodukte ist jetzt nicht mehr möglich. Ein Untergang derartiger Myelophagen, wie ihn Jakob (1912) als „Opfertod der Myeloklasten" im ZNS beschrieben hat, war elektronenmikroskopisch nicht sicher nachweisbar. Am *Ende des 3. Monats* sind einige nicht phagocytierte Markmantelteile und -ballen vereinzelt noch in dem dichten Gliafaserfilz zu finden.

Oligodendrocyten beteiligen sich, im Unterschied zu ihrem Verhalten im orbitalen Stumpf, nicht am Markabbau bei der sekundären Faserdegeneration; sie sind nach dem *10. Tag* nur noch vereinzelt anzutreffen. Da nach dem 10. Tag die Markballen „nackt" — ohne gliöse Plasmasäume — erscheinen, ist anzunehmen, daß von diesem Zeitpunkt an die zarten plasmatischen Verbindungen zwischen den zerfallenden Markmantelteilen und den Perikarya der Oligodendrocyten abreißen. *Nach 14 Tagen* sind die Oligodendrocyten verschwunden. Die Art und Weise ihres Unterganges konnte nicht geklärt werden. Abbruch der plasmatischen Verbindungen zu den Markmänteln, die den größten Teil der Zelloberfläche bilden, wird von den Zellen, deren Aufgabe die strukturelle Erhaltung der Markmäntel darstellt, nicht überlebt. Es liegt eine *„retrograde Degeneration der Oligodendrocyten"* vor, deren einzelne Phasen noch zu untersuchen sind. Lampert u. Cressman (1966) sahen *33 Tage* nach Strangdurchtrennung am Rückenmark der Ratte noch intakte Oligodendrocyten, deren Fortsätze mit intakt gebliebenen Markmänteln in Verbindung standen. Eine Teilnahme der Oligodendroglia an der Myelophagocytose konnten sie wie wir nicht feststellen. Lichtmikroskopisch wurden von Cramer u. Alpers (1932) und von McMahon u. Barnett (1966) in Frühstadien der sekundären Faserdegeneration im ZNS oligodendrocytäre Myelophagen beschrieben; erfahrungsgemäß ist aber eine eindeutige Unterscheidung zwischen Oligodendroglia und Astroglia lichtmikroskopisch — besonders bei reaktiver Umwandlung der Zellen — nicht einfach. Der Markzerfall bei sekundärer Faserdegeneration im ZNS ist Ausdruck einer *axonal ausgelösten, direkten, mechanischen Wirkung auf das Myelin mit Rückwirkung auf die primär nicht geschädigte Oligodendroglia*.

Im peripheren Nervensystem, wo jede Schwannsche Zelle nur jeweils ein Internodium myelinisiert, ist bei Zerfall des Markmantels der relative Verlust an Zelloberfläche geringer als bei den Oligodendrocyten, die mit jedem ihrer Zellfortsätze Internodien verschiedener Fasern myelinisieren (Bunge, Bunge u. Pappas, 1962). Die Schwannschen Zellen bleiben daher nach sekundärer Faserdegeneration sämtlich erhalten. Sie vermehren sich ab 7. Tag mitotisch, wie am N. auricularis der Maus nachgewiesen ist (O'Daly u. Imaeda, 1967) und stehen bei Regeneration der Axone für die Remyelinisation zur Verfügung. Wenn es im ZNS bei entzündlichen und hypoxischen Schädigungen nicht zu totaler, sondern nur zu *disseminierter* Markmantelschädigung kommt, dann können auch die Oligodendrocyten überleben und aussprossende Axone myelinisieren („Status marmoratus", Scholz, 1957). Andererseits gehen in peripheren Nerven die Schwannschen Zellen dann zugrunde, wenn über längere Zeit keine Axonregeneration erfolgt, wie bei degenerativen Erkrankungen des motorischen Neurons (Dayan et al., 1969).

Beim Vergleich mit anderen Mitteilungen über den cellulären Abbau bei sekundärer Faserdegeneration im ZNS werden *speciesabhängige Unterschiede* deutlich, die beispielsweise durch das Fehlen der Mikroglia bei der Ratte und ihre Anwesenheit beim Kaninchen (Cammermeyer, 1968) und bei den Primaten (Knick, 1908) gegeben ist. Bei sekundärer Degeneration der Hinterstränge des *Kaninchens* sah Knick vom 6. Tag an eine Größenzunahme der Makroglia, erst ab *30. Tag* konnte er Makrophagen nachweisen, in ihnen traten zwischen dem 30. und 40. Tag Sudan-III-positive Stoffe auf, ebenso, wie dies im N. opticus der Fall ist. Vereinzelt waren Fettkörnchenzellen nachweisbar, die von der Mikroglia oder vom Mesenchym stammen konnten. Der *Markabbau* wurde jedoch, wie bei der Ratte, *überwiegend durch fixe Gliazellen* bewältigt, die in loco die Phagocytose und Desintegration der zerfallenden Markscheiden besorgten und keine Tendenz zur Mobilisation und perivasculären Anhäufung zeigten. Luse u. McCaman (1957) fanden am N. opticus des Kaninchens erst nach 100 Tagen eine eindeutige Zunahme der Astrocyten, deren Zahl bis zum 200. Tag weiter zunahm, eine Myelophagocytose kam erst am Ende des 3. Monats in Gang. Diese Befunde stehen im Widerspruch zu den Beobachtungen aller anderen Autoren. Daniel u. Strich (1969) beschreiben, in Übereinstimmung mit unseren Befunden, nach *7 Tagen* am Rückenmark des *Pavians* eine deutliche zahlenmäßige Zunahme der Makroglia, die sich rasch weiter vermehrte, ohne daß zwischen Astrocyten und Oligodendrocyten differenziert werden konnte. Nach 14—21 Tagen waren vereinzelt Fettkörnchenzellen zu sehen, deren Zahl zunahm. *Bei den Primaten liegt also im Unterschied zu den niederen Säugetieren eine Kombination von mobilem und fixem Abbau vor.* Auch bei sekundärer Faserdegeneration im ZNS des Menschen sind mobile Fettkörnchenzellen wesentlich beteiligt (Knick, 1908; Jakob, 1912). Die ersten *Sudan- oder Ölrot-O-positiven Stoffe* traten in den gliösen Makrophagen beim Pavian, übereinstimmend mit den Beobachtungen von Jakob (1912) beim Menschen, gegen *Mitte des 2. Monats* (40.—45. Tag) auf. Insgesamt sind also geringe zeitliche Überschneidungen von Myelinzerfall, Phagocytose, Myelinabbau und Reparation die Regel. Wesentlich bleibt, daß die sekundäre Faserdegeneration *im peripheren und zentralen Nervensystem während der Phase der Axondegeneration und der physikalischen Markmantelveränderungen*, also bis zum *5.—7. Tag, gleichartig* und speciesunabhängig verläuft, *erst danach* — im Stadium der Phagocytose und der chemischen Umwandlung des Myelins — *divergieren die Vorgänge,* sowohl im zeitlichen Ablauf als auch in den cellulären Abbauwegen.

Der Gliafilz, den wir am Ende des 3. Monats elektronenmikroskopisch vorfanden, läßt strangförmige Anordnungen der Astrocytenfortsätze in der Längsachse des N. opticus nicht erkennen (anisomorphe Fasergliose). Damit *fehlt eine längsgerichtete Orientierung cellulärer Elemente,* wie sie in peripheren Nerven nach sekundärer Faserdegeneration vorliegt (Büngnersche Bänder). Dies ist der wesentliche Grund für das Ausbleiben einer erfolgreichen Regeneration im zentralnervösen Gewebe, wenn auch Hager (1966) Glianarben nicht als Hindernis gegen aussprossende Axone ansieht. Zweifellos können Axone in Glianarben eindringen, sie vermögen aber nicht, sie gerichtet zu durchsetzen (Lampert u. Cressman, 1964). Der langsame Myelinabbau allein kann nicht als Ursache der fehlenden Faserregeneration angeführt werden (Daniel u. Strich, 1969). In peripheren Nervenfasern ist gelegentlich der Myelinabbau noch nicht abgeschlossen, während bereits regenerierte Axone remyelinisiert werden. Satinsky, Pepe u. Liu (1964) beobachteten bei sekundärer Faserdegeneration des N. saphenus der Ratte Schwannsche Zellen, die von Myelinzerfallprodukten erfüllt und zugleich an der Remyelinisation beteiligt waren.

Überblick und Schlußbemerkungen

Der N. opticus der Ratte erwies sich als besonders günstiges Modell zum Studium der Nah- und Fernwirkungen traumatischer Läsionen an zentralen markhaltigen Nervenfasern. Die Vorteile liegen in dem einheitlichen Charakter des Fasersystems und in dem extrakraniellen Zugang zwischen Bulbus oculi und Canalis opticus, welcher experimentelle Eingriffe ohne Schädigung anderer Hirnteile erlaubt.

Die submikroskopische Anordnung der Gewebselemente im *N. opticus der Ratte* (Ultraarchitektonik) ist dicht und epithelähnlich. Die interfasciculäre Astroglia bildet mit ihren voluminösen Zellelementen und den fächer- und stützpfeilerartig verzweigten filamentreichen Fortsätzen ein Gerüstwerk zwischen den Markfasern. Die mosaikartige Dichte des Gewebsgefüges, die mehr derjenigen der grauen Substanz als den tiefen Markgebieten des Zentralnervensystems vergleichbar ist, bildet wahrscheinlich die Ursache für das überraschende *Ausbleiben eines peritraumatischen Ödems im N. opticus*, das z. B. im Großhirnmarklager rasch und regelmäßig entsteht. Im N. opticus kommt es peritraumatisch nur zu vereinzelten Axonödemen nach der Schädigung; im Rückenmark werden ödematös aufgeschwollene Axone peritraumatisch in großer Zahl vorgefunden („Lückenfeld"). Dagegen konnten wir Permeabilitätsstörungen mit plasmatischer Infiltration der interfasciculären Räume im N. opticus in der Umgebung der Läsion vereinzelt beobachten. Extracelluläre Ödemflüssigkeit breitet sich im Opticus nur dort leicht aus, wo Markscheiden vorhanden sind, ihre cerebrale Prädilektion läßt sich mit der *Abnahme des Myelingehaltes im N. opticus orbitalwärts* erklären. Die morphometrisch dokumentierte Änderung der Ultraarchitektonik und der Volumenanteile der einzelnen Gewebskomponenten entlang eines einheitlichen, aus unverzweigten Axonen bestehenden Markfasersystems wie des N. opticus ist bemerkenswert. Sie ist auf die Verlagerung eines Teils des Fasersystems in ein Sinnesorgan zurückzuführen, die sich graduell vollzieht und deren Ausmaß und Richtung nur morphometrisch erfaßbar sind. Änderung morphologischer und biochemischer Parameter entlang einheitlicher zentralnervöser Fasersysteme kommt wahrscheinlich auch an anderen Orten im ZNS vor (Friede u. Knoller, 1964).

Traumatische Unterbrechung eines zentralnervösen Fasersystems hat außerordentlich vielfältige Wirkungen auf die proximal und distal anschließenden neuronalen Zellteile, auf die Markmäntel und auf die Astro- und Oligodendrocyten des proximalen und des distalen Abschnittes. Wesentlich für die Deutung der posttraumatischen Vorgänge ist, daß längere Strecken des betroffenen Fasersystems zu beiden Seiten der Läsion zu gleichen Zeitpunkten überblickt werden. Dies bewahrt davor, *aus Veränderungen in bestimmten Bezirken auf das Verhalten der gesamten Faserstrecke zu schließen*. Die elektronenmikroskopische Untersuchung längerer Abschnitte eines Fasersystems ist mit einem recht erheblichen technischen Aufwand verbunden, da nur etwa 1 mm lange Teilstücke bearbeitet werden können. Erst die *Kombination mit licht-*

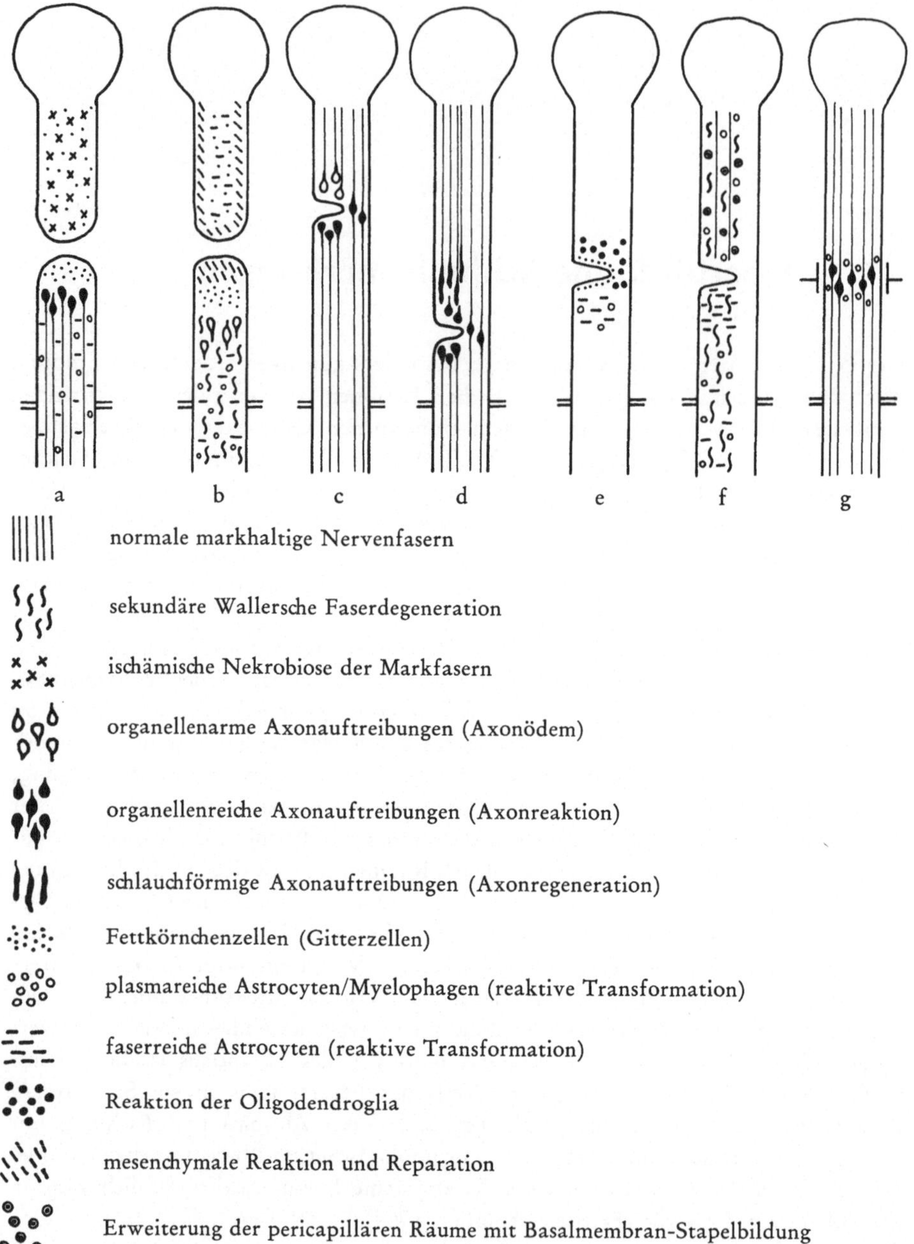

Abb. 61. *Die Folgen der vorgenommenen experimentellen Eingriffe am N. opticus der Ratte.*
Schematische Übersicht (oben: Bulbus oculi; unten: Canalis opticus). *a* Totaldurchtrennung
oder heftige Quetschung. Unterbrechung der A. n. optici. Situation nach 24 Std. *b* Totaldurchtrennung oder heftige Quetschung. Unterbrechung der A. n. optici. Situation nach 7 Tagen.
c Teildurchtrennung bulbusnah (1—2 mm entfernt vom Bulbus oculi) bei Verschonung der
A. n. optici. Situation nach 24 Std. *d* Teildurchtrennung bulbusfern (2—5 mm entfernt vom
Bulbus oculi). Verschonung der A. n. optici. Situation nach 48 Std. *e* Teildurchtrennung. Vorgänge in den Stümpfen und im paratraumatischen Feld, unabhängig von der Entfernung
zwischen Läsion und Bulbus oculi, Situation nach 7 Tagen. *f* Teildurchtrennung. Vorgänge im
orbitalen und cerebralen Abschnitt, unabhängig von der Entfernung zwischen Läsion und
Bulbus oculi. Situation nach 20 Tagen. *g* Leichte Druckausübung ohne Unterbrechung der
Faserkontinuität (Contusio n. optici). Situation nach 24 Std

mikroskopischen, baustoff- und enzymhistochemischen Untersuchungen ergibt ein zuverlässiges Gesamtbild der Vorgänge. In den frühen Stadien 12—48 Std nach der Verletzung stehen die reaktiven und regressiven Veränderungen an den Axonen im Vordergrund, in den späteren Stadien vom 3. Tag an die verschiedenartigen Veränderungen an Markscheiden und gliösem Interstitium. Die überraschend *konstante, initiale Reaktion der von den Perikarya abgetrennten, cerebralen Axonstümpfe* kann nicht als Beginn oder Teilvorgang der sekundären Wallerschen Faserdegeneration des cerebralen Abschnittes angesehen werden. Auch die Bezeichnung „traumatische Degeneration" für diese Veränderungen ist nicht gerechtfertigt.

Der cerebrale Faserstumpf stellt ein nahezu ideales *Modell zum Studium anaboler Vorgänge im Axon ohne unmittelbaren Einfluß des Perikaryons* der Nervenzelle dar. Die schwache Axonreaktion der orbitalen Stümpfe kann auf die relativ perikaryanahe Läsion zurückgeführt werden, die eine anabole Reaktion offenbar unterdrückt, wie dies auch für die Reaktionsweise der Perikarya der Nervenzellen bei zunehmender Annäherung der Läsion an das Perikaryon gilt. Eine pathogenetische und begriffliche *Abgrenzung reaktiver von regenerativen Vorgängen* an Axonen des Zentralnervensystems ist notwendig, wie bereits Lampert (1967) betont hat. Organellenreiche Axonauftreibungen können nicht in finaler Betrachtungsweise als „Regenerationsversuch" gedeutet werden, sie lassen sich nur kausal erklären als Antwort des Axons auf die Schädigung. Die Vorgänge zeigen die *Fähigkeit des Axons, lokale Einwirkungen lokal zu beantworten.* Die ohne Kontinuitätstrennung, durch bloßen mechanischen Druck (Contusio n. optici) auf die Fasern ausgelösten reaktiven Axonauftreibungen machen dies deutlich.

Die Frage nach dem *Ausmaß retrograder Faserdegeneration im ZNS* wird immer wieder gestellt. Während im cerebralen Opticusabschnitt 10 Tage nach der Läsion die sekundäre Faserdegeneration in vollem Gang ist, lassen sich im orbitalen Abschnitt noch keine Veränderungen nachweisen. Erst nach 20 bis 30 Tagen fallen die Markfasern disseminiert aus, und zwar auf die gleiche Weise wie bei sekundärer Faserdegeneration, also mit der Sequenz „primäre Axondegeneration, sekundärer Markmantelzerfall". Die unregelmäßige Verteilung zerfallender Fasern zwischen intakten Fasern korrespondiert mit disseminierter Schädigung der Perikarya in der Retina, die bereits 3 Tage nach der Läsion evident ist (retrograde Degeneration der Perikarya). Der Auswahlfaktor ist unbekannt. Es liegt somit keine retrograde Faserdegeneration sensu stricto vor, sondern eine *indirekte, Wallersche Faserdegeneration* (van Gehuchten), die nicht vom Läsionsort, sondern *von der protrahiert ablaufenden retrograden Degeneration der Perikarya in der Retina ausgelöst* wird. Zur Klärung des Ablaufs dieser retrograden Zellveränderungen in der Retina sind weitere Untersuchungen erforderlich. Zur Frage, ob die *sekundäre Faserdegeneration* in der Zeiteinheit proximo-distal fortschreitet oder simultan stattfindet, geben unsere Beobachtungen an der Gesamtfaserstrecke zwischen Bulbus und Chiasma nach retrobulbärer Läsion Auskunft. Im N. opticus ist nach 10 Tagen eine *simultane Degeneration* nachweisbar; eine proximo-distale Differenz während der ersten Tage ist nicht auszuschließen.

Die Lage der A. n. optici an der Basalfläche des Nerven läßt wahlweise Durchtrennungen mit Verschonung oder mit Schädigung der Arterie zu. Nach Unterbrechung der Blutzufuhr können ischämische Nekrobiose im orbitalen und sekundäre Faserdegeneration im cerebralen Abschnitt parallel im gleichen Experiment verfolgt werden (Abb. 58). Damit bot sich Gelegenheit, die Bedeutung der beiden für die strukturelle und funktionelle Integrität wesentlichen Stofftransportmechanismen simultan zu untersuchen: die Störung der intraaxonalen, zwischen Perikaryon und Axonendigung stattfindenden Plasma- und Stofftransportvorgänge *(axonaler Longitudinaltransport)* im cerebralen Abschnitt und die Störung der über das lokale Gefäßnetz ablaufenden Stoffaustauschvorgänge *(axonaler Transversaltransport)* im orbitalen Abschnitt. Das komplizierte Zusammenwirken der beiden Mechanismen im normalen Axon, das in den letzten Jahren zu zahlreichen experimentellen Untersuchungen Anlaß gegeben hat, ist erst teilweise geklärt.

Das Axon reagiert sowohl nach Ischämie wie auch bei sekundärer Faserdegeneration elektronenmikroskopisch mit einer Koagulationsnekrose, nur der zeitliche Ablauf ist verschieden. Bei experimentellen Durchtrennungen peripherer Nerven wäre zu prüfen, inwieweit dort die den distalen Abschnitt versorgenden Arterien jeweils mit geschädigt werden und ob *Überlagerung ischämischer und sekundär degenerativer Veränderungen* ausgeschlossen werden kann. Jacob (1957) hatte darauf aufmerksam gemacht, daß in ähnlicher Weise am Perikaryon der Nervenzelle ischämische Schädigung und axonale Läsion zu morphologisch gleichförmigen Veränderungen unter dem Bild der chromatolytischen Reaktion führen können, die sich lediglich durch den Zeitpunkt des Auftretens und die Geschwindigkeit des Ablaufes unterscheiden.

Die Bedeutung der beobachteten Veränderungen an den Markscheiden sehen wir darin, daß *nach traumatischer Schädigung* allein *3 verschiedene Typen des Markmantelzerfalls* nebeneinander vorkommen. Ursache und Art des Markscheidenzerfalls im ZNS lassen sich seit dem Einsatz des Elektronenmikroskopes wesentlich differenzierter beschreiben, die Kriterien zur Abgrenzung verschiedener Zerfallstypen sind schärfer geworden. Hinter den morphologischen Studien steht die Frage nach allgemeinen gesetzmäßigen *Beziehungen zwischen formalen Merkmalen und Pathogenese des Markzerfalls.* Der Ablauf exogener, unter definierten Bedingungen ausgelöster Entmarkungen und seine Abgrenzung gegenüber toxischen, allergischen und dysenzymatisch bedingten Entmarkungen ist hierbei von Interesse. Die ischämische Nekrobiose der Markmäntel verläuft nach Lösung der Hauptlamellen auf dem Wege des wabenförmigen Zerfalls, der als ein Zeichen für den totalen Zusammenbruch des Energiestoffwechsels in den Markmänteln anzusehen ist. Bei sekundärer Faserdegeneration verläuft der Zerfall nach der Auflösung der Zwischenlamellen über Konturveränderungen und Markballenbildung, die damit als Zeichen axonal ausgelöster Markmantelschädigung bei intakten Oligodendrocyten gelten kann. Der Untergang der Oligodendroglia nach totalem Markscheidenzerfall kann der retrograden Degeneration der Nervenzellen nach kernnaher Axotomie an die Seite gestellt werden. Die intraplasmatische, disseminierte Desintegration der Markmäntel in der Umgebung der Läsion außerhalb der Trümmerzone läßt auf eine traumatische Wirkung auf das System Oligodendroglia-Markscheide schließen, die sich auch in der progressiven Reaktion der Oligodendrocyten im gleichen Feld zeigt. Nur bei derartigem partiellem intraplasmatischem Myelinzerfall treten *Oligodendrocyten als Myelophagen* auf.

Ein Überblick über die Veränderungen der Glia nach einmaliger Läsion an umschriebener Stelle des N. opticus ohne Störung der Blutversorgung führt zur Unterscheidung zwischen Nah- und Fernwirkungen. Zu den *Nahwirkungen* gehört die intensive Filamentbildung der Astroglia im cerebralen Stumpf während der beginnenden sekundären Faserdegeneration und die heftige Reaktion der Oligodendroglia mit Anzeichen für gesteigerte Proteinsynthese im orbitalen Stumpf und im paratraumatischen Feld. Zu den *Fernwirkungen* gehört die frühe Reaktion der Astroglia im gesamten cerebralen Abschnitt mit Dissoziation der Zellpopulation in filamentarme und filamentreiche Zelltypen in den ersten beiden Tagen nach der Läsion, also noch bevor Veränderungen an den Markscheiden im Rahmen der sekundären Faserdegeneration submikroskopisch erkennbar sind. Wie diese Reaktion ausgelöst wird, bleibt unklar. Als Fernwirkung ist auch die leichte astrocytäre Reaktion im gesamten orbitalen Abschnitt im Verlauf der ersten 10—20 Tage aufzufassen, während dort die indirekte sekundäre Faserdegeneration („retrograde Faserdegeneration") eingesetzt hat. Zugleich mit dieser Reaktion kommt es zu einer Auflockerung des Gewebsverbandes und zu der eigenartigen Ausweitung der perivasculären Räume mit Überschußbildung der Basalmembranen, die ebenfalls eine Fernreaktion auf die Läsion darstellt. Auch hier ist es unklar, wie diese Reaktion ausgelöst wird, möglicherweise dient sie der Raumausfüllung.

Zu den Gliazellveränderungen, die sekundär, durch den Gewebsumbau im N. opticus, bedingt sind, gehört das Auftreten *astrocytärer Myelophagen* im Verlauf der sekundären Faserdegeneration und die Ablösung dieser Myelophagen durch faserreiche Astrocyten während dieses Prozesses, der mit einer mehr oder weniger vollständigen *astrocytären Reparation* beendet wird. Der Endzustand ist eine *anisomorphe Fasergliose* des N. opticus; die filamentreichen Astrocytenfortsätze, die das Gliafaserbild der Lichtmikroskopie bedingen, folgen in ihrer räumlichen Anordnung nur teilweise den Fortsätzen der Astrocyten im normalen N. opticus, die dort überwiegend senkrecht zur Längsachse der Markfasern verlaufen. Während der gliösen Reparation wachsen die Fortsätze in verschiedenen Richtungen aus und bilden ein dichtes gliöses Filzwerk (Gliopil), das keine Gewebslücken enthält.

Beim *Vergleich* der am N. opticus gemachten Beobachtungen *mit dem Verhalten peripherer Nerven nach traumatischen Läsionen* sind als wesentliche Unterschiede zu nennen einmal der raschere Ablauf des Markabbaues bei der sekundären Wallerschen Faserdegeneration im peripheren Nerven, bedingt durch die Einbettung der Markscheiden in das Cytoplasma der Schwannschen Zellen, die als Myelophagen an Ort und Stelle fungieren. Zum anderen muß die größere morphologische Spielbreite der Axonreaktion in den Faserstümpfen beiderseits der Läsion im Zentralnervensystem erwähnt werden. In den peripheren Nerven liegen die Stümpfe in Form konisch verbreiterter, organellen- und enzymreicher Axonalabschnitte vor, es entstehen nicht die im Verhältnis zum normalen Axondurchmesser um ein Vielfaches größeren kugelförmigen Auftreibungen, wie dies im Zentralnervensystem der Fall ist. Auch ist das Organellenmuster in den Stümpfen peripherer Nerven zu gleichen Zeitpunkten an gleichen Fasersystemen relativ uniform (Blümcke et al., 1966). Man findet nicht derart viele verschiedene Spielarten des Organellenmusters in unmittelbar benachbarten Axonen wie im Zentralnervensystem. Die Axonreaktionen an den *distalen,* von den Perikarya getrennten Faserstümpfen bleiben im peripheren Nervensystem länger — bis zu 3 Tagen — enzymatisch aktiv (Oxidoreductasen) als im Zentralnervensystem, wo die Reaktion bereits nach 24 bis 48 Std im wesentlichen abgeklungen ist (Hanefeld, 1965; Kreutzberg, 1963). In den *proximalen* Stümpfen peripherer Nerven werden noch Jahre nach Verletzungen persistierende Axonalkolben mit hoher Oxidoreductase-Aktivität (ohne Hydrolasen und ohne Acetylcholinesterase) gefunden, beispielsweise in Amputationsneuromen (Thomas, 1969). Derartige Beobachtungen fehlen wiederum im Zentralnervensystem. Dort können organellenreiche Axonauftreibungen zwar jahrelang im Gewebe liegenbleiben, sind jedoch enzymatisch nicht mehr aktiv. Ihr Inhalt ist nekrotisch und der Autolyse oder dem Abbau nicht mehr zugänglich, die Gebilde bleiben als inertes Material unter Beibehaltung der äußeren Form liegen (Marburg, 1919; Eicke, 1957; Schlote, 1961). Die reaktiven Axonauftreibungen der proximalen Stümpfe verlieren im Zentralnervensystem offenbar rascher den plasmatischen Zusammenhang mit dem proximalen Faserabschnitt als in peripheren Nerven.

Wir vermögen zwischen den Vorgängen in peripheren und zentralen Nervenfasern keine prinzipiellen Unterschiede, sondern nur formal *verschiedenartige Ausprägungen eines biologisch gleichartigen Geschehens* zu sehen. Keinesfalls können die Axone im Zentralnervensystem als weniger reaktionsfähig als die Axone peripherer Nervenfasern angesehen werden, wie dies nicht selten angenommen wird. Das gilt ebenso für die *regenerativen Vorgänge,* also für das Aussprossen junger Axone aus den proximalen Axonstümpfen im Zentralnervensystem, das durch zahlreiche Beobachtungen aus früherer und jüngerer Zeit belegt ist, zuletzt elektronenmikroskopisch von Lampert u. Cressman (1964) am Rückenmark der Ratte. Bemerkenswert ist auch die Mitteilung von Rose, Mallies, Kruger u. Baker (1960), die 7 Wochen nach laminärer Strahlenschädigung der Hirnrinde des Kaninchens in den geschädigten Rindenschichten regenerierte Axone nachweisen konnten. Im durchtrennten N. opticus sind *nach Läsionen am Chiasma,* also in hinreichender Entfernung von der Perikarya der Zellen, *intensive Regenerationsbestrebungen* bei Hunden (Cajal, 1928) und Kaninchen (Rossi, 1912) verfolgt worden, die von den proximalen Stümpfen ausgingen. Mitteilungen über Wiederherstellung synaptischer Kontakte mit nachgeschalteten Neuronen im ZNS haben bisher freilich in keinem Fall einer kritischen Nachprüfung standgehalten. Die Regenerationsversuche sind zum Scheitern verurteilt, weil es nicht zu einem gerichteten Auswachsen von Axonen über längere Strecken kommt. Dies liegt an der intensiven, anisomorphen astrocytären Gliavermehrung, die den beschriebenen undurchdringlichen Faserfilz bildet. Dagegen nimmt kollagenes Bindegewebe, das Axone in ihrem gerichteten Längenwachstum unterstützt (Pfeifer, 1908; Knoche u. Blümcke, 1962; Lampert u. Cressman, 1964) an der Narbenbildung nach sekundärer Faserdegeneration im ZNS nur in geringem Maße oder überhaupt nicht teil und kann daher nicht als Leitgewebe wirksam werden. In der Zurückdrängung der gliösen und der Förderung bindegewebiger Reaktionen liegt eine der Chancen, die Bedingungen für die Regeneration zentraler Axone zu verbessern (Liu u. Scott, 1962). Angesichts der erstaunlichen reaktiven Potenz des Axons und der grundsätzlich erwiesenen Regenerations- und Remyelinisationsfähigkeit zentralnervöser Axone sind Bemühungen in dieser Richtung heute mehr denn je berechtigt.

Zusammenfassung

1. Die Gewebselemente im *normalen N. opticus* der Ratte sind dicht gefügt. Die filamentreichen Fortsätze der Astrocyten sind vorwiegend quer zur Verlaufsrichtung der Nervenfasern angeordnet. Die feinen Fortsätze der Oligodendrocyten verlaufen regellos, sie lassen sich nicht bis zu den Markmänteln verfolgen. Der *Volumenanteil der Astroglia nimmt vom Bulbus oculi zum Chiasma opticum ab,* zugunsten des Volumenanteils der Markfasern, der gegen das Chiasma zunimmt. Bei konstantem Axondurchmesser muß eine *Zunahme des Markmantelvolumens* angenommen werden. Die Zahl der Gliazellkerne und die Capillardichte nehmen gegen das Chiasma opticum ab. Die Bemarkung der Fasern beginnt etwa 0,5 mm entfernt vom Eintritt des Nerven in den Bulbus oculi (Area praelaminaris). Dieser Abschnitt des N. opticus enthält besonders breite interfasciculäre astrogliöse Zellstreifen und ist zwiebelförmig aufgetrieben. Oligodendrocyten fehlen. In der Durchtrittszone selbst *(Area laminaris)* liegen die marklosen Axone eng, der Gesamtdurchmesser des N. opticus beträgt hier 0,3 mm. Der Abschnitt enthält capilläre Spezialgefäße mit weiten perivasculären Räumen und Hemi-Desmosomen der perivasculären Gliazellteile. Das Hüllmesenchym des N. opticus der Ratte besteht aus einer dünnen Vagina interna (Kontinuität mit der Pia mater des Gehirns), einer arachnoidalen Deckzellenschicht und einer derben Vagina externa (Kontinuität mit der Dura mater des Gehirns), in welcher der Nerv frei verschieblich ist.

2. Bei 130 erwachsenen weißen Ratten wurden umschriebene traumatische Läsionen verschiedener Art und verschiedener Intensität am N. opticus vorgenommen. Die traumatisch und ischämisch bedingten Nah- und Fernwirkungen an Markfasern, gliösem Interstitium und Gefäßmesenchym wurden licht- und elektronenmikroskopisch, enzym- und baustoffhistochemisch 12 Std bis 4 Monate nach den Läsionen untersucht. Die operativen Eingriffe erfolgten im extrakraniellen Abschnitt des N. opticus. Der Durchmesser des N. opticus der Ratte von etwa *0,45 mm* bietet günstige Voraussetzungen für die elektronenmikroskopische Untersuchung. An Hand elektronenmikroskopischer Aufnahmen wurden die Volumenanteile der einzelnen Gewebskomponenten im normalen N. opticus morphometrisch erfaßt.

3. *Umschriebene traumatische Läsionen* des N. opticus lösen unterschiedliche Nah- und Fernwirkungen am Gewebe aus, je nachdem, ob die an der Basalfläche des Nerven verlaufende *A. n. optici (a) irreversibel geschädigt* wird (Totaldurchtrennung oder heftige Quetschung des Nerven) *oder (b) verschont* wird (Teildurchtrennung oder leichte Quetschung des Nerven). Im ersten Fall *(a)* erfolgt im *orbitalen* Abschnitt einschließlich innere Retinaschichten eine *ischämische Nekrobiose* mit gemischt bindegewebig-gliöser Organisation, im *cerebralen* Abschnitt *traumatische Nekrobiose* der Stumpfspitze mit raschem mesenchymalen Abbau (Fettkörnchenzellen), initiale *Axonreaktionen der Faserstümpfe* und anschließende *sekundäre Faserdegeneration* des gesamten cerebralen Abschnittes. Axone und Markscheiden des abgetrennten Opticusabschnittes

bleiben 24 Std lang submikroskopisch unverändert. Eine Reaktion der Astroglia setzt vor Veränderungen an den Markmänteln ein. Die sekundäre Degeneration der Axone verläuft ebenso wie die ischämische Nekrobiose unter dem Bild einer *Koagulations-nekrose des Axoplasmas* ohne Anzeichen für ein initiales Axonödem. Markabbau und Reparation werden im wesentlichen von der Astroglia übernommen, der Prozeß ist nach 4 Monaten noch nicht vollständig abgeschlossen.

Im zweiten Fall *(b)* bleibt der orbitale Abschnitt, abgesehen von der Stumpfspitze *(traumatische Nekrobiose)* erhalten, *initiale Axonreaktion der Faserstümpfe und sekundäre regenerative Phänomene* (Axonsprossung) sind um so stärker, je weiter entfernt vom Bulbus oculi die Läsion angelegt wurde. In der Stumpfumgebung und im paratraumatischen Feld der nicht unterbrochenen Fasern disseminierter *intra-plasmatischer Myelinzerfall* und *progressive Reaktion der Oligodendroglia* mit Zunahme der Kern- und Plasmadichte und Zunahme der Ribosomenzahl. Zwischen dem 10. und 30. Tag nach der Läsion wird als Folge disseminierten Unterganges der Ganglienzellen der Retina (retrograde Degeneration der Zellkörper) eine protrahierte Wallersche Faserdegeneration im orbitalen Abschnitt ausgelöst *(indirekte sekun-däre Faserdegeneration)*. Eine retrograde, proximalwärts fortschreitende Degeneration der Markfasern ist nicht nachweisbar. Das Gewebsgefüge lockert sich im Verlaufe des Prozesses auf, die perivasculären Räume nehmen an Ausdehnung zu, in ihnen häuft sich Basalmembranmaterial schichtförmig auf *(Stapelbildung der perivasculären Basal-membranen)*.

4. Die *anabole Reaktion der cerebralen, von den Perikarya abgetrennten Axon-stümpfe* wurde genauer untersucht. Die Anhäufung zahlreicher Organellen (Mitochondrien, dichte Cytosomen = Lysosomen, endoplasmatische Zisternen, Filamente, Schichtenkörper) korrespondiert mit erhöhter Aktivität von Oxidoreductasen und saurer Phosphatase in den Stümpfen. Acetylcholinesterase ist im N. opticus histochemisch, im Gegensatz zum N. ischiadicus, weder normalerweise noch nach Faserdurchtrennung nachweisbar, auch nicht bei Präparation und Inkubation beider Nerven im gleichen Arbeitsgang. Es wird angenommen, daß nach Axotomie stumpfwärts gerichtete Plasmaströmungen (Wirbelbildung der Filamente) zu einer Ortsverschiebung präexistenter Organellen in begrenztem Umfang führen, daß aber Bildung von Organellen an Ort und Stelle durch Teilungsvorgänge und Aufbau in Anwesenheit aus dem Perikaryon stammender axonaler RNS die wesentliche Rolle spielt. Die Läsion löst in den Stümpfen der abgetrennten Fasern vorübergehend wahrscheinlich eine Steigerung der normalerweise geringen intraaxonalen Proteinsynthese aus. Strömungsmechanisch erklärbare Veränderungen und anabole Reaktion überlagern sich. Die Vorgänge gehören *nicht* zum Komplex der sekundären Faserdegeneration. Organellenreiche Axonauftreibungen werden auch durch *Druckschädigung ohne Kontinuitäts-trennung (Contusio n. optici)* ausgelöst, und zwar auch in unmittelbarer Nähe der Perikarya der Nervenzellen. Auch die Reaktion der cerebralen Stümpfe nach Axotomie ist unabhängig von der Entfernung der Läsion zu den Perikarya; dagegen wird die Reaktion der orbitalen Axonstümpfe mit zunehmender Annäherung der Läsion an die Perikarya unterdrückt. Die Beziehungen zwischen exogenen, "banalen" Axonreaktionen und umschriebenen axonalen Reaktionen bei spezifisch gestörtem Zellstoffwechsel (neuroaxonale Dystrophie) werden erörtert.

5. Nach traumatischer Läsion sind drei *Typen des Markscheidenzerfalls im N. opticus* zu unterscheiden. a) Bei *ischämischer Nekrobiose wabenförmige Desintegration*

der Markmäntel, beginnend mit Auftrennung der Hauptlamellen, als Ausdruck des Zusammenbruchs des Energiestoffwechsels der Markscheiden, zugleich mit Nekrobiose der Axone. b) *Sekundäre Faserdegeneration* mit Formveränderungen der sonst intakten Markmäntel, Auftrennung im Bereich der Zwischenlamellen und *Markballenbildung*, als Folge des Nachlassens des axonalen Innendruckes auf die Markscheide, mit nachfolgender retrograder Degeneration der Oligodendroglia. c) Disseminierter, perifocaler *Myelinzerfall im oligodendrocytären Hüllplasma* bei intaktem Axon und reaktiv veränderter Oligodendroglia als Folge traumatischer Einwirkung auf das System Oligodendroglia-Markscheide.

6. Die *zentrale markhaltige Nervenfaser* stellt eine *strukturelle Einheit spezialisierter Fortsätze zweier verschiedener Zelltypen* — Nervenzellen und Oligodendrocyten — dar. Für beide Zellfortsatztypen ist die große *räumliche Entfernung vom kerntragenden Zellteil* (Perikaryon) kennzeichnend, die zu einer *relativen metabolischen Unabhängigkeit* der Zellfortsätze führt. Die Markscheide als aufgewickelter terminaler Zellausläufer bleibt lebender Bestandteil des Oligodendrocyten, ihr Strukturstoffwechsel ist gering, ihr Betriebsstoffwechsel hoch. Im *Axon* werden zwei Stoffwechselwege unterschieden: *Longitudinalstoffwechsel* (intraaxonale Stofftransportvorgänge ~ Strukturstoffwechsel) und *Tranversalstoffwechsel* (Stofftransportvorgänge zwischen Axon und lokalen Capillarnetzen ~ Betriebstoffwechsel). Die longitudinalen intraaxonalen Stofftransportvorgänge setzen sich zusammen aus: a) proximo-distaler Massenbewegung des Grundcytoplasmas (etwa 1 mm/Tag); b) proximo-distalem Transport von Organellen, Proteinen und Wirkstoffen (etwa 100 mm/Tag und c) bidirektionaler Rapidbewegung geformter intraaxonaler Strukturelemente (etwa 1000 mm/Tag). Nach umschriebener traumatischer Läsion lassen sich die beiden Stoffwechselwege im N. opticus unabhängig voneinander stören bis blockieren.

7. Die Vielfalt der nach einmaligem operativem Eingriff an einem zentralnervösen Fasersystem auftretenden *Nah- und Fernwirkungen, Früh- und Spätveränderungen* kann nur dann verbindlich gedeutet und eingeordnet werden, wenn die Zuordnung zu proximalen bzw. distalen Abschnitten des Fasersystems und die Entfernung zu den Perikarya der Neurone bekannt ist. Dies ist am hier untersuchten Modellsystem der Fall. Der Vergleich zwischen traumatischen und ischämischen Veränderungen an Axonen, Markmänteln, Astrocyten und Oligodendrocyten mit toxisch, entzündlich und metabolisch ausgelösten Vorgängen läßt auf *gemeinsame formalgenetische Mechanismen bei unterschiedlicher Pathogenese* schließen.

Summary

Optic nerve and experimental traumatic lesions. Contribution to the cytology and cytopathology of a central myelinated nerve fiber system

1. The ultrastructure and ultraarchitectonics of the normal optic nerve of adult white rats was studied, including morphometric investigations at the electron microscopic level. The unfixed optic nerve of adult· rats is about 0.45 mm thick, its length between ocular bulb and optic chiasma is about 10 mm. Mesenchymal tissue is confined to the interfascicular capillaries, the number of which decreases significantly towards the optic chiasma, quite as well the number of glial nuclei per unit volume decreases between ocular bulb and chiasma. The astrocyte processes containing abundant filaments are oriented mainly perpendicular to the direction of the myelinated fibers. The oligodendrocytes possess fine protoplasmic extensions of irregular course. In transverse sections the relative volume of myelinated fibers in electron micrographs increases between ocular bulb and optic chiasma. Provided that the diameter of the axons is invariable, this would indicate an increasing thickness of myelin sheaths towards the cerebrum. Conversely, the relative volume of tissue compartments between the myelinated fibers—mainly astrocytes and their processes—decreases between ocular bulb and chiasma, corresponding to the decreasing number of glial nuclei. These changes in the relative volume of tissue constituents along the optic nerve are statistically significant.

The *zone of entrance* of the nerve into the ocular bulb has a special structural organization. Myelin sheaths appear about 0.5 mm from the point of entrance (Area praelaminaris). This part of the nerve is onion-shaped (maximum diameter 0.55 mm) and contains pillar-like groups of plasma-rich astrocytes, no oligodendrocytes. The point of entrance (Area laminaris) is the narrowest part of the nerve (diameter about 0.3 mm), here the naked axons are embedded in a latticed framework of astrocytic processes. The capillaries have enlarged extracellular spaces; the pericapillary astrocytic endplates are affixed by hemi-desmosomes to the basement membranes. The optic nerve is enveloped by pial connective tissue and an arachnoid cell layer (vagina interna n. optici), covered by a dense dural mesenchymal sheath (vagina externa n. optici) which is affixed at both sides to the scleral ring and the canalis opticus.

2. The extracranial part of the optic nerve of 130 rats was subjected to traumatic lesions of different type and extent. Traumatic and vasogenic alterations of myelinated nerve fibers, glia and mesenchyme in the immediate vicinity and further away from the lesions between ocular bulb and optic chiasma were investigated by light and electron microscopic methods, including enzyme and lipid histochemistry at the light microscopic level.

Transsection or severe crushing of the optic nerve in its extracranial part with transsection or crushing of the arteria n. optici is followed by ischemic necrobiosis of the *orbital part* of the nerve above the lesion and of the inner retinal layers. The nervous tissue is replaced by mesenchymal and, in special cases, also by glial cells. On the *cerebral side* two zones of different behaviour can be discerned: traumatic necrobiosis of the stump end with reactive phenomena at the cut ends of axons, and secondary wallerian fiber degeneration of the adjoining part of the nerve. Submicroscopic alterations are not seen in the axoplasm before 24 hours, nor in the myelin sheaths before 48 hours. Reactive astrocytes along the nerve appear already after 24 hours. During the first 3—5 days breakdown of myelin sheaths and myelin ball formation takes place without chemical alterations. Disintegrated axons and myelin fragments are phagocytozed mainly by astrocytes. 4 months after the lesion the cerebral part consists of a dense network of fibrous astrocytes and their processes. The structural alterations take place simultaneously along the whole length of the nerve.

Ischemic necrobiosis of the orbital part is prevented if the optic nerve is only *incised* at its dorsal surface *(partial transsection)* without disturbing the arteria n. optici at the basal surface, or if the nerve is *slightly crushed*. In this case, oligodendrocytes in the peritraumatic zone of the orbital part reveal reactive changes with enlargement of terminal cell processes and increase of the number of ribosomes in the perikarya. In the adjoining orbital part of the nerve a slowly progressing disseminated axonal degeneration with subsequent myelin breakdown appears between 20 and 30 days after the lesion. It is believed to be an indirect secondary fiber degeneration of wallerian type dependent on retrograde degeneration of ganglion cells in the retina. There was no evidence of a retrograde fiber degeneration in the retinal direction. During this degenerative process the fibers become loosened, the perivascular spaces in the orbital part expand and invaginate into the surrounding tissue, and multilamellar arranged basement membrane material accumulates in the spaces.

3. Special interest was directed to the *reactive phenomena at the enlarged axonal stump* ends in the *cerebral part* of the optic nerve. Great numbers of mitochondria, lysosomes, tubulo-vesicular material, filaments and multilamellar bodies concentrate within 12—24 hours in the axoplasm of fiber stumps separated from their relative perikarya. Concomitantly, the activities of oxidoreductases and of acid phosphatase increase. Acetylcholinesterase could not be demonstrated histochemically either in the normal optic nerve or in reactive axons, in contrast to the findings in peripheral nerves. Filament whorls in the stump axoplasm of cut optic nerve indicate stump-directed plasma movements. These movements are not thought to be the only source of organelle accumulation, in view of the quantity and type of organelles appearing. It is concluded that synthesis of new structural compounds contributes to this local transient anabol reaction in axon stumps. This would only be possible in the presence of axonal RNA previously supplemented by the perikarya of the cells, as demonstrated recently by biochemical assay.

Axonal enlargements of the organelle-rich reactive type are also evoked by slight pressure on the optic nerve without interruption of the fibers *(contusio n. optici)*. Identical axonal reactions occur at the *orbital stump* of the optic nerve if the distance between the lesion and the ocular bulb exceeds 2 millimeters. If the lesion lies nearer to the ocular bulb, the axonal reaction is suppressed; in this case only organelle-free axon enlargements can be seen. Apart from the stump end in the orbital part appear at the third day or later axon spheres of smaller size with peculiar doublebounded profiles (axon sprouts) which disappear 10 days after the lesion. The relations between exogenic axonal reactions and the similar phenomena in the course of metabolic disorders (neuro-axonal dystrophy) are discussed.

5. A concept is proposed of *two pathways for substance transport in the axon*, serving as the basic transport mechanisms responsible for physiologic activity and involved in pathologic alterations of the axon under various conditions:

a) Transport of plasma, organelles and specific proteins inside the axon *("longitudinal metabolism")*, mainly involved in the transport and turnover of structural compounds of the axon. These longitudinal transport phenomena include proximo-distal convection of ground cytoplasm (about 1 mm/day), proximo-distal transport of specific proteins and organelles within the axoplasm (50—200 mm/day) and rapid bidirectional movements of local plasma areas and organelles (about 1000 mm/day);

b) exchange of substances between the axoplasm and surrounding extracellular space, glial cells and capillary networks through the axolemma *("transverse metabolism")*, mainly involved with the local energy supply of the relevant part of the axon. Interaction of longitudinal and transverse transportation pathways guarantees the normal metabolic activity and function of the axon at any given distance from the perikaryon of the cell. Transsection of the optic nerve with transsection of the arteria n. optici impairs the longitudinal metabolism in the cerebral part and the transerve metabolism in the orbital part of the nerve, the one independent from the other.

6. *Three types of myelin sheath disintegration* were apparent in the optic nerve in the course of the experiments:

a) Ischemic necrobiosis, beginning with division of the dense line into two separate lines, i. e. oligodendrocytic plasma membrane profiles, and preservation of intraperiodic lines, leading to myelin disintegration of the honeycomb-pattern type. This type of myelin breakdown is regarded as direct consequence of the exhausted energy supply necessary for the maintenance of the lamellar organization of myelin. It is accompanied by necrobiosis of axons and glial cells.

b) Myelin breakdown during direct or indirect secondary fiber degeneration of wallerian type, beginning with distension of adjacent dense lines and disappearance of the intraperiodic lines, leading to in- and exvagination of myelin sheaths and to myelin ball formation. This type of myelin breakdown is thought to be caused by the withdrawal of axonal plasma turgor in the course of secondary degeneration of axons. It is a followed by a retrograde degeneration of interfascicular oligodendroglia.

c) Focal myelin disintegration within the inner and outer oligodendroglial cytoplasma of myelin sheaths in the peritraumatic zone of the orbital part of the semi-transsected optic nerve, accompanied by reactive transformation of oligodendrocytes. This type of myelin breakdown is regarded as a direct traumatic effect on the system myelin-oligodendroglia without disturbance of the axon.

7. Myelinated nerve fibers in the central nervous system represent structural units of specialized plasma processes of two different cell types, both extending far from their related perikarya and both to a certain degree metabolically independent. The variety of structural changes near and further away from localized lesions in central myelinated fiber systems can only be understand if the fiber orientation is known. The optic nerve of the rat therefore seems to be an ideal model for studies of pertinent problems.

Literatur

Adams, C. W. M., Bayliss, O. B.: Myelin carbohydrates, J. Histochem. Cytochem. **16**, 486—495 (1968).
— Davison, A. N., Gregson, N. A.: Enzyme activity of myelin: histochemical and biochemical evidence. J. Neurochem. **10**, 383—395 (1963).
d'Agostino, A. N.: An electron microscopic study of the trigeminal ganglion of the rat poisoned by plasmocide. Neurology **14**, 114—124 (1964).
Aitken, J. T., Thomas, P. K.: Retrograde changes in fibre size following nerve section. J. Anat. (Lond.) **96**, 121—131 (1962).
Alksne, J. F., Blackstad, T. W., Walberg, F., White, L. E.: Electron microscopy of axonal degeneration: a valuable tool in experimental neuroanatomy. Berlin-Heidelberg-New York: Springer 1966.
Altmann, H. W.: Allgemeine morphologische Pathologie des Cytoplasmas. Die Pathobiosen. Hb. d. allgem. Path. (Hrsg.: F. Büchner, E. Letterer und R. Roulet) **2**, Nr. 1 (1955).
Altman, J., Carpenter, M. B.: Fiber projections of the superior collicus in the rat. J. comp. Neurol. **116**, 157—178 (1961).
Ames, A., Wright, R. L., Kowada, M., Thurston, J. M., Majno, G.: Cerebral ischemia. II. The noreflow phenomenon. Amer. J. Path. **52**, 437—453 (1968).
Anderson, E.: The anatomy of bovine and ovine pineals, light and electron microscopic studies. J. Ultrastruct. Res. Suppl. 8 (1965).
André, J.: Contribution à la connaissance du chondriome. Etude de ses modifications ultrastructurales pendant la spermiogénèse. J. Ultrastruct. Res. Suppl. **3**, 1—185 (1962).
Andres, K. H.: Untersuchungen über den Feinbau von Spinalganglien und Untersuchungen über morphologische Veränderungen in Spinalganglien bei Bestrahlung mit 185 MEV-Elektronen. Z. Zellforsch. **55**, 1—48 u. 49—79 (1961).
Austin, L., Morgan, I. G.: Incorporation of ^{14}C-labelled leucine into synaptosomes from rat cerebral cortex in vitro. J. Neurochem. **14**, 377—387 (1967).
Bade, E. G.: Bildung von Mitochondrien in der regenerierenden Leber der Maus. Z. Zellforsch. **61**, 754—768 (1964).
Bakay, L., Haque, I. U.: Morphological and chemical studies in cerebral edema. I. Cold induced edema. J. Neuropath. exp. Neurol. **23**, 393—418 (1964).
Barron, K. D.: Histochemical study of neuronal necrosis produced by intracerebral injections of diphtheria toxin. Neurology (Minneap.) **11**, 714—723 (1961).
— Doolin, P. F., Oldershaw, J. B.: Ultrastructural observations on retrograde atrophy of lateral geniculate body. 1. Neuronal alterations. J. Neuropath. exp. Neurol. **26**, 300 (1967).
Bear, R. S., Schmitt, F. O., Young, J. Z.: Investigations on the protein constituents of nerve axoplasm. Proc. roy. Soc. B. **123**, 520—529 (1937).
Behnke, O.: A preliminary report on "microtubules" in undifferentiated and differentiated vertebrate cells. J. Ultrastruct. Res. **11**, 139—146 (1964).
Beresford, W. A.: A discussion on retrograde changes in nerve fibers. Progr. Brain Res. **14**, 33—56 (1965).
Bernard, C.: Introduction à l'étude de la médicine expérimentale. Paris 1865.
Bernhard, W., Leduc, E. H.: Ultrathin frozen sections. I. Methods and ultrastructural preservation. J. Cell. Biol. **34**, 757 (1967).
Bethe, A.: Das Nervensystem von Carcinus Maenas. Ein anatomisch-physiologischer Versuch. I. Mitteilung, I. Teil. Arch. mikr. Anat. **50**, 460—546 (1897).
Bischoff, A., Moor, H.: The ultrastructure of the "difference factor" in the myelin. Z. Zellforsch. **81**, 571—580 (1967).

Blinzinger, K., Hager, H.: Elektronenmikroskopische Untersuchungen über die Feinstruktur ruhender und progressiver Mikrogliazellen im Säugetiergehirn. Beitr. path. Anat. **127**, 173—192 (1962).

— Die feineren Strukturanordnungen im Bereich von Verlötungen der Leptomeninx mit der Hirnoberfläche im Gefolge entzündlicher Prozesse. Acta neuropath. (Berl.) **2**, 297—301 (1963).

Blümcke, S.: Untersuchungen über die Acetylcholinesterase-Aktivität in Wachstumsendkolben regenerierender peripherer Nervenfasern. Acta neuropath. (Berl.) **4**, 58—64 (1964).

— Elektronenoptische Untersuchungen an Schwann'schen Zellen während der Waller'schen Degeneration peripherer Nerven. Verh. dtsch. Ges. Path. **1965**, S. 346—350.

— Niedorf, H. R.: Elektronenmikroskopische Untersuchungen über die Feinstruktur der „Neurofilamente" in der normalen und regenerierenden peripheren Nervenfaser. Beitr. path. Anat. **130**, 133—157 (1964).

— — Elektronenmikroskopische Untersuchungen an Lamellenkörpern in regenerierenden peripheren Nerven. Beitr. path. Anat. **131**, 38—62 (1965).

— — Electron microscope studies of Schwann cells during the Wallerian degeneration with special reference th the cytoplasmic filaments. Acta neuropath. (Berl.) **6**, 46—60 (1966).

— — Rode, J.: Axoplasmic alterations in the proximal and distal stumps of transsected nerves. Acta neuropath. (Berl.) **7**, 44—61 (1966).

Bourne, G. H.: Division of labor in cells. New York-London: Academic Press 1962.

Brachet, J.: Ribonucleinsäure und Proteinsynthese. In: Hdb. Histochem. Bd. III, 2. Stuttgart: Fischer 1959, S. 1—33.

Bray, J. J., Austin, L.: Flow of protein and ribonucleic acid in peripheral nerve. J. Neurochem. **15**, 731—740 (1968).

Brightman, M. W., Reese, T. S.: Junctions between intimately apposed cell membrans in the vertebrate brain. J. Cell. Biol. **40**, 648—677 (1969).

Brindley, G. S., Hamasaki, D. I.: Absence of early degeneration of fibres of the orbital part of the cats optic nerve after transsection of the intracranial part. J. Physiol. (Lond.) **159**, 88 (1961).

Brodal, A.: Experimentelle Untersuchungen über retrograde Zellveränderungen in der unteren Olive nach Läsion des Kleinhirns. Z. Neurol. **166**, 646 (1939).

Brosemer, R. W., Vogell, W., Bücher, Th.: Morphologische und enzymatische Muster bei der Entwicklung indirekter Flugmuskeln von Locusta migratoria. Biochem. Z. **338**, 854—910 (1963).

Bruesch, S. R., Arey, L. B.: The number of myelinated and unmyelinated fibers in the optic nerve of vertebrates. J. comp. Neurol. **77**, 631—665 (1944).

Bubis, J. H., Luse, S. A.: An electron microscopic study of experimental allergic encephalomyelitis in the rat. Amer. J. Path. **44**, 299—317 (1964).

— Wolman, M.: Hydrolytic enzymes in wallerian degeneration. Israel med. J. **1**, 410—414 (1965).

Bunge, M. B., Bunge, R. P., Pappas, G. D.: Electron microscopic demonstration of connections between glia and myelin sheaths in the developing mammalian central nervous system. J. Cell. Biol. **12**, 448—453 (1962).

Bunge, R. P.: Glial cells and the central myelin sheath. Physiol. Rev. **48**, 197 (1968).

— — Ris, H.: Electron microscopic study of demyelination in an experimentally induced lesion in adult cat spinal cord. J. biophys. biochem. Cytol. **7**, 685—696 (1960).

Burdwood, W. O.: Rapid bidirectional particle movement in neurons. J. Cell. Biol. **27**, 115 A (1965).

Cajal, R. y.: Degeneration and regeneration of the nervous system. Vol. II. Oxford University Press. London: Humphrey Milford 1928, pp. 583—596.

— Note sur la dégénérance traumatique des fibres nerveuses du cervelet et du cerveau. Travaux du laboratoire de recherches biologiques, Vol. 5. Madrid 1907.

Cammermeyer, J.: The association between microglia and myelin in silver-impregnated sections. Z. Anat. Entwickl.-Gesch. **125**, 367—377 (1968).

Cancilla, P. A., Barlow, R. M.: Strukturveränderungen im Zentralnervensystem bei Swayback (enzootische Ataxie) der Schafe. II. Elektronenmikroskopie des zweiten motorischen Neurons. Acta neuropath. (Berl.) 6, 251—259 (1966).

— — Strukturveränderungen im Zentralnervensystem bei Swayback (enzootische Ataxie) der Schafe. III. Elektronenmikroskopie der Hirnveränderungen. Acta neuropath. (Berl.) 6, 260—265 (1966).

Carsten, P. M., Merker, H. J.: Frankfurter Z. Path. 74, 539 (1965).

Caulfield, J. B.: Effects of varying the vehicel for OsO_4 in tissue fixation. J. biophys. biochem. Cytol. 8, 827—830 (1957).

Causey, G., Palmer, E.: Early changes in the shape and size of a nerve fiber after crushing. J. Anat. (Lond.) 84, 406 (1950).

Chantrenne, H.: The biosynthesis of proteins. Oxford-London-New York-Paris: Pergamon Press 1961.

Chiang, J., Kowada, M., Ames, A., Wright, R. L., Majno, G.: Cerebral ischemia. III. Vascular changes. Amer. J. Path. 52, 455—476 (1968).

Chou, S. M.: Axoplasmic flow rates in the monkey optic system. Neurology (Minneap.) 11, 296 (1969).

— Hartmann, H. A.: Axonal lesions and waltzing syndrome after IDPN administration in rats. Acta neuropath. (Berl.) 3, 438—450 (1964).

Christ, J. F.: The early changes in the hypophysial neurosecretory fibres after coagulation. In: Neurosecretion. Ed.: H. Heller and R. B. Clark. London-New York: Academic Press 1962.

— Nemetschek-Gansler, H.: Zur Ultramorphologie der Veränderungen im neurosekretorischen System nach Koagulation des Hypophysenstieles. Z. Naturforsch. 20 b, 278—279 (1965).

Christensen, A. K., Chapman, B. G.: Cup-shaped mitochondria in interstitial cells of the albino-rat testis. Exp. Cell. Res. 18, 576 (1959).

Cole, M.: Retrograde degeneration of axon and soma in the nervous system. In: The structure and function of nervous tissue, Vol. I. Ed.: G. H. Bourne. New York-London: Academic Press 1968, pp. 269—300.

— Nauta, J. W. H.: (1967); zit. n. M. Cole. In: The structure and function of nervous tissue, Vol. I. Ed.: G. H. Bourne. New York-London: Academic Press 1968.

Collins, G. H.: Glial cell changes in the brain stem of thiamine-deficient rats. Amer. J. Path. 50, 791—814 (1967).

— de Webster, H., Victor, M.: The ultrastructure of myelin and axonal alterations in sciatic nerves of thiamine dificient and chronically starved rats. Acta neuropath. (Berl.) 3, 511—521 (1964).

Cook, D. D., Gerard, R. W.: The effect of stimulation on the degeneration of a severed peripheral nerve. Amer. J. Physiol. 77, 412—425 (1931).

Cragg, B. G.: Centrifugal fibres to the retina and olfactory bulb, and composition of the supraoptic commissures in the rabbit. Exp. Neurol. 5, 406—427 (1962).

— Thomas, P. K.: J. Physiol. (Lond.) 121, 492 (1961); zit. n. M. Cole. In: The structure and function of nervous tissue, Vol. I. Ed.: G. H. Bourne. New York-London: Academic Press 1968, pp. 269—300.

Cramer, F., Alpers, B. J.: The functions of the glia in the secondary degeneration of the spinal cord. The oligodendroglia as phagocytes. Arch. Path. 13, 23 (1932).

v. Crevel, H.: The rate of secondary degeneration in the central nervous system: an experimental study in the pyramid and optic nerve of the cat. Leiden, IJdo, 1958.

Dahlström, A., Fuxe, K.: Evidence for the existence of monoamine neurons in the central nervous system. II. Experimentally induced changes in the intraneuronal amine levels of bulbo-spinal neuron system. Acta physiol. scand. 64, Suppl. 247, 1—36 (1965).

Daniel, P. M., Strich, S. S.: Histological observations on Wallerian Degeneration in the spinal cord of the baboon Papio papio. Acta neuropath. (Berl.) 12, 314—328 (1969).

Davidovich, A., Luco, J. V.: The synaptic transmission of sympathetic ganglia during Wallerian degeneration. Effect of length of degenerating nerve fibres. Acta physiol. lat.-amer. 6, 49—59 (1956).

Dayan, A. D., Graveson, G. S., Robinson, P. K.: Schwann cell damage in motoneuron disease. Neurology (Minneap.) 19, 242—246 (1969).

Devine, C. E., Simpson, F. O.: Localization of tritiated norepinephrine in vascular sympathetic axons of the rat intestine and mesentery by electron microscope radioautography. J. Cell. Biol. 38, 184 (1968).

Dixon, T. F., Meyer, A.: Biochem. J. 30, 1577 (1936).

Dogiel, A. S.: Die Retina der Vögel. Arch. mikr. Anat. 44, 622—648 (1895).

Droz, B., Bergeron, M.: Détection radioautographique de protéines nouvellement synthétisées à partir de leucine-³H dans les mitochondries du foie et du rein chez le rat. C. R. Acad. Sci. (Paris) 261, 2757—2760 (1965).

— Leblond, C. P.: Axonal migration of proteins in the central nervous system and peripheral nerves as shown by radioautography. J. comp. Neurol. 121, 325—346 (1963).

Edström, A., Edström, J. E., Hökfeld, T.: Sedimentation analysis of ribonucleic acid extracted from isolated mauthner nerve fibre components. J. Neurochem. 16, 53—66 (1969).

— Sjöstrand, J.: Protein synthesis in the isolated mauthner nerve fibre of goldfish. J. Neurochem. 16, 67—81 (1969).

Edström, J. E.: Ribonucleic acid changes in the motoneurons of the frog during axon regeneration. J. Neurochem. 5, 43—49 (1959).

Eicke, W. J.: Die Hallervorden-Spatzsche Krankheit. In: Hdb. d. spez. path. Anat. u. Histol. XIII/1, A. Hrsg.: Henke-Lubarsch. Berlin-Göttingen-Heidelberg: Springer 1957, S. 845.

Enders, A. C., Lyons, W. R.: Observations on the fine structure of lutein cells. II. The effects of hypophysectomy and mammotrophic hormone on the rat. J. Cell. Biol. 22, 127—141 (1964).

Engelhardt, F., Diepen, R.: Veränderungen am supraoptico-hypophysären System nach Koagulationen im Tuber cinereum der Ratte. 5. Symposion Dt. Ges. Endokrinologie 1957, S. 246 bis 268.

Estable, C., Acosta-Ferreira, W., Sotelo, I. R.: An electron microscopic study of the regenerating nerve fiber. Z. Zellforsch. 46, 387—402 (1957).

Evans, M. J., Finean, J. B.: J. Neurochem. 12, 729 (1965).

Field, E. J., Raine, C. S.: Eine elektronenmikroskopische Untersuchung von Scrapie bei der Maus. Acta neuropath. (Berl.) 4, 200—211 (1964).

Finean, J. B., Burge, R. E.: The determination of the fourier transform of the myelin layer from a study of swelling phenomena. J. molec. Biol. 7, 672—682 (1963).

Flament-Durand, J.: Contribution à l'étude de la neurosécrétion chez le rat par la méthode autoradiographique. In: Neurosecretion. Ed.: F. Stutinsky. Berlin-Heidelberg-New York: Springer 1967.

Foulkes, J. A., Robinson, N.: Transport of ¹⁴C incorporated protein in the corticospinal tract of the rat brain. J. Neurochem. 16, 1273—1278 (1969).

Francoeur, J., Olszewski, J.: Axonal reaction and axoplasmic flow as studied by radioautography. Neurology (Minneap.) 18, 178—184 (1968).

Friede, R. L.: Transport of oxidative enzyme in nerve fibers; a histochemical investigation of the regenerative cycle in neurons. Exp. Neurol. 1, 441—466 (1959).

— Electrophoretic production of "reactive" axon swellings in vitro and their histochemical properties. Acta neuropath. (Berl.) 3, 217—228 (1964).

— Topographic brain chemistry. New York-London: Academic Press 1966.

— Hu, K. H.: Proximo-distal differences in myelin development in human optic fibers. Z. Zellforsch. 79, 259—264 (1967).

— — Increase in cholesterol along human optic nerve. J. Neurochem. 14, 307—315 (1967).

— Johnstone, M. A.: Responses of thymidine labeling of nuclei in gray matter and nerve following sciatic transsection. Acta neuropath. (Berl.) 7, 218—231 (1967).

— Knoller, M.: Proximo-distal increase of enzyme activity in the dorsal spinal tracts. J. Neurochem. 11, 679—686 (1964).

Fujisawa, K.: An unique type of axonal alteration (so-called axonal dystrophy) as seen in goll's nucleus of 277 cases of controls. Acta neuropath. (Berl.) 8, 255—275 (1967).

Gänshirt, H.: Die Sauerstoffversorgung des Gehirns und ihre Störung bei der Liquordrucksteigerung und beim Hirnödem. Berlin-Göttingen-Heidelberg: Springer 1957.

Galabov, M., Dinova, R.: Modifications structurales et histochimiques de la nevroglie à proximité et à distance d'une section de la moelle. Acta neurol. belg. 67, 539—547 (1967).

Geffen, L. B., Rush, R. A.: Transport of noradrenaline in sympathetic nerves and the effect of nerve impulses on its contributions to transmitter stores. J. Neurochem. 15, 925—930 (1968).

van Gehuchten, A.: La dégénérescence diterétrograde ou dégénérescence wallérienne indirecte. Névraxe 5, 1—108 (1903).

Gibor, Granick: Mitochondrien-DNS. Science 145, 890 (1964).

Glimstedt, G., Wohlfart, G.: Electron microscopic observations on wallerian degeneration in peripheral nerves. Acta morph. neerl.-scand. III, No. 2, 135—146 (1960).

Goebel, A., Puchtler, H.: Untersuchungen zur Methodik der Darstellung der Succinodehydrogenase im histologischen Schnitt. Virchows Arch. path. Anat. 326, 312—331 (1955).

Goldstein, L., Prescott, D. M.: Proteins in nucleocytoplasmic interactions. II. Turnover and changes in nuclear protein distribution with time and growth. J. Cell. Biol. 36, 53 (1968).

Gomori, G.: An improved histochemical technic for acid phosphatase. Stain Technol. 25, 81—85 (1950).

Gonatas, N. K., Evangelista, I., Walsh, G. O.: Axonic and synaptic changes in a case of psychomotor retardation: an electron microscopic study. J. Neuropath. exp. Neurol. 26, 179—199 (1967).

— Goldensohn, E. S.: Unusual neocortical presynaptic terminals in a patient with convulsions, mental retardation and cortical blindness: A electron microscopic study. J. Neuropath. exp. Neurol. 24, 539 (1965).

— Robbins, E.: The homology of spindle tubules and neurotubules in the chick embryo retina. Protoplasma (Wien) 109, 25 (1964).

Gordon, M., Bensh, K. G., Deanen, G. G., Gordon, M. W.: Lysosomes in nerve ending particles. Nature (Lond.) 217, 523 (1968).

Granit, R.: Centrifugal and antidromic effects on ganglion cells of retina. J. Neurophysiol. 18, 388—411 (1955).

Grant, G., Westman, J.: The lateral cervical nucleus in the cat. IV. A light and electron-microscopical study after midbrain lesions with demonstration of indirect wallerian degeneration at the ultrastructural level. Exp. Brain Res. 7, 51—67 (1969).

Grundmann, E.: Allgemeine Cytologie. Stuttgart: Thieme 1966.

Guillery, R. W.: Some electronmicroscopic observations of degenerative changes in central nervous synapses. Progr. Brain Res. 14, 57—76 (1965).

Gutmann, E., Guttman, L., Medawar, P. B., Young, J. Z.: The rate of regeneration of nerve. J. exp. Biol. 19, 14—44 (1942).

— Vodicka, Z., Zelená, J.: Veränderungen im quergestreiften Muskel bei Durchtrennung in Abhängigkeit von der Länge des peripheren Stumpfes. Physiol. bohemoslov. 4, 200—204 (1955).

Hämmerling: Nucleus and cytoplasm in acetabularia. VIII. Congrès internat. de Botanique. Zur Lebensweise, Fortpflanzung und Entwicklung verschiedener Dasycladaceen. Arch. Protistenk. 97, 7 (1944).

Hager, H.: Elektronenmikroskopische Untersuchungen über die Feinstruktur der Blutgefäße und perivasculären Räume im Säugetiergehirn. Acta neuropath. (Berl.) 1, 9—33 (1961).

— Electronenmikroskopische Befunde zur allgemeinen Cytopathologie des zentalnervösen Gewebes. 4. Internat. Kongreß für Neuropath., Bd. II. Stuttgart: Thieme 1962, S. 85—95.

— Regenerationsvorgänge am Neuron des zentralen Nervensystems. Verh. dtsch. Ges. Path. 1911. Stuttgart: Gustav Fischer 1966, S. 255—274.

— Allgemeine morphologische Pathologie des Nervengewebes. Hdb. allg. Path. III/3. Berlin-Heidelberg-New York: Springer 1968.

Hajós, F., Kerpel-Fronius, S.: Electron histochemical observations of succinic dehydrogenese activity in various parts of neurons. Exp. Brain Res. 8, 66—78 (1969).

Hanefeld, F.: Veränderungen des Enzymmusters nach experimenteller Nervendurchtrennung. Verh. Dtsch. Ges. Path. 1965. Stuttgart: Gustav Fischer 1965, S. 342—346.

Hashimoto, P. H., Hama, K.: An electron microscope study on protein uptake into brain regions devoid of the blood-brain barrier. Med. J. Osaka Univ. 18, 331—346 (1968).

Hayano, M.: Unusual axons found in experimental brain edema of cats. Arch. histol. jap. 28, 483—501 (1967).

Hayden, K., Pomerat, C. M., Smith, McDonald: A note on the architecture of the cerebral cortex as seen in tissue cultures of nerve fibers. Tex. Rep. Biol. Med. **12**, 470—473 (1954).

Hebb, C. O., Silver, A., Swann, A. A. B., Walsh, E. G.: Quart. J. exp. Physiol. **38**, 185—207 (1953).

Hedges, Th. R., Zaren, H. A.: Experimental papilledema: a study of cats and monkey intoxicated with triethyl tin actate. J. Neurol. (Brux.) **19**, 359 (1969).

Heller, I. H., Elliott, K. A. C.: Metabolism of nervous and glia. In: Metabolism of the nervous system. Ed.: D. Richter. London: Pergamon Press 1957, p. 286.

Herdson, P. B., Kaltenbach, J. P.: Electron microscope studies on enzyme activity and the isolation of thiohydantoin-induced myelin figures in rat liver. J. Cell Biol. **25**, 485 bis 493 (1965).

Hild, W.: Das morphologische, kinetische und endokrinologische Verhalten von hypothalamischem und neurohypophysärem Gewebe in vitro. Z. Zellforsch. **40**, 257 (1954).

— Myelinbildung in Kulturen des Zentralnervensystems. Verh. anat. Ges. (Jena) 53. Versammlung Stockholm 22.—25. August 1956.

Hirano, A.: A confirmation of oligodendroglial origin of myelin in the adult rat. J. Cell. Biol. **38**, 637 (1968).

— Dembitzer, H. M.: A structural analysis of the myelin sheath in the c.n.s. J. Cell. Biol. **34**, 555 (1967).

— Levine, S., Zimmerman, H. M.: Remyelination in the central nervous system after cyanide intoxication. J. Neuropath. exp. Neurol. **27**, 234—245 (1968).

— Zimmerman, M. H., Levine, S.: Intramyelinic and extracellular spaces in triethyltin intoxication. J. Neuropath. exp. Neurol. **27**, 571—580 (1968).

Hirner, A.: Elektronenmikroskopische Untersuchungen zur formalen Genese der Balkenläsionen nach experimenteller Cyanvergiftung. Acta neuropath. (Berl.) **13**, 308—350 (1969).

Hirsch, G. C.: Allgemeine Stoffwechselmorphologie des Cytoplasmas. In: Hdb. allg. Path. Bd. II/1. Hrsg.: Büchner, Letterer, Roulet (1955).

v. Hirsch, Th., Peiffer, J.: Über histologische Methoden in der Differentialdiagnose von Leukodystrophien und Lipoidosen. Arch. Psychiat. **194**, 88—104 (1955).

Holtzman, E., Albala, A.: Autophagic vacuoles and other lysosomesin the rat ganglion nodosum. 6. Ann. Meet. Amer. Soc. Cell. Biology. J. Cell. Biol. **31**, 49 A (1966).

— Novikoff, A. B.: Lysosomes in the rat sciatic nerve following crush. J. Cell. Biol. **27**, 651—670 (1965).

— — Villaverde, H.: Lysosomes and Gerl in normal and chromatolytic neurones of the rat ganglion nodosum. J. Cell. Biol. **33**, 419 (1967).

Hübner, G., Paulußen, F., Kleinsasser, O.: Menschliche Epithelzellen mit spontaner Hyperplasie abartiger Mitochondrien: Die Onkocyten. Vortrag, 13. Tag. d. Dtsch. Ges. f. Elektronenmikroskopie, Marburg a. d. Lahn, 17.—21. 9. 1967.

Hydén, H.: Cytophysiological aspects of the nucleic acids and proteins of nervous tissue. In: Neurochemistry. Ed.: K. A. C. Elliott, I. H. Page, and J. H. Quastel. Springfield (Ill.): Charles C. Thomas Publ. 1959, pp. 331—376.

— Introductory remarks to the session on memory processes. Neurosciences Res. Progr. Bull. May-June, pp. 23—38 (1964).

Ibrahim, M. Z., Briscoe, Ph. B., Bayliss, O. B., Adams, C. M.: The relationship between enzyme activity and neuroglia in the prodromal and demyelinating stages of cyanid encephalopathy in the rat. J. Neurol. Neurosurg. Psychiat. **26**, 479—486 (1963).

Jacob, H.: Sekundäre retrograde und transsynaptische Degeneration. In: Hdb. spez. path. Anat. u. Histol., Bd. XII/1 A. Hrsg.: Henke-Lubarsch. Berlin-Göttingen-Heidelberg: Springer 1957, S. 301.

— Die Kernhomogenisierung der akut geschwollenen Oligodendroglia und der prä-amöboiden Glia beim Hirnödem. Arch. Psychiat. Nervenkr. **206**, 690—704 (1965).

Jakob, A.: Über die feinere Histologie der sekundären Faserdegeneration in der weißen Substanz des Rückenmarkes (mit bes. Berücksichtigung der Abbauvorgänge). Histol. u. histopath. Arb. über die Großhirnrinde. Bd. **5**, 1—181 (1912). Hrsg.: F. Nissl u. A. Alzheimer.

Jakob, A.: Normale und pathologische Anatomie und Histologie des Großhirns. Leipzig und
    und Wien: Franz Deuticke 1927.
Janscó, R.: persönliche Mitteilung (1965).
Jellinger, K.: Neuroaxonale Dystrophie. Verh. dtsch. Ges. Path. 55. Tagg. 12—126 (1968).
— Seitelberger, F.: Infantile neuroaxonale Dystrophie. Zbl. allg. Path. 110, 398 (1967).
Johnson, A. C., McNabb, A. R., Rossiter, R. J.: Chemistry of Wallerian degeneration; review
    of recent studies. Arch. Neurol. (Chic.) 64, 105—121 (1950).
Karlsson, U.: Comparison of the myelin period of peripheral and central origin by electron
    microscopy. J. Ultrastruct. Res. 15, 451—468 (1966).
— Schulz, R. L.: Fixation of central nervous tissue for electron microscopy by perfusion
    of aldehydes. I. Preservation of fine structure after aldehyde perfusion related to
    direct osmium tetroxide perfusion, with regard to membrans and extracellular space.
    J. Ultrastruct. Res. 12, 160—186 (1965).
Karnovsky, M. J., Roots, L.: A "direct-coloring" thiocholin method for cholinesterases. J.
    Histochem. Cytochem. 12, 219—221 (1964).
Kasa, P., Csillik, B.: AChE-synthesis in cholinergic neurons: electron histochemistry of enzyme
    translocation. Histochem. 12, 175—183 (1968).
Khattab, F. I.: Alterations in acid phosphatase bodies (lysosomes) in cat motoneurons after
    asphyxiation of the spinal cord. Exp. Neurol. 18, 133—140 (1967).
Kidwai, A. M., Ochs, S.: Components of fast and slow phases of axoplasmic flow. J. Neuro-
    chem. 16, 1105—1112 (1969).
Klatzo, I.: 1966 (persönliche Mitteilung).
Klinghardt, G. W.: Schädigungen des Nervensystems durch Nitrofurane bei der Ratte. Acta
    neuropath. (Berl.) 9, 18—22 (1967).
Klippel, M., Durante, G.: Rev. Med. (Paris) 2, 343 (1895); zit. n. M. Cole, in: The structure
    and function of nervous tissue, Vol. I. Ed.: G. H. Bourne. New York-London:
    Academic Press 1968.
Knick, A.: Über die Histologie der sekundären Degeneration im Rückenmark. J. Psychol.
    Neurol. 12, 20—22 (1908).
Knoche, H., Blümcke, S.: Lichtmikroskopische Beobachtungen über frühe Regenerationsstadien
    peripherer Nerven. Z. mikr.-anat. Forsch. 69, 248—278 (1962).
Koenig, E.: Synthetic mechanisms in the axon. II. RNA in myelin-free axons of the cat. J.
    Neurochem. 12, 357—361 (1965).
— Synthetic mechanisms in the axon. III. Stimulation of acetylcholinesterase synthesis by
    actinomycin-D in the hypoglossal nerve. J. Neurochem. 14, 429—435 (1967).
— Synthetic mechanism in the axon. IV. in vitro incorporation of ^{3}H precursors into axonal
    protein and RNA. J. Neurochem. 14, 437—446 (1967).
Koenig, H.: A radioisotopic study of nucleic acid and protein turnover in white matter of
    the mammalian neural axis. In: Biology of Myelin. Ed.: S. A. Korey. New York: Paul B.
    Hoeber 1959, pp. 241—252.
Koenigsmark, B. W., Sidman, R. L.: Origin of brain macrophages in the mouse. J. Neuropath.
    exp. Neurol. 22, 643—676 (1963).
Kreindler, A.. Vuia, O., Marcutiu, V., Alexianu, A.: Die subakute Encephalopathie Creutz-
    feldt-Jakob, eine abiotrophische Degeneration des Präseniums. Dtsch. Z. Nervenheilk.
    193, 351—369 (1968).
Kreutzberg, G. W.: Lokalisierter Oxidoreductase-Anstieg bei der Wallerschen Degeneration
    des peripheren Nerven. Naturwiss. 50, 96 (1963 a).
— Enzymhistochemische Veränderungen in Axonen des Rückenmarks nach Durchschneidung
    der langen Bahnen. Dtsch. Z. Nervenheilk. 185, 308—318 (1963 b).
— Autoradiographische Untersuchung über die Beteiligung von Gliazellen an der axonalen
    Reaktion im Facialiskern der Ratte. Acta neuropath. (Berl.) 7, 149—161 (1966).
— Autoradiographic study on the incorporation of leucine H^3 in peripheral nerves during
    regeneration. Experientia 23, 33 (1967).
— Neuronal dynamics and axonal flow. IV. Blockage of intraaxonal enzyme transport by
    colchicine. Proc. nat. Acad. Sci. (Wash.) 62, No. 3, 722—738 (1969).
— Hager, H.: Elektronenmikroskopische Darstellung der Aktivität saurer Phosphatase im
    Zentralnervensystem. Histochem. 6, 254—259 (1966).

Kreutzberg, G. W., Schubert, P.: Axonal flow in peripheral nerves under various experimental conditions. Joint Conference of the British Neuropath. Soc. and the Assoc. of German Neuropath. and Neuroanat. Oxford, 9.—12. 7. 1969.

Kryspin-Exner, W.: Über die Architektonik der Glia im ZNS des Menschen und der Säugetiere. Proc. of the Ist Internat. Congr. Neuropath., Bd. III, S. 504. Rom 1952.

Lajtha, A.: Protein metabolism in nerve. In: Chemical pathology of the nervous system. Ed.: J. Folch-Pi. Proceed. III. Int. neurochem. Sympos. London: Pergamon Press 1961, S. 288—376.

Lampert, P. W.: Demyelination and remyelination in experimental allergic encephalomyelitis. Further electron microscopic observations. J. Neuropath. exp. Neurol. **24**, 371—385 (1965).

— A comparative electron microscopic study of reactive, degenerating, regenerating and dystrophic axons. J. Neuropath. exp. Neurol. **26**, No. 3, 345 (1967).

— Fine structural changes of myelin sheaths in the central nervous system. In: The structure and function of nervous tissue, Vol. I. Ed. G. H. Bourne. New-York-London: Academic Press 1968, p. 187—204.

— Blumberg, J. M., Pentschew, A.: An electron microscopic study of dystrophic axons in the gracile and cuneate nuclei of vitamin E-deficient rats. J. Neuropath. exp. Neurol. **23**, 60—77 (1964).

— Vogel, M. H., Zimmerman, L. E.: Pathology of the optic nerve in experimental acute glaucoma. Invest. Ophthal. **7**, 199—213 (1968).

— Cressman, M. R.: Axonal regeneration in the dorsal columns of the spinal cord of adult rat. Lab. Invest. **28**, 3—19 (1964).

— — Fine structural changes of myelin sheaths after axon degeneration in the spinal cord of rats. Amer. J. Path. **49**, 1139 (1966).

— Schochet, S. S.: Demyelination and remyelination in lead neuropathy. J. Neuropath. exp. Neurol. **27**, 527—539 (1968).

— Kies, M. W.: Mechanism of demyelination in experimental allergic encephalomyelitis of guinea pigs. An electron microscopic study. Exp. Neurol. **18**, 210—223 (1967).

— Pentschew, A.: An electron microscopic study of spheroid and convoluted bodies in dystrophic terminal axons. Acta Neuropath. (Berl.) **4**, 158—168 (1964).

Landau, W. M.: The duration of neuro-muscular function after nerve section in man. J. Neurosurg. **10**, 64—68 (1953).

Lapetina, E. G., Rodriguez, de Lores Arnaiz, G., de Robertis, E.: ^{32}P incorporation into different membranous structures separated from rat cerebral cortex. J. Neurochem. **16**, 101—106 (1969).

Leak, L. V., Rosen, V. J.: Early ultrastructural alterations in proximal tubular cells after unilateral nephrectomy and X-irradiation. J. Ultrastruct. Res. **15**, 326—348 (1966).

Lee, C. J.: Electron microscopy of Wallerian degeneration. J. comp. Neurol. **120**, 65—80 (1963).

Lehmann, H. J.: Die Nervenfaser. In: Hdb. mikr. Anat., Bd. IV, 4. Teil. Hrsg.: W. v. Möllendorff und W. Bergmann. Berlin-Göttingen-Heidelberg: Springer 1959, S. 515—679.

Lewis, P. R., Shute, C. C. D.: The distribution of cholinesterase in cholinergic neurons demonstrated with the electron microscope. J. Cell. Sci. **1**, 381—390 (1966).

Lim, R., Agranoff, B. W.: Protein metabolism in goldfish brain. J. Neurochem. **16**, 431—445 (1969).

Liu, Ch.-N., Scott, D.: Regeneration in the dorsal spinocerebellar tract of the cat. J. comp. Neurol. **109**, 837—838 (1962).

Livett, G. B., Geffen, L. B., Austin, L.: Proximo-distal transport of ^{14}C noradrenaline and protein in sympathetic nerves. J. Neurochem. **15**, 931—939 (1968).

Lubinska, L.: Axoplasmic streaming in regenerating and in normal nerve fiber. In: Mechanisms of neural regeneration. Progr. Brain Res. **13**, 1—71 (1964).

— Niemierko, S., Oderfeld, B., Szwarc, L.: Behaviour of acetylcholinesterase in isolated nerve segments. J. Neurochem. **11**, 132—138 (1964).

— — Zelená, J.: Ascending and descending movements of axoplasm along axons. In: The effect of use and disuse on neuromuscular functions. Amsterdam-London-New York: Elsevier 1963, pp. 197—202.

Luck, D. J. L.: Formation of Mitochondria, in neurospora crassa. A study based on mitochondrial density changes. J. Cell. Biol. **24**, 68—79 (1965).

Luse, S. A.: Ultrastructure of reactive and neoplastic astrocytes. Lab. Invest. **7**, 401—417 (1958).

— McCaman, R. E.: Electron microscopy and biochemistry of Wallerian degeneration in the optic and tibial nerves. Amer. J. Path. **33**, 586 (1957).

Majno, G., Karnovsky, M. L.: A biochemical and morphologic study of myelination and demyelination. II. Lipogenesis in vitro by rat nerves following transection. J. exp. Med. **108**, 197—214 (1958).

Maker, H. S., Lehrer, G. M., Silides, D. J., Weiss, C.: Changes in ATP and CP in mouse cerebellar layers during ischemia. Neurology **19**, 297—318 (1969).

Marburg, O.: Zur Pathologie der Kriegsbeschädigung des Rückenmarkes. Obersteiners Arch. **22**, 18—55 (1919).

Marinesco, G.: Des lésions primitives et des lésions secondaires de la cellule nerveuse. C. R. Soc. Biol. (Paris) **3**, 106—123 (1896).

Maros, T., Lazar, L.: The glial reaction in the optical nerve of dogs in experimental allergic encephalitis. II. Nat. Symp. of Neuropath., Bukarest, Sept. 19.—21. (1968). Interprindera Poligrafica, "13 Decembre 1918", Bucuresti 1968, pp. 167—168.

Masurovsky, E. B., Bunge, B. M., Bunge, R. P.: Cytological studies of organotypic cultures of rat dorsal root ganglia following X-irradiation in vitro. II. Changes in Schwann cells, myelin sheaths and nerve fibers. J. Cell. Biol. **32**, 497—518 (1967).

Matsumoto, T.: The granules, vacuoles and mitochondria in the sympathetic nerve fibres cultivated in vitro. Johns Hopk. Bull. **31**, 91—93 (1920).

Mayer-Rosa, P.: Histochemische Untersuchungen über das Verhalten der Lipide bei Wallerscher Faserdegeneration am N. opticus der Ratte. Dissertation Tübingen (in Vorbereitung).

McCaman, R. E., Robins, E.: Quantitative biochemical studies of Wallerian degeneration in the peripheral and central nervous system. II. Twelve enzymes. I. Chemical constituents. J. Neurochem. **5**, 32—42 (II) u. 19—31 (I) (1959 a und b).

McIlwain, H.: Electrical pulses and the in vitro metabolism of cerebral tissues. In: Neurochemistry. Ed.: K. A. C. Elliott, I. H. Page and J. H. Quastel. Springfield (Ill.): Charles C. Thomas Publ. 1959.

McMahon, U. J., Barrnett, R. J.: Fine structure of degenerating axons and myelin in the visual system of rats. 6. Ann. Meet. Amer. Soc. Cell. Biol. J. Cell. Biol. **31**, 132 A (1966).

Melamed, J., Trujillo-Cenóz, O.: Electron microscopic observations of the reactional changes occuring in insect nerve fibers after transsection. Z. Zellforsch. **59**, 851—856 (1963).

Metuzals, J.: Ultrastructure of the node of Ranvier and their surrounding structures in the central nervous system. Z. Zellforsch. **65**, 719—759 (1965).

Metz, E.: Enzymhistochemische Untersuchungen am N. opticus nach experimentellen Läsionen. Arch. Psychiat. Z. f. d. ges. Neurol. **210**, 420—436 (1968).

— Cholinesterasen im normalen und experimentell lädierten N. ischiadicus und N. opticus der Ratte. In Vorbereitung (1970).

Meyer-König, E.: Morphometrische Untersuchungen am N. opticus der Ratte. Dissertation Tübingen (in Vorbereitung).

Miani, M., Cavallotti, C., Caniglia, A.: Synthesis of adenosine triphosphate by myelin of spinal nerves of rabbit. J. Neurochem. **16**, 249—260 (1969).

Moe, H., Behnke, O.: Cytoplasmic bodies containing mitochondria, ribosomes, and rough surfaced endoplasmic membranes in the epithelium of the small intestine of new-born rats. J. Cell. Biol. **13**, 168—171 (1962).

Monakow, G. v.: Experimentelle und pathologisch-anatomische Untersuchungen über die optischen Centren und Bahnen. Arch. Psychiat. **20**, 714—787 (1889).

Mugnaini, E., Walberg, F.: Ultrastructure of neuroglia. Ergebn. Anat. Entwickl.-Gesch. **37**, 194—236 (1964).

Munger, B. L.: A light and electron microscope study of cellular differentiation in the pancreatic islets of the mouse. Amer. J. Anat. **103**, 275—287 (1958).

Nachmias, V. T.: Further electron microscope studies on fibrillar organization of the ground cytoplasma of chaos chaos. J. Cell. Biol. **38**, 40 (1968).

Nagai, R., Rebhun, L. I.: Cytoplasmic microfilaments in streaming nitella cells. J. Ultractruct. Res. **14**, 571—589 (1966).

Nakai, J.: Dissociated dorsal root ganglia in tissue culture. Amer. J. Anat. **99**, 81—129 (1956).

Nass, M. M. K., Nass, S.: J. Cell. Biol. **19**, 593 u. 613 (1963).

Nathaniel, E. J. H., Daniel, C., Pease, D. C.: Degenerative changes in rat dorsal roots during Wallerian degeneration. J. Ultrastruct. Res. **9**, 511—532 (1963).

Newcomb, E. H.: Fine structure of protein-storing plastids in bean root tips. J. Cell Biol. **33**, 143—159 (1967).

Nissl, F.: Über die Veränderungen der Ganglienzellen am Facialiskern des Kaninchens nach Ausreißung des Nerven. Allg. Z. Psychiat. **48**, 197—213 (1892).

Novikoff, A. B.: Lysosomes in nerve cells. In: The neuron. Ed.: H. Hyden. Amsterdam-London-New York: Elsevier 1967, pp. 319—377.

Nurnberger, J. A., Engström, A., Lindström, B.: J. cell. comp. Physiol. **39**, 215 (1952).

Ochs, S., Dalrymple, D., Richards, G.: Axoplasmic flow in ventral root nerve fibres of the cat. Exp. Neurol. **5**, 349—363 (1962).

— Johnson, J.: Fast and slow phases of axoplasmic flow in ventral root nerve fibres. J. Neurochem. **16**, 845—853 (1969).

— — Ng, M. H.: Protein incorporation and axoplasmic flow in motoneuron fibres following intra-cord injection of labelled leucine. J. Neurochem. **14**, 317—331 (1967).

O'Daly, J. A., Imaeda, T.: Electron microscopic study of Wallerian degeneration in cutaneous nerves caused by mechanical injury. Lab. Invest. **17**, 744—766 (1967).

Oderfeld-Nowak, B., Niemierko, St.: Synthesis of nucleic acids in the Schwann cells as the early cellular response to nerve injury. J. Neurochem. **16**, 235—248 (1969).

Olsson, Y., Sjöstrand, J.: Origin of macrophages in wallerian degeneration of peripheral nerves demonstrated autoradiographically. Exp. Neurol. **23**, 102—112 (1969).

Olszewska, M. J., Brachet, J.: Incorporation de la DL-méthionine ^{35}S dans les fragments nucleés et anucleés d'acetabularia mediterranea. Exp. Cell Res. **22**, 370—380 (1961).

Oppel, O.: Untersuchungen über die Verteilung und Zahl der retinalen Ganglienzellen beim Menschen. Albrecht v. Graefes Arch. klin. exp. Ophthal. **172**, 1—22 (1967).

Pannese, E.: Structures possibly related to the formation of new mitochondria in spinal ganglion neuroblasts. J. Ultrastruct. Res. **15**, 57—65 (1966).

Parker, G. H.: The progressive degeneration in frog nerve. Amer. J. Physiol. **106**, 398—403 (1933).

— Paine, V. L.: Progressive nerve degeneration and its rate in the lateral line nerve of the catfish. Amer. J. Anat. **54**, 1—25 (1934).

Parsons, J. A., Rustad, R. D.: The distribution of DNA among dividing mitochondria of tetrahymena pyriformis. J. Cell. Biol. **37**, 683 (1968).

Penfield, W., Cone, W.: Acute swelling of oligodendroglia; specific type of neuroglia change. Arch. Neurol. Psychiat. (Chic.) **16**, 131—153 (1926).

Peters, A.: Plasma membran contacts in the C. N. S. J. Anat. (Lond.) **96**, 237—248 (1962).

— Vaughn, J. E.: Microtubules and filaments in the axons and astrocytes of early postnatal rat optic nerves. J. Cell. Biol. **32**, 113—120 (1967).

Peterson, J. A., Bray, J. J., Austin, L.: An autoradiographic study of the flow of protein and RNA along peripheral nerve. J. Neurochem. **15**, 741—745 (1968).

Peterson, R. P., Hurwitz, R. M., Lindsay, R.: Migration of axonal protein: absence of a protein concentration gradient and effect of inhibition of protein synthesis. Exp. Brain Res. **4**, 138—145 (1967).

Pfeifer, R. A.: Über die traumatische Degeneration und Regeneration des Gehirns erwach-Menschen. J. Psychol. Neurol. (Lpz.) **12**, 96—123 (1908).

Pfister, R. R., Wolter, J. R.: Centrifugal fibers of the human optic nerve. A study made five days after enucleation. Neurology (Minneap.) **13**, 38—42 (1963).

Pilgrim, Ch.: Morphologische und funktionelle Untersuchungen zur Neurosekretbildung. Ergebn. Anat. Entwickl.-Gesch. **41**, H. 4. Berlin-Heidelberg-New York: Springer 1969.

Pomerat, C. M.: Cinematography, indispensable tool for cytology. Abstr. X. Congr. Internat. Biol. Cell. Paris 1960, p. 5.

Pomerat, C. M., Hendelman, W. J., Raiborn, Ch. W., Massey, J. F.: Dynamic aspects of nervous tissue in vitro. In: The neuron. Ed.: H. Hyden. Amsterdam-London-New York: Elsevier 1967, pp. 119—178.

Polyak, S. L.: The vertebrate visual system. Chicago: University of Chicago Press 1957.

Porcellati, G., Curtis, B.: Proteinase activity of peripheral nerves during Wallerian degeneration. J. Neurochem. 5, 277—282 (1960).

Racker, E.: 1963, zit. n. H. Tuppy und E. Wintersberger, Mitochondrien als Träger genetischer Information. In: Probleme der biologischen Reduplikation. Hrsg.: P. Sitte. Berlin-Heidelberg-New York: Springer 1966, S. 324—339.

Rahmann, H.: Autoradiographische Untersuchungen über den Einbau von P-32-Orthophosphat in das Großhirn der Maus. J. Hirnforsch. 7, 47—58 (1964).

— Zum Vorkommen von RNS im Nervenfaserbereich. Experientia 22, 762 (1966).

— Kortmeier, K. H.: Autoradiographische Untersuchungen über den Eiweißtransport im Zentralnervensystem von Brachydanio rerio. Zool. JB. Physiol. 71, 475—488 (1965).

Ranvier, L.: Leçons sur l'histologie du système nerveux. Paris: Savy 1878.

Ray, A. K., Ghosh, J. J.: Changes in the hypothalamo-neurohypophysical neurosecretory materials of rats during different phases of morphine administration. J. Neurochem. 16, 1—5 (1969).

Reynolds, E. S.: Liver parenchymal cell injury. I. Initial alteration of the cell following poisoning with carbon tetrachloride. J. Cell. Biol. 19, 139—157 (1963).

Rhines, R.: Ultraviolett irradiation of small portion of nerve cell processes in tissue culture. Exp. Neurol. 1, 582—596 (1959).

de Robertis, E., Bleichmar, H.: Mitochondriogenesis in nerve fibers of the infrared receptor membrane of pit vipers. Z. Zellforsch. 57, 572—582 (1962).

Robertson, J. D.: Structural alterations in nerve fibers produced by hypotonic and hypertonic solutions. J. B. B. C. 4, 349—364 (1958).

Roessmann, U., Friede, R. L.: Leucine Incorporation in axonal swellings of vitamin-E-deficient rats. Exp. Neurol. 19, 508—512 (1967).

Roizin, L., Kaufman, M. A., Whartson, R., Houspian, R., Keoseian, S., Liu, J. C.: Unusual histochemical and e. m. findings in a cerebral biopsy of Pick's psychosis. J. Neuropath. exp. Neurol. 28, 153 (1968).

Rose, J. E., Malis, L. I., Kruger, L., Baker, Ch. P.: Effects of heavy, ionizing, monoenergetic particles on the cerebral cortex. II. Histological appearance of laminar lesions and growth of nerve fibers after laminar destructions. J. comp. Neurol. 115, 243—295 (1960).

Rosenbluth, J.: J. Cell Biol. 28, 73—89 (1966).

Rossi, O.: Regenerative Vorgänge im N. opticus. J. Psychol. Neurol. (Lpz.) 19, 160—186 (1912).

Sabatini, M. T., Dipolo, R., Villegas, R.: Adenosine triphosphatase activity in the membranes of the squid nerve fiber. J. Cell. Biol. 38, 176 (1968).

Sachs, Ch.: Uptake and accumulation in vitro of ^{3}H-Noradrenaline in adrenergic nerves of human atrium. Histochem. 19, 189—198 (1969).

Samorajski, T.: Changes in phosphatase activity following transsections of the sciatic nerve. J. Histochem. Cytochem. 5, 15—33 (1957).

Sandborn, E., Koen, F., McNabb, J. D., Moore, G.: Cytoplasmic microtubules in mammalian cells. J. Ultrastruct. Res. 11, 123—138 (1964).

Satinsky, D., Pepe, F. A., Liu, C. N.: The neurilemma cell in peripheral nerve degeneration and regeneration. Exp. Neurol. 9, 441—451 (1964).

Scharf, J. H., Blume, R.: Über das Problem der Mitochondrien im Neuron. Psychiat. Neurol. med. Psychol. (Lpz.) 18, 41—49 (1966).

Schatz, H.: zit. n. H. Tuppy und E. Wintersberger, Mitochondrien als Träger genetischer Information. In: Probleme der biologischen Reduplikation. Hrsg.: P. Sitte. Berlin-Heidelberg-New York: Springer 1966, S. 324—338.

Scheinberg, L. C., Taylor, J. M., Herzog, I., Mandel S.: Optic and peripheral nerve response to triethyltin intoxication in the rabbit: biochemical and ultrastructural studies. J. Neuropath. exp. Neurol. 25, 202—213 (1966).

Schlaepfer, W. W., Hager, H.: Ultrastructural studies of INH-induced neuropathy in rats. Amer. J. Path. 45, 423—433 (1964).

Schlaepfer, W. W., La Valle, M. C., Torack, R. M.: Cytochemical demonstration of nucleoside phosphatase activity in myelinated nerve fibers of the rat. Histochem. **18**, 281—292 (1969).

Schlote, W.: Morphologische und histiochemische Untersuchungen an retrograden Axonveränderungen im Zentralnervensystem. Acta neuropath. (Berl.) **1**, 135—158 (1961).

— Zur Ultrastruktur primärer retrograder Axonveränderungen nach experimenteller Strangdurchtrennung am Rückenmark der weißen Ratte. IV. Internat. Congr. Neuropath. München 1961, Vol. II. Stuttgart: Thieme 1962, S. 105—112.

— Die läsionsbedingten primär-retrograden Veränderungen der Axone zentraler Nervenfasern im elektronenmikroskopischen Bild. Acta Neuropath. (Berl.) **4**, 138—157 (1964).

— Der Aufbau von Schichtenkörpern im Axoplasma durchtrennter Opticusfasern distal der Läsion. J. Ultrastruct. Res. **16**, 548—568 (1966 a).

— Zur Abgrenzung reaktiver von regenerativen Vorgängen im Axoplasma zentraler Nervenfasern. Verh. dtsch. Ges. Path. 50. Tagung, S. 277—280 (1966 b).

— Die progressiven und regressiven Strukturveränderungen des Nervus opticus der Ratte nach experimentellen Läsionen. Licht- und elektronenmikroskopische Untersuchungen an einem zentralnervösen Fasersystem. Habilitationsschrift, Tübingen 1967.

— Elektronenmikroskopie am nativen, ultradünnen Kryostatschnitt. Vortrag v. d. Medizinisch-Naturwissenschaftlichen Verein Tübingen, 21. 10. 1968.

— Boellaard, J. W.: Intra- und supravitaler Markscheidenzerfall nach Druckschädigung peripherer Nerven. Licht- und elektronenmikroskopische Untersuchungen. Vortrag auf der Jahrestagung der Österreichischen Arbeitsgemeinschaft für Neuropathologie, Juni 1968, Igls/Innsbruck.

— Hager, H.: Elektronenmikroskopische Befunde zur Feinstruktur von Axonveränderungen im peritraumatischen Bereich nach experimenteller Strangdurchtrennung am Rückenmark der weißen Ratte. Naturwissenschaften **19**, 449 (1960).

Schmitt, F. O.: Molecular and ultrastructural correlates of function in neurones, neuronal nets and in the brain. Naturwissenschaften **53**, 71—79 (1966).

— Fibrous proteins — neuronal organelles. Proc. nat. Acad. Sci. (Wash.) **60**, 4, 1092—1101 (1968).

Scholz, W.: Für die allgemeine Histopathologie degenerativer Prozesse bedeutsame morphologische, histochemische und strukturphysiologische Daten. In: Hdb. spez. path. Anat. u. Histol. Bd. XIII/1a. Hrsg.: W. Scholz. Berlin-Göttingen-Heidelberg: Springer 1957.

Schröder, J. M., Wechsler, W.: Ödem und Nekrose in der grauen und weißen Substanz beim experimentellen Hirntrauma. Acta neuropath. (Berl.) **5**, 82—111 (1965 a).

Schröder, J. M., Wechsler, W.: Zur Frage unterschiedlicher Adhäsionskräfte zwischen Zellmembranen in der grauen und weißen Substanz des Gehirns. Naturwissenschaften **52**, H. 4, 66—87 (1965 b).

Schulz, H.: Die submikroskopische Pathologie der Cytosomen in den Alveolarmakrophagen der Lunge. Beitr. path. Anat. **119**, 71—91 (1958).

Seitelberger, F.: Zur Morphologie und Histochemie der degenerativen Axonveränderungen im Zentralnervensystem. III. Congr. Intern. Neuropath. Brüssel, Acta med. belg. **57**, 127—147 (1957).

— Gootz, E., Gross, H.: Beitrag zur spätinfantilen Hallervorden-Spatzschen Krankheit. Acta neuropath. (Berl.) **3**, 16—33 (1963).

Seljelid, R.: Endocytosis in thyroid follicle cells. I. Structure and significance of different types of single membran-limited vacuoles and bodies. J. Ultrastruct. Res. **17**, 195—219 (1967).

Shelanski, M. L.: Properties of the protein subunit of central pair and outer doublet microtubules of sea urchin flagella. J. Cell. Biol. **38**, 304—315 (1968).

Sibrik, de: Oxidative enzymes in intact and degenerating nerve and their relation to lipids. II. Internat. Kongr. Histo- u. Cytochem. Frankfurt 1964, S. 147.

Simon, R. G., Wade, R. R., de Larco, J. E., Baker, M.-L.: Wallerian degeneration: a sequential process. J. Neurochem. **16**, 1435—1438 (1969).

Sjöstrand, J., Karlsson, J.-O.: Axoplasma transport in the optic nerve and tract of the rabbit: a biochemical and radioautographic study. J. Neurochem. **16**, 833—844 (1969).

Smith, M. E.: An invitro system for the study of myelin synthesis. J. Neurochem. **16**, 83—92 (1969).

Spatz, H.: Über die Vorgänge nach experimenteller Rückenmarksdurchtrennung mit besonderer Berücksichtigung der Unterschiede der Reaktionsweise des reifen und unreifen Gehirns nebst Beziehungen zur menschlichen Pathologie. Nissl-Alzheimers histol. u. histopath. Arbeiten über die Großhirnrinde. Erg.-Band **1921**, 49—364.
— Neuronenlehre und Zellenlehre. Münch. med. Wschr. **94**, 23—25 (1952).
Stempak, J.: Serial section analysis of mitochondrial form and membrane relationship in the neonatal rat liver cell. J. Ultrastr. Res. **18**, 619—636 (1967).
Stenger, R. J.: Concentric lamellar formations in hepatic parenchymal cells of carbon tetrachloride-treated rats. J. Ultrastr. Res. **14**, 240—253 (1966).
Stewart, M. A., Passonneau, J. V., Lowry, O. H.: Substrate changes in peripheral nerve during ischaemia and Wallerian degeneration. J. Neurochem. **12**, 719—727 (1965).
Stochdorph, O.: Nervensysteme und Nervengewebe. Münch. med. Wschr. **106**, 1301—1308 (1964).
Stephens, R. J., Bils, R. F.: An atypical mitochondrial form in normal rat liver. J. Cell. Biol. **24**, 500—504 (1964).
Straßburg, M.: Die Reaktion des Trigeminusganglions auf die Entfernung von Zähnen. Fortschr. Med. **85**, 18—37 (1967).
Sulzmann, R.: Die mikroskopische Morphologie der zentralen markhaltigen Nervenfaser. Wiss. Z. Univ. Jena, math.-naturwiss. Reihe **11**, 197—245 (1962).
— Licht- und elektronenmikroskopischer Nachweis von Beziehungen zwischen Mikroglia und zentraler markhaltiger Nervenfaser. Psychiat. Neurol. med. Psychol. (Lpz.) **15**, 18—37 (1967).
Sung, J. H.: Neuro-axonal dystrophy in ageing. Proceed. V. Internat. Congres Neuropath., Zürich 1965. Amsterdam: Elsevier 1965.
Swift, H., Kislev, N., Bogorad, L.: Evidence for DNA and RNA in mitochondria and chloroplasts. IV. Annual Meeting Amer. Soc. Cell. Biol. J. Cell. Biol. **23**, 91A (1964).
Tandler, B., Shipkey, F. H.: Ultrastructure of Warthins tumor. I. Mitochondria. J. Ultrastruc. Res. **11**, 292—305 (1964).
Tani, E.: Electron microscopic study on Wallerian degeneration of optic nerve. J. Neuropath. exp. Neurol. **23**, 162 (Abstract) (1964).
— Evans, J. P.: Electron microscope studies of cerebral swelling. II. Alteration of myelinated nerve fibers. Acta neuropath. (Berl.) **4**, 604—623 (1965).
Takabatake, Y., Sachs, H.: Vasopressin biosynthesis III. In vitro studies. Endokrinology **75**, 934—942 (1964).
Taxi, J., Droz, B.: Localisation d'amines biogènes dans le système neurovégétatif périphérique. (Etude radioautographique en microscopic électronique après injection de noradrenaline-^{3}H et de 5-hydroxytryptophane-[3]H.) In: Neurosecretion. Ed.: F. Stutinsky. Berlin-Heidelberg-New York: Springer 1967.
Tello, F.: La régénération des voies optiques. Trab. del Lab. de Invest. biol. t. 5 (1907).
Terry, R. D., Gonatas, N. K., Weiss, M.: Ultrastructural studies in Alzheimers presenile dementia. Amer. J. Path. **44**, 269 (1964).
— Harkin, S.: Wallerian degeneration and regeneration of peripheral nerves. In: The biology of myelin. Ed.: S. A. Korey. Paul B. Hoeber (N. Y.) 191—239 (1959).
Thoenes, W.: Giemsa-Färbung an Geweben nach Einbettung in Polyester („Vestopal") und Methacrylat. Z. wiss. Mikr. **64**, 406—413 (1960).
— Langer, K. H., Pfeifer, U.: Eiweißresorption, Cytoplasmaeinschmelzung und lytische Aktivitäten in Nierentubulus. Verh. dtsch. Ges. Path. 52. Tagung, 294 (1968).
Thomas, E.: Histotopochemie und Histopathochemie des peripheren Nervensystems bei Verletzungen und Tumoren. Stuttgart: Fischer 1969.
— Exss, R.: Histochemische Untersuchungen an Oxydoreduktasen und Esterasen im Perikaryon nach Axondurchtrennung. Acta neuropath. (Berl.) **7**, 253—260 (1967).
Thomas, P. K., Sheldon, H.: Tubular arrays derived from myelin breakdown during Wallerian degeneration of peripheral nerve. J. Cell. Biol. **22**, 715—718 (1964).
Ticer, J. W., Tietz, W. J.: Radiation-induced cellular changes in traumatic spinal cord injury. Acta neuropath. (Berl.) **13**, 122—130 (1969).
Titeca, J.: Etude des modifications fontionelles du nerf au cours de la dégénérescence Wallérienne. Arch. int. Physiol. **41**, 2—56 (1935).

Tuppy, H., Wintersberger, E.: Mitochondrien als Träger genetischer Information. In: Problem der biologischen Republikation. Hrsg.: P. Sitte. Berlin-Heidelberg-New York: Springer 1966, S. 324—339.

Ule, G.: Zur Ultrastruktur der Ghost-cells beim experimentellen Neurolathyrismus der Ratte. Z. Zellforsch. **56**, 130—142 (1962).

Waller, A.: Experiments on the section of the glossopharyngeal and hypoglossal nerves of the frog and observations of the alterations produced thereby in the structure of their primitive fibers. Phil. Trans. B. **140**, 423—429 (1850).

Watson, W. E.: Autoradiographic study of the incorporation of nucleic-acid presursors by neurones and glia during nerve regeneration. J. Physiol. **180**, 741—753 (1965).

Waxman, S. G.: Micropinocytotic invaginations in the axolemma of peripheral nerves. Z. Zellforsch. **86**, 571—573 (1968).

Webster, H. de F.: Transient, focal accumulation of axonal mitochondria during the early stages of wallerian degeneration. J. Cell. Biol. **12**, 361—384 (1962).

— Ames, A. III: Reversible and irreversible changes in the fine structure of nervous tissue during oxygen and glucose deprivation. J. Cell Biol. **26**, 885—909 (1965).

Wechsler, W., Hager, H.: Elektronenmikroskopische Befunde zur Feinstruktur von Axonveränderungen in regenerierenden Nervenfasern des Nervus ischiadicus der weißen Ratte. Acta neuropath. (Berl.) **1**, 489—506 (1962).

Weindl, A.: Electron microscopic observations on the organum vasculosum of the lamina terminalis after injection of horseradish-peroxidase. Neurology (Minneap.) **19**, 295—308 (1969).

Weiss, P.: Damming of axoplasm in constricted nerve: A sign of perpetual growth in nerve fibers. Anat. Rec. **88**, 464—479 (1944).

— The life history of the neuron. J. chron. Dis. **3**, 340—348 (1956).

— The concept of perpetual neuronal growth and proximodistal substance convection. In: Regional Neurochemistry. Ed.: S. S. Kety und J. Elkes. Oxford-London-New York-Paris: Pergamon Press 1961, pp. 220—242.

— Self-renewal and proximo-distal convection in nerve fibers. In: The effect of use and disuse on neurounuscular functions. Ed.: E. Gutmann and P. Huik. Amsterdam-London-New York: Elsevier 1963, pp. 171—183.

— Cavanaugh, M. W.: Further evidence of perpetual growth of nerve fibres. Recovery of fibre diameter after the release of prolonged constrictions. J. exp. Zool. **142**, 461—474 (1959).

— Hiscoe, H. B.: Experiments on mechanism of nerve growth. J. Exp. Zool. **107**, 315—395 (1948).

— Pillai, P. A.: Proc. nat. Acad. Sci. (Wash.) **54**, 48—63 (1965).

— Taylor, A. C., Pillai, P. A.: The nerve fiber as a system in continuous flow: microcinematographic and electron microscopic demonstration. Science **136**, 330 (1962).

Weissenfels, N.: Über die Entstehung der Promitochondrien und ihre Entwicklung zu funktionstüchtigen Mitochondrien in den Zellen von Embryonal- und Tumorgewebe. Z. Naturforsch. **13 b**, 203 (1958).

Wendell-Smith, C. P., Blunt, M. J., Baldwin, F.: The fiine structural caracterization of macroglial cell types. J. comp. Neurol. **127**, 219—239 (1966).

— — — Paisley, P. B.: Neurone satellite cell relationship. Nature (Lond.) **205**, 781—782 (1965).

Wender, M., Kozik, M.: Contribution to the histoenzymatic changes in multiple sclerosis. Acta neuropath. (Berl.) **13**, 143—148 (1969).

Werz, G.: Morphogenetic processes in acetabularia. In: Inhibitors, Tools in Cell Res. Ed.: Th. Bücher and H. Sies. Berlin-Heidelberg-New York: Springer 1969, pp. 167—186.

Wettstein, R., Sotelo, J. R.: Electron microscope study on the regenerative process of peripheral nerve of mice. Z. Zellforsch. **59**, 708—730 (1963).

Wisniewski, H., Shelanski, M. L., Terry, R. D.: Effects of mitotic spindle inhibitors on neurotubules and neurofilaments in anterior horn cells. J. Cell. Biol. **38**, 224 (1968).

Wolfe, D. E.: In: Structure and function of epiphysis cerebri. Progr. Brain Res. **10**, 332. Amsterdam: Elsevier 1965.

Wolman, M.: Study of the nature of lysosomes and of their acid phosphatase. Z. Zellforsch. **65**, 1—9 (1965).

Wolman, M.: Histochemistry of demyelination and myelination. J. Histochem. Cytochem. **16,** 803—807 (1968).

Woolf, A. L.: Die Pathologie des peripheren motorischen Neurons im Bild der Muskelbiopsie. Dtsch. Z. Nervenheilk. **179,** 423 (1959).

Young, J. Z.: Contraction turgor and the cytoskeleton of nerve fibers. Nature (Lond.) **153,** 33—335 (1944).

Young, R. W.: The renewal of photoreceptor cell outer segments. J. Cell. Biol. **33,** 61 (1967).

— Passage of newly formed protein through the connecting cilium of retinal rods in the frog. J. Ultrastruct. Res. **23,** 462—473 (1968).

Zambrano, D., de Robertis, E.: The secretory cycle of supraoptic neurons in the rat. A structural-functional correlation. Z. Zellforsch. **73,** 414—431 (1966).

Zelená, J., Lubinska, L.: Early changes of acetylcholinesterase activity near the lesion in crushed nerves. Physiol. bohemoslov. **11,** 261—268 (1962).

Zeman, W., Innes, J. R. M.: Craigie's neuroanatomy of the rat. New York-London: Academic Press 1963.

Zinn, J. G., Haller, H., Leber, Th.: zit. n. Polyak, S. L.: The vertebrate visual system. Chicago: University of Chicago Press 1957, p. 598.

Sachverzeichnis

Monographien aus dem Gesamtgebiete der Neurologie und Psychiatrie